Harald Feldmann
unter Mitwirkung von *Johannes Brand-Jacobi* und *Mario Gmür*

Kompendium der medizinischen Psychologie

für Studierende und Ärzte

24 Abbildungen, 1983

KARGER

S. Karger · Basel · München · Paris · London · New York · Tokyo · Sydney

Harald Feldmann
Prof. Dr. med., Leiter der Psychopathologischen Forschungsstelle der Universität Göttingen, D–3400 Göttingen

Johannes Brand-Jacobi
Dipl. Psych. Dr. rer. nat., wissenschaftlicher Mitarbeiter, Psychopathologische Forschungsstelle der Universität Göttingen, D–3400 Göttingen

Mario Gmür
Dr. med., Oberarzt des Sozialpsychiatrischen Dienstes der Psychiatrischen Universitätsklinik Zürich, CH–8004 Zürich

CIP-Kurztitelaufnahme der Deutschen Bibliothek
Feldmann, Harald:
Kompendium der medizinischen Psychologie : für Studierende u. Ärzte / Harald Feldmann. Unter Mitw. von Johannes Brand-Jacobi u. Mario Gmür. – Basel ; München ; Paris ; London ; New York ; Tokyo ; Sydney : Karger, 1983.
ISBN 3–8055–3673–9

Printed in Switzerland by Thür AG Offsetdruck, Pratteln
ISBN 3–8055–3673–9

Inhalt

Vorwort

Dieses Kompendium ist aus dem «Kompendium der Psychiatrie» von *Th. Spoerri* hervorgegangen, welches in seiner 8. Auflage die medizinische Psychologie in einem Hauptkapitel berücksichtigte. Als nach dem frühen Tode von *Th. Spoerri* jetzt eine Neuauflage notwendig wurde, erschien es sinnvoll, die medizinische Psychologie aus dem «Kompendium der Psychiatrie» herauszulösen und als eigenes Kompendium herauszugeben. Die medizinische Psychologie hat sich inzwischen als selbständiges Lehr- und Prüfungsfach der Vorklinik etabliert. Vor allem aber hat sie sich aus dem einengenden Verständnis einer blossen Propädeutik für die Psychiatrie gelöst und wird heute allgemein als Psychologie in der Medizin verstanden.

Das vorliegende «Kompendium der medizinischen Psychologie» ist eine völlige Neubearbeitung. Es umfasst den medizinisch-psychologischen Wissensstoff, der für den angehenden Arzt und seine Tätigkeit wichtig erscheint. Berücksichtigt wurde der Schweizerische Stoffkatalog für Psychosoziale Medizin, besonders jedoch der Gegenstandskatalog der BRD für die Medizinische Psychologie, da dieser die Prüfungsinhalte sehr detailliert festlegt. Trotz mancher Kritik an diesem Gegenstandskatalog und ohne uns durch ihn einengen zu lassen, werden seine Anforderungen im vorliegenden Band erfüllt. Rein soziologische Bereiche (Bevölkerungsstruktur, soziale Schichtung, Institutionen des Gesundheitswesens) werden nicht behandelt.

Das Kompendium will eine zuverlässige Hilfe zur Vorbereitung auf die ärztliche Vorprüfung (in der Schweiz auf den ersten Teil der ärztlichen Schlussprüfung) sein. Darüber hinaus hoffen wir, dass der Band auch für Ärzte als kurzgefasstes Nachschlagewerk nützlich sein kann. So versuchen wir auch, uns der Beschränkung der medizinischen Psychologie als ausschliesslich vorklinischem Fach zu entziehen und klinikbezogene Themen mit einzubeziehen. Damit greifen wir einer künftigen Erweiterung des Unterrichts auf eine «Medizinische Psychologie in der Klinik» vor. Da der Band auch die psychologischen Grundlagen für die klinischen Fächer der psychologischen Medizin gibt, bleibt er eine wesentliche Ergänzung der kommenden Neuauflage des «Kompendium der Psychiatrie und Psychotherapie».

Der Charakter eines Kompendiums macht eine knappe, kompakte Darstellung erforderlich. Dennoch sind wir bemüht, nicht eine blosse Wissensanhäufung zu geben, sondern Zusammenhänge deutlich werden zu lassen. Jedes Kapitel ist in sich geschlossen und kann für sich gelesen werden. Angesichts der vielen Querverbindungen zwischen den einzelnen Stoffbereichen soll das ausführliche Sachverzeichnis das Nachschlagen erleichtern.

Besonderer Dank gilt Frau *Renate Baars* für die didaktisch überlegte Gestaltung der Abbildungen, Frau *Erika Beitze* für unermüdliches und hingebungsvolles Schreiben des Manuskripts und nicht zuletzt Herrn Dr. *Thomas Karger,* der als Verleger mit seinem persönlichen Interesse den entscheidenden Anstoss gab, dieses Buch zu beginnen. Herr Dr. *Johannes Brand-Jacobi* hat über seine eigenen Beiträge hinaus die Entstehung des Bandes mit wachem Interesse und seiner freundschaftlichen Kritik begleitet, dafür danke ich ihm herzlich.

I. Psychologie in der Medizin

Die Medizin und ihre praktische Ausübung haben vielfältige psychosoziale Aspekte. *Krankheit* hat neben den somatischen stets auch psychische und soziale Implikationen und Folgen. Diese reichen vom subjektiven Erleben des Krankseins bis hin zu Problemen der Lebenseinschränkung, der Chronifizierung, der Berentung, der verkürzten Lebensdauer. Viele Krankheiten bedeuten eine eindringliche Lernerfahrung, aus der man mit veränderten Einstellungen und Verhaltensweisen hervorgeht. In unserer ärztlichen Tätigkeit haben wir es nicht nur mit Krankheiten zu tun, sondern in erster Linie mit dem individuellen *kranken Menschen.* Dieser leidet, ängstigt sich, entwickelt ein bestimmtes «Krankheitsverhalten», hofft auf Hilfe, wenn er sich auf eine ärztliche Betreuung einlässt, ja, er kann zum Problempatienten oder auch zum «schwierigen» Patienten werden. Deshalb muss von uns Ärzten Verständnis und Sensibilität für die Probleme und Bedürfnisse des Patienten und für seinen lebensgeschichtlichen und sozialen Hintergrund erwartet werden. Wir müssen uns auf ihn einstellen, zugleich aber auch unser eigenes ärztliches Handeln und seine psychosozialen Bedingtheiten kritisch reflektieren können. *Ärztliches Tun* ist in weitem Umfang Interaktion und Kommunikation mit dem Patienten. Bereits jedes Beratungsgespräch – z.B. die diätetische Beratung eines Diabetikers – hat seine eigene Dynamik mit vielfachen Faktoren: komplementäres Zusammenspiel wechselseitiger Verhaltenserwartungen (entsprechend der Arzt- und Patientenrolle), direktive Gesprächsführung durch den Arzt, unbewusste Wünsche und Anliegen des Patienten, seine Kooperationsbereitschaft (Compliance).

Wenn wir Psychologie als die Wissenschaft vom menschlichen Verhalten und Erleben und der Bedingungen und Gesetzmässigkeiten psychischer Entwicklung und psychischer Veränderungen verstehen, so ist medizinische Psychologie: *Psychologie in der Medizin.*

Darüber hinaus vermittelt die medizinische Psychologie aber auch psychologische Grundkenntnisse zum Verständnis psychischer und psychosomatischer Störungen und Krankheiten, psychischer Fehlentwicklungen und Neurosen. Sie erfüllt damit eine propädeutische Aufgabe für die Klinik.

Von der medizinischen Psychologie abzugrenzen ist die *klinische Psychologie.* Diese ist angewandte Fachpsychologie und umfasst gezielte psychologische Diagnostik, Beratung und Therapie, vorwiegend in Beratungsstellen, Klinik oder eigener Praxis. Sie wird von Diplompsychologen ausgeübt.

Grundlage der medizinischen Psychologie ist in erster Linie die wissenschaftlich-empirische Psychologie. Dies bedeutet, dass wir von beobachtbarem Verhalten einschliesslich mitgeteilter Selbstwahrnehmungen ausgehen und dass Begriffe wie Persönlichkeit, Intelligenz, Emotionen, aber auch persönliche Eigenschaften wie ängstlich, aggressiv, ehrgeizig nichts objektiv Feststellbares sind, sondern nur hypothetische Konstrukte. Die wissenschaftliche Psychologie bemüht sich um gesetzesmässige Aussagen, aufgrund derer sie überprüfbare Voraussagen machen kann und die sie in theoretische Begründungszusammenhänge einordnet (nomothetische Wissenschaft). Ihre Aussagen bewegen sich in einer psychologischen Theoriesprache. Die empirischen Sachverhalte, mit denen sie sich befasst, werden wesentlich durch die Art des experimentellen Vorgehens definiert (operationales Vorgehen); die wissenschaftlichen Aussagen, zu denen die Psychologie gelangt, beziehen sich primär auf Stichproben von Versuchspersonen und haben damit einen definierten Geltungsbereich: z.B. Aussagen über eine bestimmte Klasse von Personen wie Jugendliche, männlich oder weiblich, Suchtkranke.

Aus diesem Wissenschaftsverständnis der empirischen Psychologie ergeben sich für die medizinische Psychologie einige grundsätzliche Probleme.

I.I. Der einzelne Mensch in der Psychologie

Die empirische Psychologie hat es mit Menschen als theoretische Gegenstände zu tun. Sie greift zwar auf konkrete Personen zur Hypothesenprüfung zurück, aber im Rahmen von Stichproben, in denen die Versuchspersonen austauschbar sind, wenn sie nur die Grundgesamtheit repräsentieren. Ein objektiver wissenschaftlicher Erkenntnisgewinn ist nur so möglich. Damit besteht aber ein Spannungsverhältnis zwischen der wissenschaftlichen Psychologie mit ihren

Forschungsgegenständen und Aussagen und dem konkreten Menschen in seinem Alltag, mit seiner individuellen Lebensgeschichte, seiner besonderen sozialen Situation, seinem konkreten Bewusstsein von sich selbst (idiographischer Ansatz).

Entsprechendes können wir bei dem wissenschaftlichen Vorgehen der somatischen Medizin feststellen: Die objektive Erforschung pathophysiologischer und pathomorphologischer Zusammenhänge, wissenschaftliche Aussagen über Symptomatik, Verlauf, Prognose, Therapierbarkeit und Ausgang von Krankheiten müssen die historische Einmaligkeit des einzelnen Menschen ausser acht lassen, sie reduzieren diesen auf einen «Fall». Erst in der ärztlichen Praxis am Krankenbett erfolgt die Rückbeziehung auf den konkreten, ganzen Menschen.

In unserem ärztlichen Tun haben wir es mit dem einzelnen Menschen in seiner Individualität (oder mit dem einzelnen Paar, mit einer Familie) zu tun. Hier ist es unsere Aufgabe, von unserer wissenschaftlich-psychologischen Grundlage her den unmittelbaren Bezug zum Kranken wiederzufinden und zugleich aus unserem Wissen neue Sicherheit in der Kommunikation mit dem Patienten zu gewinnen. Wir müssen also den wissenschaftlichen Standort mit der Unmittelbarkeit des Zuganges zum Kranken verbinden und beide miteinander integrieren.

I.2. Verstehender Zugang zum Patienten

Die Erfassung psychischer Vorgänge beim Patienten bedeutet im Sinne der empirischen Psychologie: von beobachtbarem Verhalten (oder mitgeteilten Selbstwahrnehmungen) auszugehen und daraus Hypothesen auf der Grundlage wissenschaftlicher Erkenntnisse abzuleiten, denen dann eine bestimmte Wahrscheinlichkeit des Zutreffens zukommt. Im Spezialfall objektiven, standardisierten Vorgehens bedeutet es, psychologische Testverfahren anzuwenden. Auch hier ergibt sich ein Spannungsverhältnis zwischen den Anforderungen strenger Wissenschaftlichkeit und dem tatsächlichen ärztlichen Umgang mit dem Patienten, dem wir in spontaner Aufgeschlossenheit und mit einfühlendem Verstehen begegnen.

Einfühlendes Verstehen (Empathie) in die psychische Lage eines anderen kann nicht völlig als vorwissenschaftlich abgetan werden, es lässt sich auch objektiv begründen: Mit unserer psychischen Intentionalität (Gerichtetsein auf etwas) sind wir nicht primär auf einen fremden Leib mit seinen beobachtbaren motorischen und vokalen Äusserungen gerichtet, die wir als blosses Korrelat von Psychischem nehmen. Vielmehr sind wir durch das äussere Verhalten hindurch auf den anderen als Subjekt und in seinem Subjektsein bezogen. Wenn wir ein Ausdrucksverhalten wie Erröten wahrnehmen, so schliessen wir nicht erst hypothetisch auf zugrundeliegende Emotionen, sondern wir meinen, im anderen die Scham unmittelbar «wahrzunehmen» und nachzuempfinden. Gegenüber einer solchen phänomenologischen Sicht des Verstehens von Fremdseelischem gilt zwar, dass Aussagen auf der Grundlage der wissenschaftlich-empirischen Psychologie inhaltlich sicherer und eindeutiger sind und dass umgekehrt die subjektive Evidenz des Verstehens irren kann: Das Erröten kann auch auf unterdrücktem Zorn oder plötzlichem Blutandrang zum Kopf (bei Arteriosklerose) beruht haben. Dennoch kommen wir im alltäglichen Umgang mit anderen Menschen ohne unmittelbare Eindrucksqualitäten und -urteile, ohne verstehendes Einfühlen nicht aus, und sie machen die Arzt-Patient-Beziehung auf der emotionalen Beziehungsebene erst menschlich echt. Unser psychologisches Wissen sollte hier jedoch zu kritischer Selbstreflexion führen und ein unerlässliches Korrektiv der Empathie sein.

Unterschiedliche Hypothesen versuchen das Verstehen von Fremdseelischem zu erklären. Die *Analogieschlusstheorie* geht davon aus, dass man Fremdseelisches in Analogie zu eigenem Verhalten und Erleben versteht: Hineinversetzen in den anderen und im inneren Nachvollziehen den Sinngehalt des Fremdseelischen erfassen. Die *Einfühlungstheorie* nimmt dagegen mehr eine Identifikation mit dem anderen als Grundlage des Verstehens an. *Verstehen als Abfolge:* Man geht von Versuchsdeutungen des Fremdseelischen aus und gelangt über eine gestalthaft-prägnante «Wahrnehmung» zum Geltungsbewusstsein des Verstehens. Die *phänomenologische Verstehenslehre* besagt, dass wir mit den Ausdrucksphänomenen wie Lachen und Weinen, die wir am anderen feststellen, unmittelbar auch das Erleben des anderen innerlich wahrnehmen, und zwar aufgrund eines in unserem Bewusstsein gegebenen Wesenszusammenhanges von Ausdrucks- und Erlebnisqualitäten.

I.3. Stellung der Psychoanalyse

Der Psychoanalyse kommt innerhalb der medizinischen Psychologie erhebliche Bedeutung zu, jedoch ist sie gegenüber dem Wissenschaftsverständnis der empirischen Psychologie deutlich im Nachteil.

Sie bezieht ihre Erkenntnisse nicht aus überprüfbaren, kontrollierten Experimenten, sondern aus der Beobachtung und Deutung des Einzelfalles (Kasuistik); ihre Evidenz beruht im wesentlichen nur auf innerer Folgerichtigkeit der Theorie und auf einem sehr grossen klinischen Beobachtungsmaterial.

Auch die psychoanalytische *Deutungspraxis,* wie sie in der analytischen Therapie angewandt wird, hat oft nur schwache Evidenzkriterien: Wenn dem Patienten eine Deutung versuchsweise angeboten wird, und er bestätigt diese durch ein unmittelbares Gefühl von Einsichtigsein (Aha-Erlebnis), so kann darin noch keine gültige Verifikation gesehen werden, sondern nur ein Anhaltspunkt für weiterführende Deutungen, die dann im Rahmen eines Kontextes stringenter werden können. Es besteht auch die Gefahr tautologischer Bestätigungen: Wenn theoretische Voreingenommenheit zu bestimmten Erwartungen führt, die sich dann durch entsprechende Deutungen selbst bestätigen. Erhebliches Gewicht hat jedoch die Verifikation durch *Prädiktion:* die Ableitung zutreffender Verhaltensvoraussagen aus Deutungen. Seltener kommt die Verifikation durch *Postdiktion* in Frage: die Objektivierung früherer Ereignisse, die der Patient nicht bewusst wahrgenommen hat, die sich aber aus Deutungen schlüssig ableiten lassen (z.B. die Bestätigung eines unnachsichtig-strengen mütterlichen Regiments beim Sauberkeitstraining durch Dritte).

Trotz dieser Problematik ist die Psychoanalyse für die medizinische Psychologie nicht nur aus historischen Gründen, sondern auch sachlich bedeutsam. Mit ihren Vorstellungen einer Persönlichkeits- und Konfliktdynamik ist sie trotz mancher zeitgebundener Begriffsbildungen eine durchaus lebensnahe Psychologie. Aus ihrem Bereich sind speziell wichtig: Die Erforschung frühkindlicher Entwicklungsvorgänge unter dem Aspekt von Trieborganisation, Objektbeziehungen, Angst-Abwehr-Dynamik und Strukturbildung sowie ihrer konstruktiven Bedeutung für das spätere Leben, das Verständnis unbewusster Motivationszusammenhänge, so dass auch scheinbar zufälliges oder sinnloses, aber auch pathologisches Verhalten aus einem genetischen Bedingungszusammenhang heraus erklärt werden kann, weiterhin fruchtbare Konstrukte wie Abwehrmechanismen, Internalisierung, intrapsychische Konflikte, mit denen sich auch die empirische Psychologie auseinandergesetzt hat.

2. Methoden der medizinischen Psychologie

J. Brand-Jacobi

2.1. Grundbegriffe medizinpsychologischer Methodik

Die medizinische Psychologie beschäftigt sich mit dem Verhalten und Erleben von Menschen in bezug auf Fragen und Probleme der Medizin. Unter *Verhalten* versteht der Psychologe alle von aussen beobachtbaren Lebensäusserungen eines Menschen. Mit *Erleben* bezeichnen wir die inneren Gefühle und Gedanken, zu denen nur der Betroffene Zugang hat, nicht jedoch Aussenstehende. Über inneres Erleben kann jedoch – meist sprachlich – Auskunft gegeben werden, damit wird es der wissenschaftlichen Erforschung zugänglich.

Als Wissenschaft geht es der Psychologie um die *Beschreibung, Erklärung, Voraussage* und *kontrollierte Beeinflussung* psychischer Phänomene. Damit bei der *Beschreibung* menschlichen Verhaltens verschiedene Beobachter zu möglichst gleichen Beobachtungen kommen, muss zuerst definiert werden, was beobachtet werden soll. Aus der Fülle von Verhaltens- und Erlebensäusserungen von Menschen werden jeweils nur ganz bestimmte zum Gegenstand der wissenschaftlichen Beschäftigung. Wir können nie sämtliche Verhaltens- und Erlebensäusserungen von Menschen beobachten, sondern immer nur ausgewählte und vorher festgelegte. Diese erhalten dadurch den Status einer Variablen.

Unter einer *Variablen* verstehen wir damit einen abgegrenzten und definierten Bereich im *Verhalten,* hinsichtlich dessen Menschen voneinander unterschieden werden können oder der bei demselben Menschen zu unterschiedlichen Zeitpunkten unterschiedlich stark vorhanden ist.

Im somatischen Bereich ist der Blutdruck, die Blutsenkungsgeschwindigkeit oder aber die Körpergrösse eine Variable, in der Psychologie die Testleistung in einem Intelligenztest, aber auch der Blickkontakt zwischen Mutter und Kind oder der mitgeteilte depressive Affekt.

Es werden jedoch nicht nur Aspekte des Verhaltens und Erlebens, sondern auch Charakteristiken der *Situation* als Variablen definiert und untersucht:

Die Lautstärke in einer Fabrikhalle, die Bettenzahl im Krankenzimmer, verabreichte Medikamente, aber auch andere therapeutische Interventionen sind psychologische Situationsvariablen.

Die Wahrnehmung und Registrierung definierter Variablen reicht jedoch nicht aus, sondern wir wollen wissen, was ein beobachtetes Verhalten bedeutet. Es interessiert uns nicht so sehr die Anzahl richtig gelöster Aufgaben in einem Test, sondern die Intelligenz des Getesteten. Beobachtete Daten an sich sind wenig bedeutsam, sie erhalten ihre Bedeutung erst in bezug auf eine Theorie, ein Modell oder ein Konstrukt. *Konstrukte* sind nicht direkt beobachtbar, sondern sind theoretische Sachverhalte, wie Motive, Antriebe, Merkmale, Eigenschaften, die den beobachteten Daten erst Bedeutung verleihen.

So stellt die Aussage «Fritz hat Angst» keine Beobachtung dar, sondern ist Interpretation einer Beobachtung. Angst an sich ist nicht zu beobachten, wir erschliessen sie vielmehr aus dem Schweissausbruch, den zitternden Händen, dem Weglaufen, den weit aufgerissenen Augen und aus der verbalen Äusserung «ich will zu meiner Mami». Angst ist ein psychologisches Konstrukt.

Theoretische Konstrukte sind immer hypothetisch, sie sind keine Tatsachen. Sie dienen dazu, Beobachtbares aufeinander zu beziehen, es zu interpretieren und damit verständlich zu machen. Die wissenschaftliche Richtung des *klassischen Behaviorismus* meint auf die Benutzung hypothetischer Konstrukte ganz verzichten zu können. Hier wird das beobachtete Verhalten in Abhängigkeit von situativen Variablen gesehen, ohne dass abstrahierend über Vorgänge innerhalb des Individuums Aussagen gemacht werden: Das Innerseelische wird als sogenannte «black box» behandelt.

Die Beobachtung eines ältlichen Fräuleins, das beim Anblick einer Spinne laut schreiend aus dem Zimmer läuft, erklären Behavioristen als Auslösung einer Fluchtreaktion durch einen Reiz, Konstruktpsychologen dagegen mit der Interpretation, dass das Fräulein Angst hat.

Die Bedeutung hypothetischer Konstrukte ist jedoch nicht unmittelbar gegeben, sondern es bedarf der genauen Festlegung, was ein bestimmtes Konstrukt beinhaltet. So ist nicht von vornherein unstrittig, was unter Intelligenz oder unter Aggression zu verstehen ist. Zur definitorischen Festlegung der Bedeutung eines Konstrukts bedient man sich meist der Messmethode oder der methodischen Operation, mit der das mit dem betreffenden Konstrukt interpretierte Verhalten erfasst worden ist. Man nennt dies die *operationale Definition* eines Konstrukts. Dabei erfolgt also die Festlegung eines Konstrukts oder eines Begriffs durch die Einbeziehung des verwendeten Messverfahrens.

Das Konstrukt «Konzentrationsfähigkeit» wird über die Leistung in einem Konzentrationstest definiert, «Intelligenz» über die Punktesumme in einem Intelligenztest. Angst kann z.B. definiert werden als noch tolerierter Abstand zu einem gefürchteten Hund.

Die Entscheidung über die verwendete Messmethode kann dabei die Bedeutung des untersuchten Konstrukts verändern. Operationalisierungen eines Konstrukts können nicht richtig oder falsch, sondern nur mehr oder weniger sinnvoll sein. Auch gibt es in der Regel nicht nur eine, sondern mehrere Operationalisierungen eines Konstrukts. Dieses ist dann erwünscht, wenn durch mehrere, voneinander verschiedene Operationalisierungen Inhalt und Bedeutung eines Konstrukts «dichter» und informationsreicher werden. Schwierigkeiten ergeben sich, wenn unterschiedliche Operationalisierungen eines Konstrukts zu gegensätzlichen Befunden führen, die beide im Hinblick auf das identische Konstrukt interpretiert werden sollen.

Gestaltet man einen Intelligenztest so, dass er viele Aufgaben technisch-räumlichen Vorstellungsvermögens enthält, so schneiden Mädchen schlechter ab als Jungen. Die Interpretation dieses Befundes lautet: Jungen sind intelligenter als Mädchen. Konstruiert man dagegen einen Test, der vornehmlich schnelle Detailerkennung verlangt, so schneiden im Mittel Mädchen besser ab. Jetzt gilt die Intelligenz der Jungen als geringer ausgeprägt als die der Mädchen.

Für einen methodenkritischen Umgang mit medizinpsychologischen Befunden und Aussagen empfiehlt sich daher die genaue Prüfung der jeweils vorgenommenen Operationalisierung untersuchter Konstrukte.

Hypothetische Konstrukte, die beobachteten Variablen durch Einbeziehung in ein Netzwerk weiterer Beobachtungen und Fakten Bedeutung verleihen, nennt man *deskriptive Konstrukte.* So ist für die beobachtete Leistung in einem Test das Konstrukt «Intelligenz» lediglich eine deskriptive Modellvorstellung, mit der wir die gemachte Beobachtung auf andere beziehen und damit bedeutsam machen können. Deskriptive Konstrukte können Verhaltensbeobachtungen jedoch nicht ursächlich erklären.

So ist die Aussage «Fritz hat in einem Intelligenztest gut abgeschnitten, *weil* er intelligent ist» eine sinnlose Tautologie. Wenn wir Intelligenz durch einen Test operational definieren, können wir nicht die Testleistung durch «Intelligenz» erklären.

Erklärungen, Ursachen für beobachtetes Verhalten, finden sich dagegen in sogenannten *explikativen Konstrukten.* So sind Erbfaktoren, frühkindliche Lernerfahrungen, Erziehungsstile, Anregungsmilieu explikative Konstrukte, d.h. ursächliche Bedingungen für das deskriptive Konstrukt Intelligenz.

Ziel jeder Wissenschaft ist es, *Voraussagen* über zukünftige Ereignisse geben zu können. Dies ist dann absolut sicher möglich, wenn wir die Zusammenhänge zwischen Ereignissen in Form eindeutiger Wenn-dann-Gesetze beschreiben können. Ein solches Wenn-dann-Gesetz nennt man eine *nomologische Aussage.* Sie gilt unter allen räumlich-zeitlichen und situativen Bedingungen und hat für alle beobachtbaren Fälle Gültigkeit; die Beobachtung eines einzigen Falles, der dem Gesetz nicht folgt, falsifiziert die Aussage.

In der Psychologie kommt man jedoch wegen der Komplexität psychischer Sachverhalte, des Geflechtes beeinflussender und beeinflusster Variablen selten zu nomologischen Aussagen. Dagegen ist es möglich, die Wahrscheinlichkeit anzugeben, mit der unter bestimmten Voraussetzungen ein erwarteter Effekt auftritt. Solche Wahrscheinlichkeitsaussagen über den zu erwartenden Eintritt von Ereignissen nennen wir *probabilistische Aussagen.*

So kann ich feststellen, wie viele Personen unter Coffeinwirkung eine Leistungssteigerung in einer Durchstreichaufgabe zeigen. Für den Einzelfall kann ich dann die Wahrscheinlichkeit angeben, dass bei ihm eine Leistungsverbesserung eintreten wird. Eine absolut sichere Voraussage ist jedoch nicht möglich. Deshalb ist auch das Nichtzutreffen meiner Voraussage für den Einzelfall keine Widerlegung meiner probabilistischen Aussage.

Die Methoden der mathematischen Statistik erlauben eine Prüfung und Absicherung von vorgefundenen Beziehungen zwischen Sachverhalten unter Angabe der Wahrscheinlichkeit, dass eine solche Beziehung künftig auftreten wird.

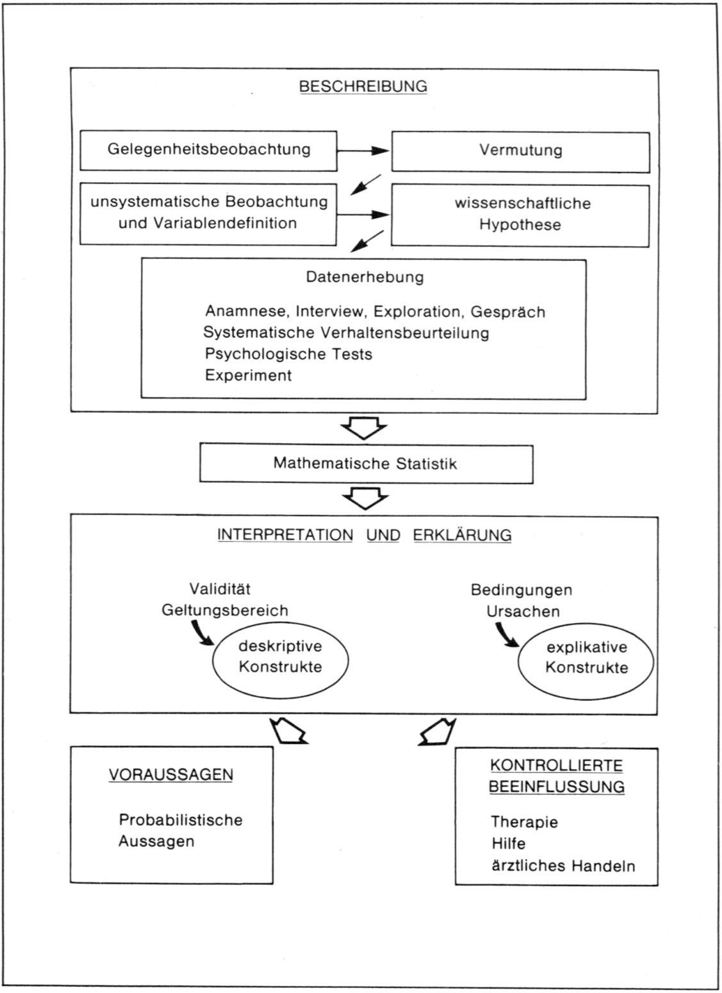

Abb. 1. Methoden wissenschaftlichen Vorgehens in der medizinischen Psychologie.

Die Angabe, ein Ergebnis sei signifikant, bedeutet u.a., dass unter identischen Untersuchungsbedingungen der berichtete Effekt mit hoher Wahrscheinlichkeit wieder eintritt, sein Nichteintreffen also sehr unwahrscheinlich ist.

Neben die Beschreibung, Erklärung und Voraussage tritt die *kontrollierte Beeinflussung* menschlichen Verhaltens und Erlebens als Aufgabe der medizinischen Psychologie (besonders jedoch der Psychotherapien). Damit sind Möglichkeiten gemeint, auf der Grundlage wissenschaftlicher Erkenntnisse zum Wohle des Patienten sein Verhalten und Erleben, z.B. seine Einstellung zu einer Diät oder zum Rauchen, seine Angst vor einer Operation, zu beeinflussen und zu verändern.

Im folgenden wollen wir spezielle Methoden der Beschreibung und Erfassung menschlichen Verhaltens im einzelnen darstellen. Aus der Abbildung 1 ist der Bezug dieser Methoden zu dem Modell wissenschaftlichen Vorgehens in der medizinischen Psychologie in seinen einzelnen Phasen zu ersehen.

2.2. Verhaltensbeobachtung und Interview

Die Erfassung menschlichen Verhaltens und Erlebens lässt sich in drei aufeinanderfolgende Phasen unterteilen:

1. *Wahrnehmen* (Beobachtung) des Verhaltens und Erlebens;
2. *Beschreibung* (Deskription) des Wahrgenommenen;
3. *Interpretation.*

Beobachtungsmethoden. Die Beobachtungsmethoden der Psychologie lassen sich nach verschiedenen Kriterien ordnen. Zunächst ist von Bedeutung, *wer* beobachtet. Beim Arzt berichtet der Patient meist selbst von Beschwerden, Nöten, Ängsten, Schwierigkeiten. Diese Beobachtung eigenen Verhaltens und Erlebens ist die *Selbstbeobachtung.* Das Zuhören und Nachfragen des Arztes, sein Achten auf äussere Krankheitszeichen, auf Verhalten und Erlebensausdruck des Kranken nennen wir *Fremdbeobachtung.* Da uns das Erleben eines anderen Menschen nicht direkt zugänglich ist, richtet sich die Fremdbeobachtung weitgehend auf äusseres Verhalten. Die Selbstbeobachtung ist dagegen mehr nach innen gerichtet und bezieht sich also auf das subjektive Erleben. Das Fragen nach inneren Empfindungen, auch Körperempfindungen, nach Gefühlen und Einstellungen mit dem Ziel der Selbstexploration des Patienten nennen wir *fremdgeleitete Selbstbeobachtung.* Sie spielt bei der ärztlichen Exploration des Patienten eine grosse Rolle, denn zur Feststellung empfundener Schmerzen, Missempfindungen und nicht direkt beobachtbarer Funktionsstörungen, zur Feststellung von Empfindungen, Gefühlen, Vorstellungen, aber auch pathologischer Phänomene wie Halluzinationen und Wahnerlebnisse sind wir ganz auf die Selbstbeobachtung des Kranken angewiesen.

Fremdbeobachtung des Patienten ist aber nicht nur durch den Arzt möglich, sie geschieht auch durch Angehörige, Freunde, Arbeitskollegen, die dann befragt werden können. Bei stationärer Behandlung sind Schwestern und Pfleger meist gute «Fremdbeobachter», die wichtige Informationen über den Patienten liefern. Eine besondere Form der Fremdbeobachtung ist die *teilnehmende Beobachtung:* Der Beobachter erfasst dabei Daten, während er an einer gemeinsamen Tätigkeit mit dem Beobachteten teilnimmt.

Wenn bei einer Untersuchung des kindlichen Spiels eine Untersucherin sich mit in den Sandkasten setzt, zusammen mit den Kindern Sandburgen baut und mit Förmchen Kuchen backt und hierbei ihr Verhalten beobachtet, so ist dies eine teilnehmende Beobachtung.

Der Blick durch die Einwegscheibe oder die Analyse von Videoaufnahmen sind dagegen *nichtteilnehmende Beobachtungen.*

Man kann sich nun fragen, ob Fremd- und Selbstbeobachtung von Verhalten und Erleben uns ein richtiges Bild der Realität liefern.

Ob wir die richtigen und ausreichenden Informationen durch die Selbstbeobachtung eines Patienten bekommen, hängt zunächst von dessen *Mitteilungsbereitschaft* ab. Diese ist in hohem Masse von der Vertrautheit der Gesprächssituation, aber auch vom Inhalt der Information abhängig.

So wird leichter von Husten, kalten Füssen oder Kopfschmerzen berichtet, weniger leicht dagegen von sexuellen Schwierigkeiten. Einem aufgeschlossenen, zuhörenden Arzt werden Eheprobleme und Suizidgedanken eher berichtet als einem abweisenden, unter Zeitdruck stehenden Kollegen.

Personen unterscheiden sich auch in der Befähigung, inneres Erleben, Gedanken, Vorstellungen, Stimmungen und Gefühle selbst adäquat wahrnehmen zu können: *Introspektionsfähigkeit,* oder aber in der Befähigung, inneres Erleben beschreiben und sprachlich mitteilen zu können: *Kommunikationsfähigkeit.* Manche Menschen können ihre Gedanken und Gefühle sehr differenziert beschreiben, andere dagegen nur in eher globaler Weise.

Die verschiedenen Bereiche inneren Erlebens und subjektiver Körperempfindungen sind aber auch in unterschiedlicher Weise der Selbstwahrnehmung und damit auch der Mitteilbarkeit zugänglich: unterschiedliche *Vergegenwärtigungsmöglichkeit* innerer Sachverhalte.

So kann über einen epikritischen Schmerz sehr klar berichtet werden; unbestimmte Druckgefühle und Spannungen sind dagegen nicht so leicht zu beschreiben. Sinneswahrnehmungen können leichter beschrieben werden als begleitende Gefühle und Stimmungen.

Beobachtungsmethoden lassen sich weiterhin in unsystematische und systematische Beobachtung unterscheiden.

Unsystematische Beobachtung. Unter *unsystematischer Beobachtung* verstehen wir alle Formen der nur erkundenden, aber nichtstrukturierten und unkontrollierten Erfassung von Informationen: Gelegenheitsbeobachtungen, Interview, Befragung, Exploration, ärztliches Gespräch.

Gelegenheitsbeobachtungen (z.B. während der Sprechstunde, der Visite oder eines Hausbesuches) sind meist zufällig, können aber dennoch informativ sein.

Unter einem *Interview* verstehen wir eine Datenerhebung, bei der durch gezielte Fragen Patienten oder Versuchspersonen zu Stellungnahmen aufgefordert werden. Bei der *schriftlichen Befragung* werden vorformulierte Fragebogen verwandt; hier handelt es sich bereits um eine Form von Standardisierung der Befragung.

Ein Sonderfall ist das *psychoanalytische Erstinterview.* Hier macht sich der Therapeut vor Beginn einer analytischen Psychotherapie ein Bild über die Persönlichkeit des Patienten, über seine Biographie und aktuelle Symptomatik sowie über seine Therapierbarkeit.

Als *Panelverfahren* bezeichnen wir eine Art der Datenerhebung, die vor allem in der Soziologie Verwendung findet. Eine identische Gruppe von Personen wird mehrmals zu denselben Themenbereichen befragt.

Obwohl das Interview grundsätzlich zu den unstrukturierten Beobachtungsmethoden gehört, kann der Grad der Strukturiertheit jedoch unterschiedlich sein. Im *freien Interview* wird das Gespräch durch eine kurze Eingangsfrage eingeleitet: Was führt Sie zu mir? Wie ist es Ihnen ergangen? Der Interviewer hat dann – innerhalb des gewählten Themas – die freie Auswahl seiner Fragen; zu Beginn kann es sich empfehlen, den Untersuchten selbst berichten und den Gang seines Berichtes selbst bestimmen zu lassen. Das *halbstandardisierte Interview* besteht aus einem Leitfaden von Fragen, die alle gestellt werden; bei den einzelnen Fragekomplexen besteht jedoch Gelegenheit zum Nachfragen und zum Einholen zusätzlicher Informationen. Im *standardisierten Interview* sind alle Fragen, ihr Wortlaut und ihre Reihenfolge genau festgelegt; sowohl dem Untersucher als auch dem Untersuchten ist kaum Spielraum zur Beeinflussung des Gesprächsverlaufs gegeben. Die Qualität und Verlässlichkeit der in einem Interview erhobenen Daten hängt neben dem Geschick und dem Können des Untersuchers (ausser bei schriftlicher Befragung) auch von der Konstruktion der Fragen ab. Man unterscheidet geschlossene und offene Fragen. *Geschlossene Fragen* legen die Antwortmöglichkeiten fest. Der Befragte hat nur die Möglichkeit, zwischen vorgegebenen Antwortalternativen zu wählen: Bei Alternativfragen zwischen ja/nein oder stimmt/stimmt nicht; bei Multiple-choice-Fragen zwischen mehreren Antwortalternativen. Geschlossene Fragen haben den Nachteil, dass sie den Befragten leicht irritieren, da er sich alternativ entscheiden muss, seine wahre Einstellung oder sein wirkliches Gefühl aber genau dazwischen liegt. Diesem Nachteil steht die grössere Objektivität und damit auch Genauigkeit der Datenerhebung gegenüber. *Offene Fragen* sind solche, die dem Antwortenden einen Bezugsrahmen geben, ihm für die Beantwortung sonst aber kaum Beschränkungen auferlegen; hier wird keine Antwortmöglichkeit von vornherein vorgegeben. Vorteilhaft ist der grössere Informationsgewinn, dem aber eine geringere Objektivität gegenübersteht.

Im *ärztlichen Gespräch* werden verschiedene Arten von Fragen benutzt, die sich nach der Art der dadurch erhebbaren Informationen unterscheiden.

Sondierungsfragen sind offene Fragen, mit denen man versucht, ein vom Patienten angegebenes Symptom näher zu eruieren, bei denen aber dem Patienten die Antwortmöglichkeiten offenbleiben: Was haben Sie vor dem Anfall gerade gemacht? Was ist Ihnen dabei sonst noch aufgefallen?

Direkte Fragen erkundigen sich gezielt nach dem Vorliegen einer Beschwerde oder eines Symptoms. Da der Patient darauf meist nur mit ja oder nein antworten kann, ist es zugleich eine geschlossene Frage: Müssen Sie oft Wasser lassen? Haben Sie Schmerzen im linken Arm? Können sie schlecht schlafen?

Bei *dichotomen Fragen* versucht man, durch Stellen einer Alternativfrage rascher zur richtigen Feststellung zu gelangen: Tut Ihnen die linke oder rechte Kopfseite weh? Geht es Ihnen morgens oder abends schlechter?

Katalogfragen geben dem Patienten verschiedene Grade oder Qualitäten vor, in die er sein Symptom einordnen soll: Ist der Schmerz eher dumpf, pulsierend, drückend, bohrend, stechend oder brennend?

Suggestivfragen legen eine bestimmte Antworttendenz nahe, sie provozieren manchmal eine erwünschte Antwort: Nicht wahr, Sie kommen gar nicht gut mit Ihrem Mann aus? Sie haben doch auch das Gefühl, dass es Ihnen schon viel besser geht?

Systematische Beobachtung, Beobachtungsfehler. Bei *systematischen Beobachtungs- und Beurteilungsverfahren* wird dem Untersucher vorgegeben, was er zu beobachten hat und wie seine Beobachtungen zu registrieren sind. Die systematische Beobachtung hat ihren Platz in der Forschung, da sie zu objektiven und präzisen Daten führt und vom Untersucher weitgehend unbeeinflusst bleibt. Bei den *relativen Beurteilungsverfahren* müssen die Untersucher mehrere Beurteilungsobjekte miteinander vergleichen. Beim *Paarvergleich* werden immer je zwei Objekte bezüglich der Ausprägung eines Merkmals verglichen. Beim *Rangreihenvergleich* müssen verschiedene Personen in eine Rangreihe je nach Ausprägung eines Merkmals gebracht werden. Bei *soziometrischen Wahlverfahren* werden Mitglieder einer Gruppe aufgefordert, anzugeben, mit wem sie bestimmte Aktivitäten gern oder weniger gern unternehmen würden. Aus diesen Informationen kann man Aussagen über die Struktur einer Gruppe gewinnen oder auch die Position des einzelnen in der Gruppe näher bestimmen (Position des Sündenbocks, des Führers usw.). Bei den *absoluten Beurteilungsskalen* werden Dimensionen in Form von *Schätzskalen* vorgegeben mit meist drei bis neun Abstufungen, auf denen Personen beurteilt werden sollen.

So kann eine Dimension Ängstlichkeit von 1 (fast nicht ängstlich) über 3 (nur manchmal ängstlich) und 5 (oft ängstlich) bis 7 (immer ängstlich) reichen; jeder beurteilten Person wird ein Punktwert auf der Skala zugeordnet.

In *kumulativen Punktskalen* sind eine grosse Anzahl von Eigenschaften, Symptomen oder Verhaltensweisen aufgeführt, die zur Erfassung einer bestimmten Dimension geeignet sind. Aus der Summe der Punkte – je nach Vorhandensein der einzelnen Items bei einer Person – ergibt sich dann die Ausprägung der Dimension.

Beispiele hierfür sind *Checklisten* der Verhaltensbeurteilung oder *Symptomlisten* wie Teile des Münchener Alkoholismustests. Solche Beurteilungsskalen sind auch für die Selbstbeobachtung zu verwenden. So gibt es verschiedene Depressionsfragebogen. Auch die Schmerzqualität und -intensität kann mit Hilfe absoluter Beurteilungsskalen vom Patienten selbst eingestuft werden.

Die Fremdbeobachtung durch den Arzt oder Psychologen wird vielfach von *Fehlern* und *Verzerrungstendenzen* beeinflusst:

Gefühlseinstellungen wie *Sympathie* oder *Antipathie* einem Patienten gegenüber entscheiden wesentlich, welche Informationen ich bekomme und welche Beobachtungen ich mache. Eine solche Einstellung – in der Psychoanalyse als *Gegenübertragung* bezeichnet – ist dem Arzt oft gar nicht bewusst. Häufig werden auch eigene Beschwerden, Ängste und Wünsche auf den Patienten verlagert: *Projektion;* diese werden dann bei diesem beobachtet und diagnostiziert. Eine längerdauernde Beziehung zu einem Patienten, den man mag, kann dazu führen, dass man negative Züge an ihm nicht mehr wahrnimmt, dass man ihn also zu positiv beurteilt: *Mildefehler.* Oder es werden Attribute des Beurteilten in Verbindung gebracht zu zuvor beurteilten Personen (oder zu eigenen Attributen) und dann bei der Wahrnehmung kontrastiv beurteilt: *Kontrasteffekt.*

Ist ein Arzt selbst sehr aktiv, dynamisch und lebendig, so wird er einen ruhigen Patienten leicht als depressiv, gehemmt, antriebs- und initiativelos einschätzen.

Logische Fehler liegen vor, wenn aus einer beobachteten Eigenschaft «logisch» auf eine andere geschlossen wird, und zwar aufgrund eines vermeintlichen Zusammenhanges: Frauen können gut mit Kindern umgehen. Homosexuelle haben ein feminines Gebaren.

Aus der sozialen Wahrnehmung sind weitere Fehlertendenzen bekannt, die sich bei der Fremdwahrnehmung des Patienten durch den Arzt einstellen können (vgl. pp. 85ff.).

2.3. Psychologische Tests

Mit psychologischen Tests wird versucht, umschriebene Bereiche im Verhalten und Erleben von Menschen quantifizierend zu erfassen, um eine möglichst genaue Aussage über den relativen Ausprägungsgrad des untersuchten Merkmals zu erhalten. Psychologische Tests dienen zur Messung psychischer Sachverhalte.

Messen und Skalieren. Kann man Seelisches überhaupt messen, wie man mit einer Waage das Gewicht, mit einem Thermometer die Temperatur messen kann? Der Streit, ob Seelisches messbar sei, ist heute von dem Problem abgelöst worden, unter welchen Voraussetzungen und mit welcher Informationsqualität psychische Sachverhalte zu messen sind. Dies ist der Gegenstand der *psychologischen Mess- und Skalentheorie.*

Unter *Messen* verstehen wir die Zuordnung von Zahlen zu Eigenschaften von Objekten oder Ereignissen nach definierten Regeln, so dass sich die Beziehungen zwischen den Objekten oder Ereignissen in den Beziehungen zwischen den Zahlen abbilden. Allgemeiner formuliert: Messen ist der Vergleich mit einer vorliegenden Messskala. Unter einer Skala verstehen wir einen Bereich, innerhalb dessen Messergebnisse variieren und der in einer bestimmten Weise graduiert ist.

Die Beziehungen zwischen Objekten können sein: Gleichheit, Ungleichheit, grösser/kleiner, Gleichheit von Differenzen, Gleichheit von Verhältnissen. Beim Messen müssen die Beziehungen zwischen den Zahlen den empirischen Beziehungen zwischen den Objekten entsprechen.

Je nachdem, welche Beziehungen zwischen Objekten bestehen, kann ich die Messoperation auf verschieden hohem Skalenniveau vornehmen: Eine Skala, die nur Rangunterschiede zwischen den Objekten kennt, hat ein niedrigeres Skalenniveau als eine Skala mit gleich grossen Messabschnitten; ein noch höheres Skalenniveau hat eine Skala, die zusätzlich über einen absoluten Nullpunkt verfügt (so hat die Kelvin-Temperaturskala ein höheres Skalenniveau als die Celsius-Skala ohne absoluten Nullpunkt). Das Skalenniveau ist u.a. entscheidend für die Möglichkeiten statistischer Verrechnung der Daten, aber auch für die Differenziertheit der Ergebnisse.

Die in der Psychologie verwendeten *Skalentypen* sind hierarchisch geordnet folgende:

Die *Nominalskala* ist der einfachste Skalentyp. Hier werden Merkmalen Zahlen oder Symbole zugeordnet, so dass die Merkmale lediglich als gleich oder ungleich definiert sind: Häuser einer Strasse erhalten eine Hausnummer, sie sind damit voneinander unterscheidbar. Mitglieder eines Vereins erhalten eine Mitgliedsnummer, jedes Mitglied ist wieder auffindbar. Das Geschlecht ist ebenfalls auf einer Nominalskala skalierbar: Alle Männer erhalten die Zahl 1 oder das Symbol ♂, alle Frauen die Zahl 2 oder das Symbol ♀. Damit sind Männer von Frauen mittels Zahlen oder Symbolen unterscheidbar.

Ordinalskala: Diese heisst auch *Rangskala,* weil auf ihr die Merkmale nach einer Grösser-kleiner-Relation (Rangreihe) abgebildet werden. Schulnoten sind dafür ein Beispiel, da sie eine Rangskala für die Messung der Schulleistung darstellen. Wichtig ist, dass bei der Ordinalskala nur die Grösser-kleiner-Relation gilt, die Abstände zwischen den Skalenstufen sind nicht gleich. Der Unterschied zwischen zwei Schulleistungen mit der Note 5 und 6 ist deshalb nicht derselbe wie der Unterschied zwischen den Noten 1 und 2.

Bei der *Intervallskala* sind dagegen die Messabschnitte auf der Skala gleich gross. Es ist also eine Skala mit identischer Messeinheit, aber ohne absoluten, sondern meist nur mit willkürlich festgelegtem Nullpunkt. Anschauliches Beispiel ist die Temperaturskala: Eine Temperaturerhöhung von 22 auf 25 Grad entspricht aufgrund der gleichbleibenden Messeinheit demselben Erwärmungsbetrag wie eine Erhöhung von 25 auf 28 Grad. Der Nullpunkt ist beliebig festlegbar, bei der Celsius-Skala ist er willkürlich auf den Gefrierpunkt des Wassers festgelegt. Auf Intervallskalenniveau sind fast alle mathematisch-statistischen Operationen zulässig bis auf das Bilden von Verhältnissen. So kann man nicht sagen, eine Temperatur von 15 ° sei um die Hälfte kälter als eine von 30 °. In der Testpsychologie sind die meisten Messwerte ebenfalls nur intervallskaliert. Das bedeutet, dass man nicht sagen kann: Fritz mit einem IQ von 130 ist doppelt so schlau wie Hans mit einem IQ von 65. Dagegen ist es richtig zu sagen: Fritz ist um 65 IQ-Einheiten intelligenter als Hans.

Rationalskala: Diese Messskala kommt in der medizinischen Psychologie äusserst selten vor. Es handelt sich um eine Intervallskala *mit* absolutem Nullpunkt. Das bedeutet, dass auch die Nullausprägung eines Merkmals messbar ist. Beispiele sind die Temperaturskala nach Kelvin, Gewicht- und Längenmasse, aber auch die Messung des Merkmals «Rauchen»: «0 oder mehr Zigaretten pro Tag» oder die Messung des Merkmals «Einkommenshöhe»: z.B. «ab 0 DM monatlich». Messungen auf diesem Skalenniveau erlauben das Bilden von Verhältnissen (Quotienten, Prozentuierungen), deswegen nennt man diese Skala auch *Verhältnisskala.* So kann man sagen: Fritz verdient oder raucht doppelt so viel wie Hans.

Tests. Was ist nun ein *psychologischer Test?* Wir verstehen darunter ein systematisches Messverfahren, um über eine oder mehrere Eigenschaften des Untersuchten oder über ein spezifisches Verhalten eine quantitative Aussage und um Vorhersagen über das Verhalten ausserhalb der Testsituation machen zu können. Man geht von einer objektiv zu beobachtenden Reaktion der Person in einer standardisierten, sorgfältig ausgewählten Reizsituation aus und vergleicht die gezeigte Reaktion hinsichtlich ihrer Ausprägung mit den entsprechenden Reaktionen anderer Personen. Voraussetzung dieses Vergleichs ist, dass Untersuchungsmaterial und Untersuchungsvorgehen *standardisiert* sind: Die getesteten Personen müssen alle dieselben Aufgaben mit den gleichen Anweisungen und unter identischen Bedingungen lösen, die Antworten müssen nach vorgegebenen, gleichbleibenden Kriterien ausgewertet werden.

Nach inhaltlichen Kriterien kann man psychologische Tests einteilen in *Persönlichkeitstests* und in *Leistungstests.* Zu den Persönlichkeitstests gehören Fragebogen und Persönlichkeitsstrukturtests sowie projektive Verfahren (siehe Kapitel 8.5). Zu den Leistungstests gehören einmal die Intelligenztests (vgl. Kapitel 6), zum anderen spezifische Fähigkeitstests: Tests zur Erfassung der Lese-Recht-schreib-Fähigkeit, der Konzentrationsfähigkeit, zum mechanisch-technischen Verständnis sowie spezifische Berufseignungstests.

Gütekriterien. Damit ein Messverfahren wie ein psychologischer Test brauchbare Resultate liefert, muss es bestimmte Qualitätsmerkmale aufweisen. Diese nennt man die *Gütekriterien eines Tests:* Objektivität, Reliabilität und Validität.

Unter *Objektivität* versteht man, in welchem Grade die Ergebnisse eines Tests unabhängig vom Testleiter sind. Das heisst, mehrere Untersuchungsleiter müssen unter sonst gleichen Bedingungen dieselbe Testdurchführung, Auswertung und Interpretation hervorbringen. Um eine hohe Objektivität zu gewährleisten, sind psychologische Tests mittels genauer Anweisungen in Handbüchern und Manualen genau standardisiert; von diesen Anweisungen, auch vom Wortlaut der Instruktionen an die untersuchten Personen, darf nicht abgewichen werden.

Reliabilität bedeutet die Messgenauigkeit oder Zuverlässigkeit eines Tests: Ob das Messverfahren bei wiederholter Messung und unter gleichen Bedingungen stets dasselbe Resultat liefert. Dies ist bei physikalischen Messungen (Länge, Gewicht) durch Präzisierung der Messinstrumente eher gewährleistet als im psychischen Bereich. Hier stösst eine wiederholte Messung auch auf prinzipielle Schwierigkeiten (z.B. durch Lerneffekte, die spätere Tests beeinflussen). Die Reliabilität eines Tests kann man im Sinne der *Test-Retest-Reliabilität* (Wiederholungsreliabilität) prüfen: Ob ein bestimmter Test bei denselben Personen zu zwei Zeitpunkten zum gleichen Messergebnis führt. Dabei darf sich das zu messende Merkmal zwischen den Zeitpunkten natürlich nicht verändert haben. Eine andere Möglichkeit besteht darin, die Aufgaben eines Tests in zwei Hälften aufzuteilen; die Ergebnisse beider Hälften müssen in hohem Ausmass übereinstimmen: *Split-half-Reliabilität* (Halbierungsreliabilität). Mittels *konsistenzanalytischer Reliabilitätsbestimmungen* wird die Zuverlässigkeit aus den Eigenschaften der Testaufgaben (Items) errechnet.

Die *Validität* gibt an, wieweit ein Test das, was er vorgibt zu messen, auch tatsächlich misst. Tests sind dann valide oder gültig, wenn sie eindeutige Rückschlüsse auf das Vorhandensein eines Merkmals oder eindeutige Vorhersagen über zukünftiges Verhalten gestatten. Es gibt verschiedene Möglichkeiten, die Validität eines Tests zu bestimmen. *Validierung* an einem *Aussenkriterium* bedeutet, die Testergebnisse mit objektiven Kriterien ausserhalb der Testsituation in Zusammenhang zu bringen.

Ein Depressionsfragebogen wird validiert, indem Psychiater die Depressivität von Patienten einschätzen und dann überprüft wird, ob Patienten mit hohen Testwerten (Scores) auch von den Psychiatern als hoch depressiv, die mit niedrigen Testwerten dagegen als wenig depressiv eingeschätzt wurden.

Zulassungstests für das Medizinstudium sind dann valide, wenn Studenten mit hohen Testwerten das Medizinstudium tatsächlich erfolgreicher absolvieren als solche mit niedrigen (Vorhersagevalidität).

Von *interner Validität* spricht man, wenn ein Test mit den Ergebnissen eines anderen Tests gleichen Inhalts in hohem Masse übereinstimmt.

So sollte ein neuer Angsttest gewährleisten, dass Personen, die hier niedrige Werte für Angst zeigen, auch in anderen Angsttests niedrige Werte haben und umgekehrt.

Die Gütekriterien eines psychologischen Tests hängen in der Weise voneinander ab, dass der Grad der Objektivität die Reliabilität mitbestimmt, der Grad der Reliabilität die Validität. Das bedeutet, dass ein Test nie verlässlich messen kann, wenn er nicht objektiv durchgeführt und ausgewertet wird; er kann nicht mit hoher Gültigkeit messen, wenn er nicht ausreichend genau misst.

Die Reliabilität (Messgenauigkeit) eines Tests entscheidet unter anderem auch darüber, in welchem Masse ein gefundener Messwert (z.B. des Merkmals Ängstlichkeit) dem *wahren Wert* nahekommt. Mittels eines Tests erfassen wir nie den wahren Wert eines Merkmals oder einer Leistung, sondern immer nur einen *Schätzwert* mit einer bestimmten Messfehlerbreite. Wir können aber mit hoher Wahrscheinlichkeit angeben, dass der wahre Wert innerhalb bestimmter Grenzen, dem *Konfidenz-* oder *Vertrauensintervall,* liegt. Dieses Intervall ist um so kleiner und damit die Schätzung für den wahren Wert desto besser, je reliabler unser Messverfahren ist. So bedeutet für einen wenig reliablen Intelligenztest, dass bei einem gemessenen IQ von 110 der wahre Wert mit hoher Wahrscheinlichkeit irgendwo zwischen 98 und 122 liegt. Mit einem sehr reliablen Test könnten wir jedoch sagen, dass der wahre Wert mit hoher Wahrscheinlichkeit zwischen 106 und 114 liegt. Die Schätzung für den wahren Wert ist damit besser. Reliabilitäten werden mittels Korrelationskoeffizienzen angegeben: *Reliabilitätskoeffizienten.* Für Leistungstests ist ein Reliabilitätskoeffizient von mindestens 0,90 zu verlangen; bei Persönlichkeitstests sind sie in der Regel niedriger, aber auch hier sollte eine Reliabilität von 0,70 nicht unterschritten werden.

Normierung eines Tests. Eine angemessene Interpretation von Testresultaten ist nur dann möglich, wenn wir den erhobenen Testwert mit den Testwerten anderer Personen vergleichen können. Hierbei ist zu verlangen, dass die Vergleichspersonen in wichtigen Merkmalen den untersuchten Personen weitgehend ähnlich sind und dass anderseits die Vergleichswerte an einer grossen Zahl von Personen erhoben wurden, damit individuelle Besonderheiten nicht zu sehr ins Gewicht fallen. Dies sind Aufgaben der *Normierung* eines Tests. Dabei wird der fertiggestellte Test einer grossen Anzahl von Personen vorgelegt, die für das Kollektiv, dessen Mitglieder später mit diesem Test untersucht werden sollen, *repräsentativ* ist. An dieser Eichstichprobe kann dann die Verteilung des vom Test gemessenen Merkmals, also z.B. Mittelwert und Standardabweichung, empirisch bestimmt werden. Bei den meisten psychologischen Merkmalen ergeben die Rohwerte einer ausreichend grossen Eichpopulation die Form einer *Normalverteilung.*

Bei der Normalverteilung liegen innerhalb der Standardabweichungen (± s) etwa zwei Drittel (69%) aller Messwerte. Liegt also in einer Intelligenztestverteilung ein Proband um den Wert einer Standardabweichung über dem Mittelwert, so bedeutet das, dass nur etwa 15% aller vergleichbaren Personen intelligenter sind als er.

Die in einer Eichstichprobe erhaltene Normalverteilung kann man in verschiedene gebräuchliche *Normskalen* umrechnen. Die bekanntesten Normskalen sind IQ-Skala, z-Skala, C-Skala, T-Skala, Prozentrangskala. Wichtig ist dabei, dass jeder Messwert beliebig von einer Skala auf eine andere Skala transformiert werden kann. Gründe für die Umrechnung in Normskalen sind: einfach zu handhabende Mittelwerte und Standardabweichungen, bessere Anschaulichkeit, Gebräuchlichkeit.

Für die Interpretation eines Testergebnisses ist es wichtig, dass sinnvolle *Referenzpopulationsverteilungen,* die bei der Eichung des Tests gewonnen wurden, angegeben sind. Damit ist es möglich, die Leistung eines Individuums mit den Leistungen der jeweiligen Population, die in Tabellen angegeben sind, zu vergleichen.

Die einfachste Normtabelle bezieht sich auf die Gesamtpopulation; hierbei wird der individuelle Messwert mit der Verteilung einer unausgelesenen Stichprobe verglichen. Bei Altersnormen wird der Messwert in Beziehung gesetzt zu Leistungen Gleichaltriger. Geschlechtsnormen differenzieren die Testleistungen für Männer und Frauen. Schliesslich gibt es noch Normtabellen, die nach Schulabschluss oder Berufsgruppe aufgeschlüsselt sind.

Ziel der Standardisierung und Normierung eines Tests ist es also, dass für jede Person hinsichtlich eines bestimmten Merkmals (wie Intelligenz, Ängstlichkeit, Interessen) der relative Standort innerhalb der Verteilung dieses Merkmals in der gewünschten Normpopulation aus Tabellen ablesbar ist und dass damit ein Vergleich mit den Normwerten dieser Population möglich ist.

2.4. Experiment

Dient ein psychologischer Test zur Feststellung von Eigenschaften und Merkmalen im Einzelfall (Diagnostik), so ist der Zweck psychologischer *Experimente* die Prüfung genereller wissenschaftlicher Hypothesen. Solche Hypothesen können sich zunächst aus unsystematischen oder spontanen Beobachtungen von psychischen Sachverhalten und ihren Zusammenhängen ergeben, indem Annahmen über kausale Abhängigkeiten zwischen Variablen gemacht werden. Die Prüfung der Hypothesen geschieht dann in einem psychologischen Experiment.

Kriterien eines Experimentes. Unter einem Experiment verstehen wir eine Situation, in der vom Versuchsleiter willentlich bestimmte Reize oder Bedingungen gesetzt und variiert werden, auf die die Versuchsperson reagieren soll. Die Reaktion der Versuchsperson wird beobachtet, aufgezeichnet und gemessen. Das Experiment zeichnet sich durch folgende Kriterien aus:

1. willentliche Herbeiführung: *Willkürlichkeit;*
2. *Wiederholbarkeit* (folgt aus der Willkürlichkeit);
3. *Isolierende und systematische Variation* der Bedingungen.

Willkürlichkeit meint, dass der Experimentator willkürlich in den natürlichen Ablauf und Zusammenhang von Variablen eingreift. *Wiederholbarkeit* meint, dass ein Experiment unter analogen Bedingungen vom gleichen oder von anderen Experimentatoren wiederholbar sein muss. *Isolierende Variation* bedeutet, dass von den vielen Reizen, die in einer Situation wirken, nur einer oder einige wenige zum Zweck der Variation herausgegriffen werden; alle übrigen Reize werden nicht beachtet, sollten aber möglichst konstant gehalten werden, oder sie gelten als intervenierende Variablen, die nicht direkt untersucht werden. *Systematische Variation* heisst, dass der experimentelle Reiz oder die experimentelle Bedingung über verschiedene Wirkungsintensitäten verändert wird.

Der systematischen Variierung der Reize und Bedingungen im Experiment steht die Standardisierung der Reize und Bedingungen im psychologischen Test als grundlegender Unterschied gegenüber. Insofern ist ein psychologischer Test als unvollständiges Experiment anzusehen.

Variablen. In einem Experiment werden die vom Versuchsleiter variierten Reize als *unabhängige Variablen,* das darauf erfolgende Verhalten als *abhängige Variable* bezeichnet. *Intervenierende Varia-*

blen sind solche, die die abhängigen beeinflussen, aber nicht systematisch untersucht werden; oft sind es nur hypothetische Variablen.

In einem Experiment soll der Einfluss der Bettenzahl in einem Krankenzimmer auf den Heilverlauf nach operativen Eingriffen geprüft werden. Die unabhängige Variable besteht dann in der Bettenzahl, die für die Dauer des Versuchs willkürlich bestimmt und systematisch variiert wird: Einzelzimmer, Zwei-, Drei-, Vierbettzimmer. Beobachtet und gemessen wird z.B. die Zeitdauer zwischen Operation und Wundheilung: abhängige Variable. Falls ein positiver Zusammenhang besteht, könnte der ursächliche Faktor in der Kommunikationsdichte zwischen Patienten (intervenierende Variable) liegen, die aber selbst nicht untersucht wurde.

Untersuchungsgruppen. Um die Wirkung bestimmter Reize, Massnahmen (oder auch Medikamente) experimentell zu testen, benutzt man in der Regel Versuchspläne, bei denen zwei Gruppen von Personen untersucht werden: Die *Experimentalgruppe,* die den Reizen oder Massnahmen ausgesetzt wird; die *Kontrollgruppe,* bei der dies nicht erfolgt. Beide Gruppen werden dann hinsichtlich bestimmter abhängiger Variablen verglichen. Unterscheiden sie sich, so wird das auf die Wirkung der unabhängigen Variable zurückgeführt. Voraussetzung für ein solches Vorgehen ist, dass beide Gruppen miteinander vergleichbar sind. Zur Herstellung dieser Vergleichbarkeit bedient man sich zweier Methoden:

Parallelisierung: Für jede Person der Experimentalgruppe wird eine Kontrollperson ausgewählt, die dieser in wesentlichen Merkmalen wie Alter, Geschlecht, Erkrankungsdauer usw. gleicht. Aus diesem «Zwillingspaar» wird nach dem Zufallsprinzip ein Zwilling der Experimental-, der andere der Kontrollgruppe zugewiesen.

Randomisierung: Die Versuchspersonen werden rein zufällig (Münzwurf, Zufallszahlen) der Experimental- oder der Kontrollgruppe zugewiesen. Der Zufall verteilt hier die Unterschiede zwischen den Versuchspersonen gleichmässig auf beide Gruppen.

Untersuchungsfehler. Die Aussagefähigkeit der in einem Experiment erhaltenen Ergebnisse ist davon abhängig, wie angemessen abhängige und unabhängige Variablen operationalisiert werden können, wie genau sie gemessen werden können und wieweit wir Störeinflüsse auf das Experiment ausschalten oder kontrollieren können. Unter die *Störeinflüsse* (Untersuchungsfehler) fallen unsystematische und systematische Fehler. *Unsystematische Fehler* (Zufallsfehler) entstehen vorwiegend durch Unterschiede zwischen den Versuchspersonen. So kann der eine gerade einen guten Tag haben und ausgesprochen leistungsmotiviert sein, der andere dagegen fühlt sich gelangweilt. Bei den unsystematischen Zufallsfehlern nimmt man an, dass sie sich gegenseitig ausgleichen und sich nicht in einer bestimmten Richtung aufaddieren. Auch kann durch mehrmalige Wiederholung eines Experimentes und durch Vergrösserung der untersuchten Stichprobe der Zufallsfehler verringert werden. Die *systematischen Fehler* beeinflussen das Ergebnis dagegen in einer bestimmten Richtung und führen zu falschen Messwerten. Beispiele dafür sind:

Hawthorne-Effekt. Bei einer betriebspsychologischen Untersuchung in den Hawthorne-Werken sollte geprüft werden, ob grössere Helligkeit am Arbeitsplatz die Arbeitsleistung erhöht. Es ergab sich aber, dass eine Änderung der Beleuchtung sowohl in hellerer als auch dunklerer Richtung die Leistung verbesserte. Es war nicht die Helligkeit leistungsverbessernd, sondern dass die Arbeiter merkten, Versuchspersonen eines Experimentes zu sein. Der Hawthorne-Effekt bedeutet also, dass allein die Tatsache, dass ein Experiment durchgeführt wird, die abhängige Variable im Sinne eines systematischen Fehlers beeinflusst.

Aufforderungseffekt (demand characteristics). Versuchspersonen eines Experimentes verhalten sich nicht naiv, sondern machen sich Gedanken darüber, was der Untersucher wohl herausfinden will, und sie sind in der Regel bemüht, eine gute Versuchsperson zu sein. Als systematischer Fehler wirkt sich hier aus, dass sich die Versuchspersonen auf die vermeintlichen Absichten (Nachfrage) des Experimentes einstellen und versuchen, ihnen nachzukommen.

Hawthorne-Effekt und Aufforderungseffekt sind *Versuchspersonenfehler.*

Rosenthal-Effekt (Pygmalion-Effekt). Damit wird die Tatsache bezeichnet, dass Erwartungen und Einstellungen des Versuchsleiters das Ergebnis beeinflussen können. Lehrer erhielten die Information, dass bestimmte Schüler aufgrund eines Tests gute Leistungen erwarten liessen, andere dagegen schlechte. Tatsächlich waren beide Schülergruppen gleich intelligent. Nach einigen Monaten zeigten die vermeintlich guten Schüler tatsächlich bessere Leistungen als die anderen: Die Erwartungen der Lehrer hatten das Leistungsverhalten offensichtlich beeinflusst.

Der Rosenthal-Effekt ist ein *Versuchsleiterfehler.*

Zur Kontrolle des Rosenthal-Effekts werden Experimente so durchgeführt, dass Erwartungseffekte ausgeschlossen werden. Im *einfachen Blindversuch* ist die Versuchsperson nicht darüber informiert, Teilnehmer einer Untersuchung zu sein. Im *Doppelblindversuch* weiss auch der Versuchsleiter nicht, welche Hypothesen untersucht werden oder ob die wirkliche Experimentalbedingung gesetzt wurde oder nicht. Solche Versuchsanordnungen sind besonders wichtig bei der Untersuchung von Therapiewirkungen, so bei der Evaluation von Medikamenten, wo sich der Plazeboeffekt im Sinne von Selbstsuggestion (Autosuggestion) oder Fremdsuggestion (Heterosuggestion) als systematischer Fehler einseitig verzerrend auf das Versuchsergebnis auswirken kann (vgl. p. 71).

2.5. Statistische Grundbegriffe

Stichprobe und Grundgesamtheit. Wenn wir in der Psychologie oder in der Medizin Beobachtungen an einem Patienten machen, dann sind wir in der Regel mit solchen Einzelbeobachtungen nicht zufrieden, sondern wir wollen wissen, ob die festgestellten Zusammenhänge allgemeingültig sind. Wir wollen also von Einzeluntersuchungen *(Kasuistik)* zu Aussagen kommen, die für alle Menschen oder für eine grosse Gruppe von Menschen Gültigkeit besitzen *(Statistik)*. Eine grundlegende Methode ist es, aus einer *Grundgesamtheit* in Frage kommender Personen eine *Stichprobe* nach Zufallsgesichtspunkten auszuwählen und diese zu untersuchen. Beobachtungen und Zusammenhänge, die an dieser Stichprobe festgestellt werden können, gelten dann weitgehend für die Grundgesamtheit. Um Fehler und Zufälligkeiten ausschliessen zu können, muss die Stichprobe tatsächlich der Grundgesamtheit entstammen (sie muss repräsentativ sein), sie sollte angemessen gross und zufällig ausgewählt sein. Ein Stichprobenwert ist dann immer eine gute Schätzung für den wahren Wert in der Grundgesamtheit. Er ist jedoch mit einem Fehler (Stichprobenfehler) behaftet, der nie ganz ausgeschaltet, jedoch mathematisch abgeschätzt werden kann. Die Grösse dieses Fehlers hängt von der Variabilität des Merkmals in der Grundgesamtheit und von der Grösse der Stichprobe ab: je grösser die Stichprobe, desto geringer der Fehler. Mit der Berechnung des Stichprobenfehlers kann mit einer genau definierten Wahrscheinlichkeit gesagt werden, innerhalb welcher Grenzen z.B. der wahre Mittelwert der gemessenen Variable liegt. Ein ähnliches Problem der Schätzung ergibt sich, wenn von einer in einem Test gemessenen Leistung auf den wahren Wert der Leistung geschlossen werden soll. Auch hier besteht ein Fehler (Schätzfehler), der neben der Variabilität der untersuchten Leistung vor allem von der Messgenauigkeit (Reliabilität) des Tests abhängt. Auch den Schätzfehler können wir berechnen und dann mit einer bestimmten Wahrscheinlichkeit sagen, dass die wahre Leistung eines Probanden zwischen bestimmten Grenzen liegt (vgl. p. 20).

So kann aufgrund eines Testergebnisses und des berechneten Schätzfehlers gesagt werden: Die wahre Intelligenz von Fritz liegt mit einer Wahrscheinlichkeit von 95% zwischen einem IQ von 110 und einem IQ von 120.

Der Schätzfehler, der jedem Testwert anhaftet, hat zur Folge, dass ein bestimmter Testwert, z.B. eine in einem Intelligenztest gemessene Leistung, nicht absolut genommen werden darf, denn der gemessene Testwert ist mit der wahren Leistung eines Patienten nicht identisch, sondern muss zum Schätzfehler in Beziehung gesetzt werden.

Wenn Fritz nach Verabfolgung eines angeblich leistungssteigernden Medikamentes einen IQ von 119 (statt vorher 115) aufweist, so wird damit noch keine Leistungsverbesserung bewiesen. Denn die Verbesserung um 4 IQ-Werte besagt nur, dass seine wahre Leistung jetzt mit hoher Wahrscheinlichkeit zwischen 114 und 124 liegt, also in einem Bereich, der sich mit dem früheren weitgehend überlappt.

Messwertverteilung, Kenngrössen einer Verteilung. Nach Erfassung eines Merkmals (z.B. Körpergrösse) an einer genügend grossen Stichprobe können wir zusammenzählen, wie viele Personen 165 cm, wie viele 166 cm usw. gross sind, und können diese Häufigkeiten in einer Kurve auftragen. Wir erhalten so das graphische Bild einer *Verteilung.* Bei den meisten psychologischen Variablen erhält man eine *Normalverteilung* (Gausssche Glockenkurve; Abb. 2).

Sie zeichnet sich dadurch aus, dass die meisten Personen in der Mitte der Verteilung liegen und dass zu beiden Enden der Verteilung die Häufigkeiten immer geringer werden.

Statistische Verteilungen wie die Normalverteilung lassen sich mit statistischen Kenngrössen beschreiben. Die wichtigsten sind *Mittelwert* und *Standardabweichung.* Der Mittelwert ist das arithmetische Mittel aller Messwerte, also der Durchschnitt $\bar{x}$. Die Standardabweichung ist ein Mass für die Streuung der Messwerte um den Mittelwert, also für die Variabilität des Merkmals. Liegen viele Messwerte weit ab vom Mittelwert, dann ist die Standardabweichung gross; liegen

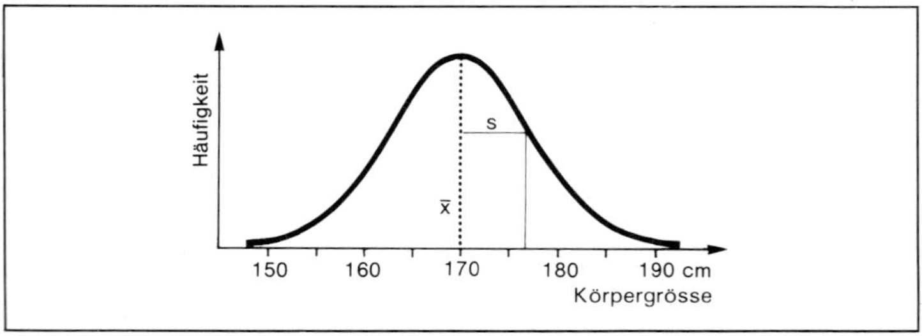

Abb. 2. Normalverteilung des Merkmals Körpergrösse. $\bar{x}$ = Stichproben-Mittelwert, s = Standardabweichung.

alle eng beieinander um den Mittelwert, dann ist sie klein. Die Standardabweichung s ist die Wurzel aus der Summe aller Abweichungsquadrate vom Mittelwert dividiert durch die Anzahl der Probanden minus eins.

Empirisch gewonnene Verteilungen kann man mathematisch in andere genormte Verteilungen transformieren, die leichter zu handhaben sind oder sich einfach nur eingebürgert haben:

Die z-Verteilung ist definiert durch den Mittelwert 0 und die Standardabweichung 1. Die IQ-Verteilung hat den Mittelwert 100 und die Standardabweichung 15. Die T-Verteilung ist mit Mittelwert 100 und Standardabweichung 10, die C-Skala mit Mittelwert 5 und Standardabweichung 2 definiert.

Korrelation. Der Korrelationskoeffizient ist ein Mass dafür, wie stark zwei Merkmale oder Variablen zusammenhängen. Er kann als Masszahl zwischen –1 und +1 liegen.

Eine *positive Korrelation* bedeutet: Wenn sich eine Variable ändert, ändert sich auch die andere, und zwar in gleicher Richtung. So korrelieren Körpergrösse und Gewicht in der Regel miteinander positiv. Wenn wir beide Merkmale so, wie wir sie an einer Stichprobe von Personen gemessen haben, in ein Koordinatensystem auftragen, zeigt die Richtung der sich damit ergebenden Punktwolke die Richtung der Korrelation an, in diesem Fall positiv (Abb. 3a).

Eine *negative Korrelation* bedeutet: Je höher eine Variable, desto niedriger die andere. Je depressiver ein Patient ist, desto geringer ist seine motorische Bewegung. Graphisch aufgetragen nimmt die Punktwolke die in der Abbildung 3b dargestellte Richtung ein.

Eine *Nullkorrelation* bedeutet: Zwischen zwei Variablen besteht kein Zusammenhang Die Änderung einer Variablen lässt über die andere nichts aussagen. Graphisch ergibt sich eine ungerichtete Punktwolke (Abb. 3c).

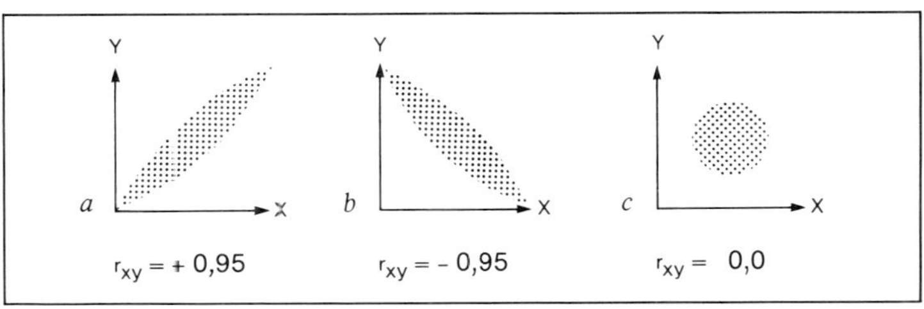

Abb. 3. Korrelationen r_{xy} zwischen den Variablen x und y. *a* Hohe positive Korrelation. *b* Hohe negative Korrelation. *c* Nullkorrelation.

Eine Korrelation zwischen zwei Variablen x und y ist lediglich eine Aussage über ihren mathematischen Zusammenhang; sie ist keine Aussage über kausale Beziehungen zwischen beiden. (Dies wäre keine korrelative, sondern eine funktionale Beziehung.) Insbesondere sagt die Korrelation auch nichts über die Richtung einer funktionalen Beziehung aus: Ob x die Ursache von y ist oder umgekehrt, x und y können, wenn sie miteinander korrelieren, aber auch von einer dritten Variable z abhängen.

Je nach messtheoretischem Niveau der untersuchten Variablen kommen unterschiedliche Korrelationskoeffizienten zur Anwendung. Die wichtigsten sind: Pearsons Produkt-Moment-Korrelationskoeffizient r und der Rangkorrelationskoeffizient R nach Spearman.

Faktorenanalyse. Wenn man anhand einer Stichprobe viele verschiedenen Variablen erfasst: z.B. Reaktionsgeschwindigkeit, Sortiergeschwindigkeit, schnelles Bild-Erkennen, Wortverständnis, Analogienbildung, so werden diese Variablen miteinander unterschiedlich hoch korrelieren. Die tabellarische Darstellung der Korrelationen aller Variablen untereinander nennt man Interkorrelationsmatrix (oder einfacher: Korrelationsmatrix). Aus ihr ist zu erkennen, welche Merkmale mehr oder weniger mit anderen zusammenhängen. Nun ist aber die Fülle der in einer Korrelationsmatrix enthaltenen Daten und Beziehungen ziemlich unübersichtlich. Die mathematische Methode der Faktorenanalyse bietet die Möglichkeit, diese Informationsfülle auf einige wenige Dimensionen zu reduzieren. Diese Dimensionen nennt man Faktoren. Diese fassen immer diejenigen gemessenen Variablen zusammen, die miteinander hoch korrelieren, die aber mit Variablen eines anderen Faktors geringer korrelieren. Man geht davon aus, dass Variablen, die untereinander hoch korrelieren, ungefähr das gleiche messen, jedenfalls einander inhaltlich ähnlich sind. Die Bedeutung eines Faktors lässt sich dann aus den Variablen, die ihn konstituieren, ableiten.

Beim obigen Beispiel würde die Faktorenanalyse einen 1. Faktor ergeben, für den die geschwindigkeitsabhängigen Variablen (die ersten drei) hohe Werte geben. Diesen würde man dann als Geschwindigkeitsfaktor interpretieren können. Die beiden anderen Variablen Wortverständnis und Analogiebildung werden untereinander hoch, mit den übrigen Variablen aber niedrig korrelieren. Die Faktorenanalyse fasst sie deshalb auf einem 2. Faktor zusammen, den man, weil die beiden Variablen mit Sprache zu tun haben, Verbalfaktor nennen könnte.

Für einen kritischen Umgang mit Faktorenanalysen ist wichtig zu wissen, dass Faktoren immer nur Beschreibungsdimensionen sind, jedoch keine ursächlichen Bedingungen von Sachverhalten bedeuten. Auch sind sie immer von der Art der erfassten Variable und den Charakteristiken der Stichprobe abhängig. Faktoren der Intelligenz oder der Persönlichkeit können also nicht wissenschaftlich «gefunden» werden, sondern es sind hypothetische Konstruktionen rein deskriptiver Art.

Mit bestimmten mathematischen Techniken (Rotation) kann man über erneute Faktorenanalysen Faktoren 2. Ordnung extrahieren. Diese sind sehr weite Beschreibungsdimensionen, die jeweils inhaltlich zusammenhängende Faktoren 1. Ordnung zusammenfassen. Man kann damit die Komplexität einer ursprünglichen Korrelationsmatrix von Variablen auf einer noch höheren Ebene in wenigen Dimensionen zusammenfassen.

Statistische Prüfverfahren. Immer wenn wir in einem Experiment einen Unterschied zwischen Experimental- und Kontrollgruppe gefunden haben oder wenn nach Verabreichung eines Medikamentes eine Veränderung einer abhängigen Variable gemessen wurde, möchten wir wissen, ob der gefundene numerische Unterschied einem realen Unterschied entspricht oder ob er nur zufällig zustande gekommen ist. Mit statistischen Prüfverfahren können wir feststellen, ob die gefundenen Unterschiede so gross sind, dass sie durch Zufall nicht mehr erklärt werden können. Dabei gibt man eine bestimmte Wahrscheinlichkeit vor, mit der man einen nur zufälligen Unterschied in Kauf nimmt. Unter Inkaufnahme dieses Risikos kann das Resultat eines statistischen Tests aussagen, ob der gefundene Unterschied *statistisch signifikant,* d.h. überzufällig ist oder nicht. Ist man bei einer statistischen Prüfung bereit, ein hohes Risiko einzugehen, dass der gefundene Effekt nur zufällig eingetreten ist, dann ist das Signifikanzniveau eher niedrig. Will man aber sicher gehen, dann setzt man das Signifikanzniveau hoch an.

In der Wissenschaft haben sich bestimmte Signifikanzniveaus eingebürgert, das 5%-Niveau, das 1%-Niveau und das 0,1%-Niveau. Je nach Fragestellung, Untersuchungsplan und Datenniveau kommen unterschiedliche statistische Prüfverfahren zur Anwendung. Die bekanntesten sind t-Test, U-Test, F-Test, χ^2-Test und Varianzanalyse.

3. Vergleichende Verhaltenslehre

3.1. Grundlagen

Die *vergleichende Verhaltenslehre (Ethologie)* befasst sich mit dem *angeborenen Verhalten* von Tier und Mensch. Angeboren bedeutet dabei genetisch programmiert wie auch vorgeburtlich auf andere Weise festgelegt (z.B. Festlegung des späteren Sexualverhaltens mancher Säugetiere durch Testosteroneinfluss während einer sensiblen Periode der fetalen Entwickung). Die moderne Ethologie bezieht sich nur auf beobachtbares Verhalten. Sie vermeidet vermenschlichende Vorstellungen, die den Tieren Erlebnisse, Gefühle, Strebungen unterstellen.

Angeborenes Verhalten wird entweder durch *äussere Reize* oder durch *innere Faktoren* oder aber durch beide Momente ausgelöst. Zur Erklärung von Verhaltensweisen, die von innen motiviert erscheinen (z.B. Suchverhalten nach Futter), wird auch mit nicht beobachtbaren hypothetischen Konstrukten wie Handlungsbereitschaften, Gestimmtheiten (Fressstimmung, Jagd- oder Beutefangstimmung, Kopulationsbereitschaft) gearbeitet.

Die Verhaltensweisen, mit denen sich die Ethologie beschäftigt, umfassen folgende Bereiche:

1. motorisches Verhalten (einschliesslich kopulatorisches Verhalten);
2. rezeptorisches Verhalten in bezug auf auslösende äussere Reize;
3. innere Antriebsmechanismen (motivierende Mechanismen), die zu Handlungsbereitschaften führen;
4. angeborene Lerndispositionen.

Motorisches Verhalten. Angeborene motorische Verhaltensweisen nennen wir *Instinkthandlungen;* diese sind nicht durch spezifische Lernerfahrungen erworben. Sie beruhen auf stammesgeschichtlichen Anpassungen, sind als angeborenes Können programmiert und erfüllen bestimmte biologische Funktionen innerhalb von Selbst- und Arterhaltung. Instinkthandlungen bestehen aus der (motorischen) *Erbkoordination,* welche nach starrem Muster abläuft, und der *Orientierungsbewegung,* die auf das Ziel (Beuteobjekt, Futter) ausrichtet. Beide Anteile bilden zusammen ein Funktionsganzes:

Beim Beutefangverhalten des Frosches ist die Such- und Einstellbewegung des Körpers zum Insekt die Orientierungsbewegung, das Vorschnellen der Zunge (Zungenschlag) die Erbkoordination.

Aktiviert wird eine Instinkthandlung durch einen spezifischen äusseren Reiz, der damit die Verhaltensfolge auslöst. Umgekehrt ist eine Instinkthandlung an der strengen Zuordnung zum *Auslösereiz* erkennbar. Zusätzlich motivierend kann eine angestaute Triebspannung sein: Bei starker Fressstimmung hat die Instinkthandlung des Fressens Vorrang vor anderen; das Tier reagiert auf entsprechende Auslösereize, nicht aber auf andere (z.B. sexuelle). Die strenge Beziehung des ausgelösten Instinktverhaltens zum auslösenden Reiz nennen wir *angeborenen Auslösemechanismus.*

Rezeptorisches Verhalten. Damit ist die Wahrnehmung der auslösenden Reize gemeint. Diese haben eine Signalfunktion, man nennt sie deshalb *Signal-* oder *Schlüsselreize:* Das angeborene Verhalten, das sie auslösen, ist starr auf sie programmiert. Nicht jeder beliebige Reiz wird beantwortet, sondern nur der spezifische, oft nur ein ganz spezieller Wahrnehmungseindruck.

Ein Punkt am Schnabel der Silbermöwe ist auslösend für das bettelnde Verhalten der Jungvögel.

Attrappenversuche dienen der Untersuchung solcher Schlüsselreize und ihrer Einzelkomponenten:

Attrappen von Flugfiguren der Raubvögel werden verwandt, um das angeborene Fluchtverhalten von Hühnervögeln zu untersuchen.

Additives Zusammenwirken von Schlüsselreizen liegt vor, wenn nur eine bestimmte Reizkombination adäquat auslösender Reiz ist. Das Signal besteht also aus mehreren Reizkomponenten, die nur gemeinsam das angeborene Verhalten auslösen können.

Das Fluchtverhalten von Hühnervögeln wird nicht durch die Flugfigur eines Raubvogels allein aktiviert, es muss der Bewegungseindruck hinzukommen; das bettelnde Verhalten der Jungvögel wird zwar durch einen beliebigen Fleck am Schnabel der Silbermöwe ausgelöst, optimal jedoch, wenn eine bestimmte Farbigkeit dieses Punktes hinzutritt.

Bei *übernormalen Schlüsselreizen* (Superattrappen) werden im Attrappenversuch die auslösend wirkenden Reize überbetont und übertrieben.

So kommt es zum «Hereinfallen» des Sandregenpfeifers auf grössere und kontrastreicher gefleckte Eier, als es die eigenen sind.

Richtende Reize (Orientierungs- oder Taxiskomponente) richten das Verhalten auf räumliche Ziele aus.

Der rote Fleck am Schnabel der Silbermöwe löst bei den Jungen nicht nur das Betteln aus, sondern bestimmt auch die Bewegungsrichtung des bettelnden Pikkens.

Viele Verhaltensweisen, die den Eindruck eines funktionalen Ganzen machen (z.B. Paarungsverhalten), bestehen tatsächlich aus einer Sequenz verschiedener Verhaltensweisen, deren jede des adäquat auslösenden Reizes bedarf. Solche Verhaltenssequenzen können – speziell beim innerartlichen Verhalten – *Reaktionsketten* sein, wobei jeweils ein bestimmtes Verhalten für ein anderes Tier zum Auslöser für eigenes Verhalten wird:

Beim Paarungsverhalten des dreistachligen Stichlings löst das Erscheinen des Weibchens den Zickzacktanz des Männchens aus; dieser wiederum löst beim Weibchen das Vorzeigen des prallen Bauches aus, welches das Männchen dazu veranlasst, das Weibchen zum Nest zu führen, welches mit einer Nachfolgereaktion antwortet. Das Ins-Nest-Schwimmen des Weibchens löst schliesslich den Schnauzentriller des Männchens aus, auf den das Weibchen mit dem Ablaichen antwortet. Der Ablauf dieser Verhaltenssequenz erfolgt in starrem Aufeinanderbezogensein (Abb. 4).

Innere Antriebsmechanismen. Verhalten ist nicht nur Antwort auf Aussenreize, es wird auch durch *Innenfaktoren* bestimmt (innere Antriebsmechanismen, motivierende Mechanismen). So lösen endogene Reize (zentralnervös oder hormonell gesteuert) bestimmte Antriebslagen oder eine Grundstimmung aus: Hunger, Durst, Kopulationsbereitschaft, die zu einem *Appetenzverhalten* führen. Dieses ist ein *Erwartungs-* oder *Suchverhalten* nach adäquat aus-

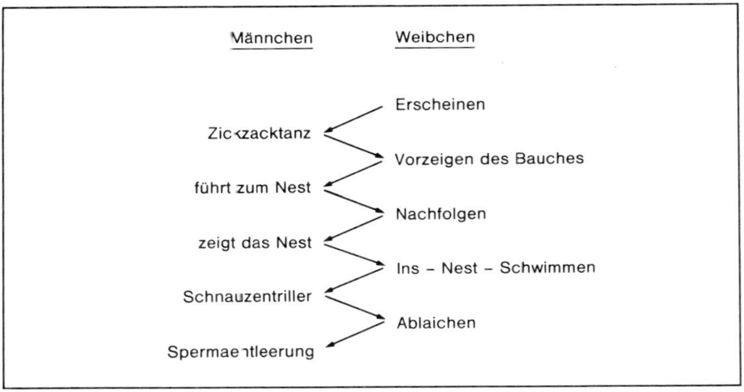

Abb. 4. Paarungsverhalten des dreistachligen Stichlings als Verhaltenssequenz.

lösenden Reizen (z.B. Futter oder Sexualobjekt), die dann ihrerseits die eigentliche Instinkthandlung als *Endverhalten* aktivieren. Die Endhandlung führt zum Absinken der Reaktionsbereitschaft (der Ansprechbarkeit auf auslösende Reize); man sagt deshalb auch, dass sie die Triebspannung aufzehrt. Erst nach einer Latenz führen Innenfaktoren zu erneuter Ansprechbarkeit auf Schlüsselreize; deren Erfolgsschwelle ist somit abhängig vom Zeitabstand zur letzten Nahrungsaufnahme oder Kopulation. Bei stark ausgeprägter Fressstimmung kommt es andererseits auch zur Ansprechbarkeit auf «schlechte» Signalreize. – Das Appetenzverhalten ist gleichfalls angeboren, es ist jedoch relativ plastisch gegenüber dem starren Verhaltensablauf der Endhandlung.

Während der Appetenzphase des Frosches mit Orientierungsbewegung zum Beuteobjekt sind diesem noch korrigierende Bewegungen möglich. Die Endhandlung (Vorschnellen der Zunge) zeigt dagegen einen starren, invarianten Verhaltensablauf; eine Hinwendungsreaktion zum fortfliegenden Insekt ist jetzt nicht mehr möglich.

Angeborene Lerndispositionen. Die Fähigkeit zu Lernvorgängen ist vielfach angeboren. So gibt es *angeborene Lerndispositionen* in bezug auf das Erlernen von Ortsmerkmalen (zur räumlichen Orientierung), von Rangordnungen, das Wiedererkennen des Gatten.

Ganz wesentlich gehört aber auch die Unterscheidung und die Verhaltenswirksamkeit belohnender und bestrafender Reize hierher sowie das Erlernen hinweisgebender Umweltreize (vgl. Kapitel 7.4).

Prägung, Reifung. Unter *Prägung* verstehen wir die erstmalige und dann nahezu irreversible Festlegung eines angeborenen Verhaltens auf den auslösenden Reiz, der von nun an das Verhalten regelmässig auszulösen vermag. Die Prägung erfolgt häufig durch einen bestimmten Sinneseindruck während einer *sensiblen Periode* der Entwicklung.

Junge Graugänse werden mit ihrer Nachfolgereaktion auf das erste Lebewesen (auch ein artfremdes) geprägt, das sie sehen. So konnte Lorenz zeigen, wie ausgeschlüpfte Graugänse ihm nachfolgten, weil er das erste Lebewesen war, das sie zu Gesicht bekamen.

Prägung ist von eigentlichen Lernprozessen zu unterscheiden: Bei der Festlegung eines angeborenen Verhaltens auf einen Signalreiz durch Prägung gibt es weder Verstärkung noch Löschung bzw. Abschwächung.

Viele angeborene Auslösemechanismen müssen *reifen,* sie funktionieren erst von einem bestimmten Alter an.

Junge Gänse zeigen ein Fluchtverhalten vor Raubvogelattrappen erst von einem bestimmten Alter an, vorher reagieren sie nur auf den Ruf der Eltern.

Auch ist die Entwicklung motorischer Verhaltensweisen wie Stehen, Gehen, Laufen, Fliegen an die genetisch präformierte Reifung des Zentralnervensystems gebunden. Es gibt auch für die Lernfähigkeit am Erfolg sensible Perioden:

Junge Eskimohunde vermögen ihre Reviergrenzen nicht zu erlernen, obwohl sie ständig verjagt werden; dies gelingt ihnen erst mit Eintritt der Geschlechtsreife, jetzt aber in sehr kurzer Zeit.

Übersprunghandlungen. Darunter verstehen wir plötzlich ersatzweise auftretende, inadäquate Aktivitäten, die aus einem anderen Instinktschema stammen:

Plötzlicher Übergang des Kampfverhaltens von Hähnen in ein leerlaufendes Fressverhalten in Form von Pickbewegungen.

Dazu kann es unter zwei Bedingungen kommen:
1. *Triebkonflikte,* z.B. der Konflikt zwischen Kampf- und Fluchtverhalten an der Grenze des eigenen Reviers;
2. *Verhinderung der Endhandlung* (Frustration), z.B. durch Vorenthalten der auslösenden Signalreize. Es kommt dann zum Anstauen des Triebdruckes und zur Triebentladung über den Umweg eines anderen angeborenen Verhaltensschemas, oft mit *Leerlauf* der Übersprunghandlung.

Soziale Signale. Sie nehmen als soziale Auslöser eine Sonderstellung ein, sie sind Kommunikationsträger für das *innerartliche Zusammenleben.* Sie stammen oft aus einem anderen Funktionskreis: inkomplette, abbreviaturhafte Bewegungen, Haltungen, Berührungen aus dem Inventar des Kampf-, Flucht-, Körperpflege- und Sexualverhaltens. Um Signalcharakter anzunehmen, werden sie aus dem ursprünglichen Verhaltenszusammenhang gelöst und erfahren damit einen *Funktionswandel* bzw. eine *Ritualisierung:*

Bei Entenvögeln wird aus dem Flügelputzen ein Balzsignal; bei Affen aus der Kopulationshaltung mit Erektion ein Signal zur Rangbehauptung in der Gruppe.

Beispiele für soziale Auslöser:
1. *Genitales Imponieren* (mit Erektion) bei Affen als *soziogenitales Signal:* Es klärt die Rangordnung und hat mit Kopulationsbereitschaft nicht mehr unmittelbar zu tun.
2. *Mimische und gestische Signale:* Diese fördern bei Affen die Gruppenkohäsion, signalisieren Fluchtbereitschaft und ermutigen zu gemeinsamer Kampfstimmung.
3. *Vokale Signale:* Babyrufe von Schimpansenjungen führen zu sofortiger Reaktion der Mutter.
4. Signale, die der *innerartlichen Aggressionshemmung* dienen: Sichwälzen, Darbieten der Kehle, Demutshaltungen.

3.2. Zwischenartlicher Verhaltensvergleich

Hier sind die aus der Morphologie stammenden Begriffe Homologie und Analogie wesentlich. Wir sprechen von *Homologie,* wenn ähnliche Verhaltensweisen auf eine gemeinsame Informationsquelle zurückgehen, z.B. auf gemeinsame genetische bzw. angeborene Anlage: viele Brutpflege- und Fütterungshandlungen. Dagegen sprechen wir von *Analogie*, wenn aufgrund eines gemeinsamen Selektionsdrukkes oder gleichartiger biologischer Anpassungsvorgänge ähnliche Verhaltensweisen entwickelt werden, und zwar ohne den systematischen Zusammenhang wie bei der Homologie: Demuts- und Beschwichtigungsgesten verschiedener Tierarten, die ähnlich sind, sich aber unabhängig voneinander entwickelt haben.

Alle tierischen Lebewesen stehen mit ihren Lebensäusserungen und Verhaltensweisen in einem Spannungsfeld zwischen Invarianz und Konstanz einerseits und Variabilität und Plastizität andererseits. Dem durch Erbkoordination starr festgelegten Verhalten steht das anpassungsfähigere Appetenzverhalten, aber auch die Möglichkeit erlernten Verhaltens (mit seiner Adaptation an Bedingungen des Lebensraumes), gegenüber. Innerhalb der Phylogenese zeigt sich eine abnehmende Invarianz und Starre und eine *zunehmende Plastizität* des Verhaltens: Je höher die Entwicklung, desto grösser werden die Instinktlücken, in die «hineingelernt» werden kann. Dies trifft besonders auch auf den Menschen zu.

3.3. Angeborenes Verhalten beim Menschen

Aufgrund ähnlicher Verhaltensweisen bei Mensch und Tier wird auch beim Menschen leicht angeborenes Verhalten vermutet. Es bedarf jedoch stets des strengen Nachweises. Unterschiedliche Auffassungen finden sich zum Beispiel zum aggressiven Verhalten: Ethologen führen es gern auf eine angeborene Verhaltensbereitschaft zurück, psychologische Aggressionsforscher dagegen eher auf spezifische Lern- und Sozialisationserfahrungen des Individuums. Insgesamt ist über angeborenes Verhalten beim Menschen wenig Gesichertes bekannt. Auch sind Prägungsvorgänge beim Menschen nicht eindeutig erwiesen.

Die angstneurotische Fixierung auf einen einmaligen Angstreiz sowie die Festlegung des Sexualverhaltens auf einen einmaligen Objekt- oder Situationsreiz (bei Sexualneurosen) dürfen nicht als Prägung bezeichnet werden, solange der strikte Nachweis aussteht.

Prägung im ethologischen Sinne ist auch etwas anderes, als wenn man von der Prägung eines Charakters durch Umwelteinflüsse und Erziehung spricht.

In folgenden *Verhaltensbereichen* wird man am ehesten von angeborenem Verhalten beim Menschen sprechen können.

Primitives motorisches Verhalten. Dazu ist zu rechnen: oraler Einstellreflex auf optischen Reiz, Saugreflex auf adäquaten Berührungsreiz, Greifreflex auf Berührungs- und Dehnreize der Hand, Umklammerungsreflex. Über diese primitiven Reflexe verfügt nur der Säugling; sie kommen aber auch bei hirnorganischen Krankheiten vor, wo sie als angeborenes, phylogenetisch älteres Verhalten enthemmt werden bzw. wieder auftreten. Zu nennen ist auch die Lokomotorik: Krabbeln, Stehen, Gehen, Laufen als genetisch programmiertes, aber an die Reifung des Zentralnervensystems gebundenes Verhalten.

Frühe Mutter-Kind-Beziehung. Bestimmte interaktionell wichtige Verhaltensweisen des Säuglings bzw. des Kleinstkindes und die Reihenfolge ihres Auftretens während der Entwicklung sind vermutlich angeboren: Lächeln, Weinen, Blickkontakt, spontane Zeigebewegungen, Festhalten, Nachfolgen, aber auch die Fremdenfurcht (8-Monats-Angst) und der Impuls, die Mutter zu füttern. Diese Verhaltensweisen werden jeweils von der Mutter beantwortet und spielen deshalb in der Entwicklung der frühen Mutter-Kind-Beziehung und bei der Entwicklung einer vertrauensvollen Beziehung zur Umwelt (Urvertrauen nach Erikson) eine bedeutsame Rolle. Möglich ist auch eine angeborene Grundlage bzw. Lerndisposition zum Sprechenlernen, welches optimal nur während einer bestimmten Altersspanne gelingt.

Das *Lächeln* des jungen Säuglings wird anfangs durch sehr einfache und wenig differenzierte Auslösereize (Gesichtsattrappen mit Punkten, Ahrens) ausgelöst, die zunehmend differenzierter werden; das eigentliche Mimik-Erkennen reift erst nach dem 6. Monat. Das Lächeln des Erwachsenen ist durch Erfahrung, Lernprozesse, die kommunikative Funktion sowie die affektive Bedeutsamkeit überlagert und durchdifferenziert; es bleibt aber noch eine gewisse Auslösbarkeit durch fremdes Lächeln (als Initiativgeste). Der *Blickkontakt* hat in der frühen Mutter-Kind-Beziehung eine wichtige wechselseitige kommunikative Funktion: als Initiativgeste, zur wechselseitigen Stimulierung und emotionalen «Belohnung»; Abbrechen des Blickkontaktes durch den Säugling jeweils als Signal der Kontaktbeendigung.

Bei der Entwicklung der primären symbiotischen Mutter-Kind-Einheit (wo der Säugling Ich und Aussen noch nicht unterscheidet) zur eigentlichen Objektbeziehung (Trennung von Ich und Aussen, duale Beziehung zur Mutter) spielen vielleicht angeborene Verhaltensweisen eine Rolle, welche die kognitive Abgrenzung der Aussenwelt fördern: so der Impuls des Säuglings, sich immer wieder vom Körper der Mutter abzustemmen, um dadurch die optimale Blickdistanz zu erhalten.

Frühe Entbehrungen im wechselseitigen Austausch von Signalen zwischen Mutter und Kind durch Trennung führen zu schweren psychischen Schädigungen: *«anaklitische» Depression* (Anlehnungsdepression) oder *Hospitalismus* als Dauerschaden (körperlicher und intellektueller Entwicklungsrückstand, schwere Störung der emotionalen Beziehungsfähigkeit). Auch bei Affen führen frühe soziale Isolierungsversuche zu schweren Verhaltensdefiziten, die nicht mehr aufzuholen sind: so im mütterlichen Pflegeverhalten und im späteren Sexualverhalten.

Mütterliches *Pflegeverhalten* und Zuwendung werden offenbar durch das *«Kindchenschema»* ausgelöst: runde Kopfform, gewölbte Stirn, grosse Augen des Kleinstkindes. Das antwortende Lächeln des Kindes wirkt sich (als positive Rückkopplung) auf die mütterliche Zuwendung verstärkend aus. Der durch das Kindchenschema vermittelte Eindruck des Niedlichen findet sich auch bei Puppen, Disney-Figuren, Schosstieren verwirklicht.

Ausdrucksbewegungen des Menschen. Diese lassen einen angeborenen Verhaltensanteil vermuten, wenn sie dem Ausdrucksverhalten von Menschenaffen sehr ähnlich sind: Fortschleudern der Hand bei eklig empfundenen Berührungsreizen (Raupen), Kratzen hinter dem Ohr als Verlegenheitsgeste, Schimpfbewegungen der Mimik.

Aggressives Verhalten. Auch bei Vermeidung voreiliger analogisierender Schlussfolgerungen ist doch der Vergleich zwischen Mensch und Affen interessant. So tritt aggressives Verhalten in einigen typischen Situationen gleichermassen bevorzugt auf: Konkurrenz um Nahrung; Wahrnehmen eines abweichenden, d.h. nicht gruppenkonformen Verhaltens bei einem anderen; Eindringen eines Fremden in die Gruppe.

Innerartliche Aggressions- bzw. Tötungshemmung durch angeborene Auslösereize ist beim Menschen nicht mehr gewährleistet. Eine gewisse angeborene Tötungshemmung wird gegenüber Mitgliedern der eigenen Gruppe (Familie) angenommen. Auch wirken territoriales Verhalten (Revier) und Beachtung von Rangordnungen in gewissem Masse aggressionshemmend.

Das Streben nach Rangordnungen (mit Imponiergehabe und Unterwerfungsgesten) und nach territorialer Abgrenzung im sozialen Leben (Wohnung, Garten, Stammplatz im Restaurant) beruht möglicherweise selbst auf angeborenem Verhalten.

Der *Totstellreflex* (bei verschiedensten Tierarten) mit Bewegungsstarre (Immobilisation) und Sperre des sensiblen und sensorischen Verhaltens in bedrohlicher Situation könnte sein Analogon im psychogenen Stupor (Emotionsstupor) beim Menschen haben. Auch hier kommt es zur «Schreckstarre» und zur sensiblen, sensorischen und affektiven Empfindungslosigkeit in unerträglicher Situation (Katastrophen, Todesangst).

An *Übersprunghandlungen* lassen manchmal menschliche Verhaltensweisen denken:

Plötzliches Verfallen in Tiefschlaf als Ersatz für eine Fluchtreaktion bei Soldaten in der Kampfzone; Spermaerguss (Pollution) als Ersatz für eine Fluchtreaktion im Examen.

Möglicherweise können auch erworbene Handlungsabläufe im Übersprung auftreten:

Plötzliches Anzünden einer Zigarette als Ersatz für eine zurückgehaltene Aggressionshandlung.

4. Psychophysiologische Beziehungen

4.1. Leib-Seele-Problem

Aus der Philosophiegeschichte kennen wir unterschiedliche metaphysische Grundpositionen zum Leib-Seele-Verhältnis, die zum Teil noch unser heutiges Denken beeinflussen.

Dualistische Auffassungen gehen davon aus, dass Leib und Seele wesensverschieden sind (Descartes, Lotze) und entweder in *Wechselwirkung* zueinander stehen oder einem *psychophysischen Parallelismus* gehorchen (Gleichlauf wie bei zwei Uhren, aufgrund einer von Gott garantierten «prästabilierten Harmonie», Leibniz).

Monistische Auffassungen behaupten dagegen, dass Leib und Seele nur verschiedene Ausdrucks- oder Daseinsformen (modi) ein und derselben Wirklichkeit sind (Spinoza). Aus *materialistischer* Sicht ist dabei die Seele nur Produkt, Derivat oder Zustand des Körperlich-Materiellen; aus *spiritualistisch-idealistischer* Sicht ist das Materielle nur Erscheinungsform des Geistigen.

Die heutige Medizin umgeht das metaphysische Problem, sie geht pragmatisch von der Arbeitshypothese einer *psychophysiologischen Wechselwirkung* aus: Körperliches und Psychisches werden als zwei kategorial verschiedene Reihen von Sachverhalten und Geschehnissen aufgefasst, wobei jede Geschehensreihe Eigengesetzlichkeit aufweist und für sich beschrieben und verstanden werden kann. Leibliches und Seelisches werden jedoch als psychophysischer Organismus, d.h. zu einem *leibseelischen Ganzen* verbunden, gesehen. Leibliches und Seelisches wirken aufeinander und sind wechselseitig voneinander abhängig: *Interdependenz.* Nach der Gestaltkreistheorie (von Weizsäcker) sind leibseelischer Organismus und Umwelt in einem Funktionskreis aufeinander bezogen; bei umweltbezogenen Leistungen wie Gehen und Greifen bilden Wahrnehmen und Bewegen einen inneren Zusammenhang, eine Einheit.

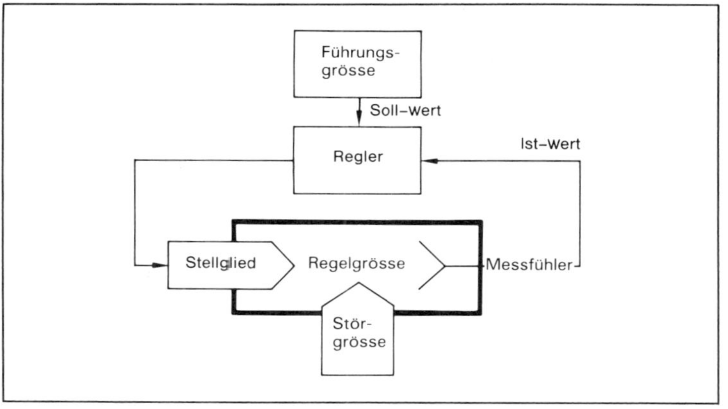

Abb. 5. Regelkreismodell.

Die *grundlegende Bedeutung für die Medizin* liegt darin, dass der kranke Mensch ganzheitlich zu sehen ist: Neben dem Somatischen von Krankheit und Behinderung müssen immer auch die psychische Verfassung, das Verhalten, die Lerngeschichte, die psychosoziale Situation des Kranken als wichtige Beziehungsgrössen des Krankseins und seines Lebens in der Krankheit gesehen werden. Wir müssen zwischen *Krankheit* (objektive morphologische oder funktionelle Abweichung) und *Kranksein* als dem subjektiven Krankheitserleben und dem Betroffensein durch die Krankheit unterscheiden. Psychischer «Anteil» und psychophysiologische Wechselbeziehungen sind nicht nur bei den eigentlichen psychosomatischen Krankheiten bedeutsam. Auch bei vielen anderen Krankheiten spielen psychosoziale Belastungen und die Interaktionen des Kranken mit seiner Umwelt eine grosse Rolle, sie bedeuten häufig ein unbewusstes Anliegen, das der Arzt verstehen lernen sollte.

Die Vorstellung psychophysiologischer Wechselbeziehungen im Sinne linear gerichteter Kausalreihen, die aufeinander wirken, ist zu ergänzen durch moderne *Regelungs-* und *Rückkopplungsmodelle* des Verhaltens (kybernetische Modelle). Hier werden Informationen zur

Verhaltenskorrektur und -steuerung rückgemeldet und werden damit verhaltenswirksam. Dazu drei Beispiele:

1. Regelkreismodell (Abb. 5): Dieses ist wichtig für die Beschreibung der homöostatischen Regelung biologischer Funktionen (z.B. Blutzuckerregulation). Um diese als Regelgrösse möglichst konstant zu halten, werden über einen Messfühler Abweichungen des Ist-Wertes vom Soll-Wert erfasst und rückgemeldet. Ein Regelungsglied (Regler) korrigiert mittels eines Stellgliedes die Regelgrösse nach, bis der Soll-Wert wieder erreicht ist.

2. Reafferenzprinzip (von Holst und Mittelstaedt): Bei Willkürbewegungen wird im Zentralnervensystem eine Information des Bewegungsimpulses als Efferenzkopie zurückbehalten. Die erfolgte Bewegung wird als Reafferenz rückgemeldet, und es werden Ist- und Soll-Werte miteinander verglichen. Die Differenz wird zur Korrektur dann der motorischen Ausführung (Efferenz) aufgeschaltet. In erweiterter Form dient das Modell dem Verständnis der Koordination von Wahrnehmung, Zielintention und Zielbewegung bei sensumotorischem Verhalten.

3. TOTE-Modell (Test-Operative-Test-Exit; Miller, Galanter und Pribram): Um Intentionen (Pläne) zu verwirklichen (z.B. mit dem Hammer einen Nagel einzuschlagen), ist die Handlungsphase (operative phase) mit einer Prüf- oder Bewertungsphase (test phase) verknüpft, die ein Feedback und damit Kontrolle über den Handlungserfolg bedeutet (ob der Nagel weit genug eingeschlagen ist).

Empirische Aussagen beschränken sich vorwiegend auf *psychophysiologische Korrelationen.* Mit Korrelation ist lediglich ein statistischer Zusammenhang zwischen körperlichen und psychischen Variablen gemeint, z.B. ein Zusammenhang zwischen Schlafverhalten und Elektroenzephalogramm; über die Kausalität zwsichen beiden Variablen wird damit aber nichts ausgesagt. Auch bleibt dabei die Frage nach Zwischengliedern in der Kausalkette offen und bedarf eigener Untersuchung: Bei der Korrelation zwischen psychischem Stress und psychosomatischer Reaktion beispielsweise die Frage nach vegetativen und humoralen Zwischengliedern, die die eigentliche psychosomatische Stressreaktion vermitteln.

Bestimmte *Grundannahmen* der psychophysischen Beziehungen können jedoch heute als gesichert angesehen werden:

1. Psychisches Geschehen ist an die Reifung und Funktionstüchtigkeit des Gehirns gebunden. Bei Störungen der Hirnfunktion kann es zu psychischen Störungen kommen.

2. Spezielle psychische Leistungen (sogenannte Werkzeugleistungen, Teilleistungen) hängen von der Intaktheit bestimmter Hirnregionen ab. Wir sprechen heute nicht mehr von der «Lokalisation» bestimmter Leistungen in bestimmten Hirnarealen, sondern gehen

davon aus, dass z.B. die Sprachfunktionen lediglich von der Unversehrtheit der sogenannten Sprachzentren im Schläfenlappen abhängen.

3. Affektives Verhalten und Antriebsverhalten, aber auch bestimmte Grundvoraussetzungen geistiger Leistungen (Aktivierbarkeit, Tempo, Interesse), hängen auch von hormonellen Einflüssen bzw. von der Funktion inkretorischer Drüsen ab (z.B. Antriebsverarmung, Verlangsamung, «Indolenz» bei Unterfunktion der Schilddrüse).

4.2. Aktivierung

Körperliche und psychische Aktivität ist stets Aktivität des Gesamtorganismus. Dies drückt sich in einem unspezifischen psychophysiologischen Anspannungs- und Anregungszustand aus, den wir *Aktivierung* nennen. Sowohl auf innere als auch auf äussere Reize, die verarbeitet werden und Reaktionen und Verhaltensweisen hervorrufen, antwortet der Organismus als ganzer stets mit einer unspezifischen Erregung – mit erhöhter Handlungsbereitschaft. Aktivierung ist also ein gesamtorganismischer Zustand von Anspannung oder Angeregtheit bei der Reizaufnahme und -verarbeitung, bei psychomotorischem Verhalten, im Leistungsverhalten, aber auch bei affektivem Erleben. Wir können auch von einer (neuronalen und energetischen) *Bereitstellungsfunktion* des Organismus zugunsten von physiologischen und psychischen Abläufen sprechen. Aktivierung ist damit eine unspezifische Grundfunktion, welche einen Anregungszustand des psychophysiologischen Systems bedeutet und organismische Leistungen ermöglicht.

Subjektiv erlebbar ist Aktivierung als Grad der Wachheit, als Ausmass der Unternehmungs- und Leistungsbereitschaft, als Grad der psychischen Anspannung und der Ich-Beteiligung (ego involvement) bei einer Handlung, als «Tätigkeitsbereitschaft» (K. Lewin). Die introspektiv wahrgenommene psychische Anspannung kann mittels einer subjektiven Schätzskala skaliert werden.

Objektiv ist Aktivierung bzw. der Aktivierungsgrad (Aktivierungsniveau) nicht unmittelbar messbar, sondern nur indirekt mittels *Verhaltensvariablen* (z.B. Reaktionszeit, Muskelspannung) oder *physiologischer Indikatoren*.

Es gibt zentralnervöse Indikatoren für die Aktivierung: Alpha-Blockade im Elektroenzephalogramm, evozierte Potentiale. Wichtiger sind zumeist vegetative Indikatoren: Herzfrequenz, Atemfrequenz und Atemtiefe, galvanischer Hautwiderstand, Pupillenweite sowie humorale: Anstieg der Ausscheidung von Adrenalin und Noradrenalin oder ihrer Metaboliten. Die Möglichkeit, Aktivierung anhand physiologischer Indikatoren aufzuzeigen, hängt damit zusammen, dass physiologische Prozesse unmittelbar mit dem Aktivierungsgrad korrelieren: Ausschüttung von Katecholaminen, ergotrope (sympathikotone) Erregung. Keiner der genannten Parameter ist jedoch für sich allein valider Indikator für die Aktivierung, deshalb müssen immer mehrere Variablen herangezogen werden (Polygraphie).

Als Zustand eines angehobenen Erregungsniveaus ist Aktivierung besonders bei jeder intentionalen psychischen Aktivität nachweisbar, z.B. bei zielgerichtetem Verhalten gegenüber dem Ruhezustand, und zwar auch bei feinmotorischer, verbaler und Lesetätigkeit. So steigt der *Aktivierungsgrad* mit dem persönlichen Einsatz und der Anstrengung, mit der Zielerwartung und mit der Ich-Beteiligung an. Wenn die Zielerwartung eines Handelns über eine längere Zeitstrecke geht, also eine lange Zeitperspektive hat, kann die Anspannung und damit die Aktivierung über Wochen hin anhalten, bis es durch Adaptation an die Aufgabe, durch Nachlassen der Motivation, durch Monotonie und Ermüdung, aber auch durch Erledigen der Aufgabe, zu einem Nachlassen der Aktivierung kommt. Aktivierend wirken im übrigen sowohl äussere Reize (Wahrnehmungsreize, Schmerzempfindungen) als auch innere Momente: Motivation, affektive Erregung, kognitive Bewertung einer Situation als bedeutungsvoll, bedrohlich, belohnend. Das Ausmass der Aktivierung ist dabei nicht vom Reiz und seiner Stärke allein abhängig, sondern auch von seiner *kognitiven Bewertung* (ob ein Reiz ein Gefahrensignal bedeutet oder nicht), von der subjektiven *Reaktionsbereitschaft* und von der Ausgangshöhe der *Aktiviertheit* (allgemeines Aktivationsniveau). Eine *Habituation* im Sinne der Reizgewöhnung (bei wiederkehrenden gleichartigen Reizen) und allmählichen Reaktionsabschwächung bedeutet zugleich auch ein Nachlassen der Aktivierung. Dasselbe gilt für die *Adaptation* an Reize, wenn es schon auf Rezeptorebene zu einer nachlassenden Erregbarkeit bei wiederkehrenden gleichartigen Reizen kommt. Eine *Desaktivierung* tritt im übrigen bei sensorischer Reizarmut und bei Vermeidung jeder psychischen und motorischen Aktivität ein:

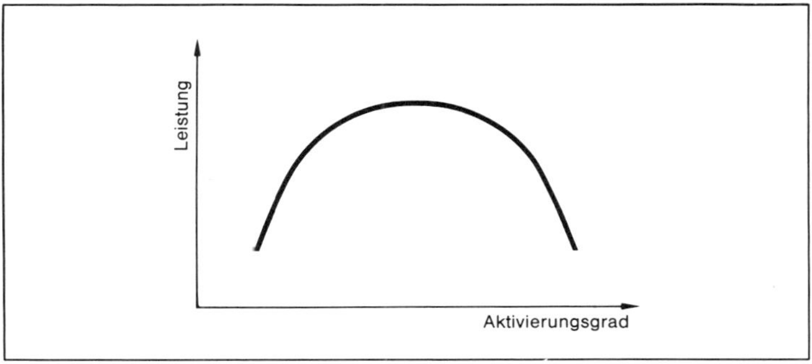

Abb. 6. Yerkes-Dodson-Regel. Leistungsoptimum bei mittlerem Aktivierungsgrad; geringere Leistung sowohl bei zu niedriger als auch bei zu hoher Aktivierung.

Wenn wir schlafen wollen, suchen wir einen dunklen, geräuscharmen Raum auf und unterlassen jede Tätigkeit, um das Einschlafen zu fördern.

Während des Schlafes wird das aktivierende retikuläre System von anderen Hirnzentren (Schlafzentrum) aus gehemmt, so dass die Erregungsschwelle für Weckreize heraufgesetzt wird.

Das *Leistungsniveau* hängt mit vom Ausmass der Aktivierung ab, und zwar in den verschiedensten Leistungsbereichen: bei der Reizverarbeitung (Diskrimination ähnlicher Reize), bei motorischen Aufgaben (Geschicklichkeit), bei Rechenleistungen, Lern- und Gedächtnisleistungen, bei Konzentrationsaufgaben. Die Leistung nimmt mit zunehmender Aktivierung zu, jedoch nur bis zu einem Leistungsoptimum. Bei sehr hoher Aktivierung bzw. bei Überaktivierung, so im Zustand hoher Erregung, bei Wut, Panik, nimmt die Leistung wieder ab. Auch die Bewusstseinswachheit (mit Umstellfähigkeit auf neue Eindrücke) steigt mit zunehmender Aktivierung nur bis zu einem Gipfel an; bei Überaktivierung (z.B. «blinde Wut») kommt es zu einer Bewusstseinseinengung. Der Zusammenhang zwischen Leistung und Aktivierung ist also nicht geradlinig (linear), sondern kurvilinear. Entsprechend einer umgekehrten U-Kurve (Abb. 6) findet sich der Leistungsgipfel bei mittlerem Aktivierungsgrad: *Yerkes-Dodson-Regel.* Bei höherem Schwierigkeitsgrad der Aufgabe verschiebt sich das Leistungsoptimum zu niedrigeren Aktivierungsgraden.

Zusammenhänge, die der Yerkes-Dodson-Regel entsprechen, finden sich auch in anderen Bereichen:

1. Operationsangst (vor chirurgischen Eingriffen): Der postoperative Heilverlauf ist optimal bei mittlerem Ausprägungsgrad der Angst vor der Operation, während sich bei geringer und bei sehr starker Angst eher emotionale Störungen und mangelnde Anpassung finden. Bei sehr geringer Operationsangst spielt vielleicht die Verleugnung der Angst als Ausdruck mangelnder Realitätsbewältigung eine Rolle.

2. Stresswirkung: Eine Belastung des Organismus im Sinne eines milden Stresses fördert psychische Abläufe, insbesondere Lernprozesse, und sie sensibilisiert für Aussenreize. Erst massiver Stress (Distress) wirkt sich negativ aus: Blokkierung von Lernprozessen und Problemlösungsverhalten, Einengung des Wahrnehmungsverhaltens.

Theorien der Aktivierung. Das wichtigste Aktivierungskonzept postuliert eine *hirnneurale Grundaktivität* (Lindsley), welche die Aktivierung gewährleistet. Substrat der psychophysiologischen Aktivierungsprozesse ist die Formatio reticularis des Hirnstammes (aufsteigendes retikuläres Aktivierungssystem). Dieses wirkt über aufsteigende Bahnen (durch «Erregungsbombardement») aktivierend auf die Hirnrinde ein (arousal), andererseits kann es selbst über rückläufige Verbindungen von der Hirnrinde aus erregt oder gehemmt werden. Die Beziehungen der Sinnesbahnen zum retikulären System gewährleisten, dass Sinnesreize aktivierend wirken können. Durch absteigende Verbindungen führt Erregung des aktivierenden Systems zur Erleichterung der Motorik und zur Stimulierung der ergotropen sympathischen Funktionen. Weiterhin finden sich enge Verbindungen zu den hypothalamischen Schlaf-Wach-Zentren.

Das retikuläre System wird durch sensorische und sensible Afferenzen, absteigend aber auch durch Erregung aus dem Kortex, dem Corpus striatum, dem Kleinhirn, sowie durch chemisch-hormonelle Einflüsse (z.B. Adrenalinausschüttung) unspezifisch erregt. Andererseits übt das retikuläre System selektive Stimulations- und Hemmungswirkungen auf bestimmte Rindenfelder aus, was psychologisch den Funktionen der Aufmerksamkeit entspricht:

Die Zuwendereaktion einer Katze zu einem akustischen Reiz mit entsprechender Aktivierung wird sofort gehemmt und unterdrückt, wenn ihre Aufmerksamkeit durch Vorzeigen einer Maus selektiv angeregt wird: selektiv *fokussierende Aufmerksamkeit.*

Die ursprüngliche Auffassung retikulärer Aktivierung als einer globalen skalaren Grösse ist deshalb heute durch die Vorstellung eines labilen Gleichgewichtes zwischen wechselseitig aktivierenden und desaktivierenden bzw. hemmenden Teilsystemen innerhalb des retikulothalamokortikalen Systems zu ersetzen.

Ein allgemeineres Konzept *gesamtorganismischer Aktivierung* (Duffy) nimmt dagegen eine allgemeine, neurohumoral gesteuerte *Energiemobilisierung* des Organismus an, welche zu psychophysiologischer Reaktivität, Spannung und Erregung führt und damit Reaktionsbereitschaften unterhält und Aktivität ermöglicht. Damit wird ein psychophysisch neutraler energetischer Prozess angenommen, welcher aktivierend im Sinne einer allgemeinen Erregungsgrösse wirkt, die skalar vom Schlaf bis hin zu körperlicher und psychischer Erregung reicht. Zur Aktivierung als globale Energiemobilisation kommt das Moment des *Gerichtetseins* hinzu: Auf Reize wird nicht nur diffus, sondern auf unterschiedliche Reize diskriminativ geantwortet. Nicht jeder Reiz wirkt aktivierend, sondern nur der situativ bedeutsame. – Die oft nur grobe und manchmal zeitlich verschobene Kovariation zwischen Reizgegebenheit und physiologischen Parametern wird damit erklärt, dass Energiefreisetzungen in unterschiedlichen organismischen Teilsystemen mit jeweils eigenen Systemcharakteristika, mit Gegenregulationen und mit Phasenverschiebung der Reaktionsmaxima erfolgen.

Der Gegensatz der neuronalen und der energetischen Aktivierungstheorie wird an Beispielen wie dem folgenden deutlich: Bei gut trainierter, habitualisierter Muskelarbeit kommt es zwar zu hoher Energiefreisetzung und vermehrter Durchblutung und erhöhtem Stoffwechsel in der beanspruchten Muskulatur; wegen der Routiniertheit der Arbeit, die sogar im Zustand des Dösens möglich ist, kommt es dagegen nur zu geringer Hirnaktivität.

Aufmerksamkeit und Orientierungsreaktionen. Sie sind wichtige Paradigma der Informationsaufnahme und -verarbeitung, bei denen die Aktivierung eine bedeutsame Rolle spielt. Die Aufmerksamkeit ist keine eigenständige psychische Fähigkeit, welche sich wie ein Scheinwerfer auf Objekte richten kann. Vielmehr sind damit die *aktiven* und *selektiven Aspekte* des Wahrnehmungsverhaltens selbst gemeint: Vorbereitung der Wahrnehmung, Hinlenkung der Wahrnehmung auf eine bestimmte Reizgegebenheit, Festhalten (Fokussieren) der Wahrnehmung (statt Wandernlassen des Blicks, Scanning). Zu einer Orientierungsreaktion kommt es auf neue, widersprüchliche oder signalartig bedeutsame sensorische Reize oder bei Aufhören eines gewohnten Reizes, und zwar im Sinne einer *Erwartungs- und Hinwendungsreaktion:*

Motorisch mit Kopf- und Augenbewegung, Anspannung der Körperhaltung mit erhöhtem Muskeltonus (auch bei Sinneswahrnehmung in der Nähe der Wahrnehmungsschwelle, z.B. bei Geräuschen oder Tönen sehr geringer Intensität); *Anpassung der Rezeptoren:* Akkommodation, Pupillenerweiterung, verminderte Reizschwellen; *hirnelektrisch* mit Blockierung der Alphawellen und Auftreten evozierter Potentiale (zuzüglich einer «Erwartungswelle» etwa 1 s vor einem erwarteten Reiz); vegetative Aktivierungsindikatoren: z.B. Herzbeschleunigung, Reaktion des galvanischen Hautwiderstandes.

Orientierungsreaktionen unterliegen (ebenso wie unbedingte Reflexe) in starkem Masse der *Habituation:* Bei Wiederholung desselben Reizes kommt es zur Reaktionsabschwächung und schliesslich zur Löschung. Dadurch wird gewährleistet, dass der Organismus nur auf signifikante Reize reagiert.

Selektive Aufmerksamkeit bedeutet die Auswahl aus der Reizmannigfaltigkeit bzw. aus mehreren gleichzeitigen Informationen. Bereits auf sensorischer Ebene wird die eintreffende Reizflut durch «Filterungsprozesse» in den sensorischen Bahnen begrenzt (Flaschenhalsmodell). Die eigentliche Selektion derjenigen Reize, die verhaltenswirksam werden, wird durch *Zielvorstellungen,* die motivational augenblicklich Vorrang haben, und durch *Erwartung* (Wahrnehmungseinstellung, Set) aufgrund früherer Erfahrung oder Instruktion aktiviert.

Ein bemerkenswertes Beispiel dafür ist das selektive Zuhören (Cocktailparty-Effekt): das leichte Heraushören relevanter Information, z.B. einer einzelnen Stimme aus einem Stimmengewirr.

Von *unwillkürlicher Aufmerksamkeit* sprechen wir, wenn das Wahrnehmungsfeld so strukturiert ist, dass es uns anzieht, d.h. dass es uns von sich aus veranlasst, die Reizgegebenheit als Wahrnehmungsobjekt aufzufassen. *Willkürliche Aufmerksamkeit* liegt dagegen vor, wenn weniger Reiz- und Umgebungsmerkmale, als vielmehr bewusste Motive, Interessen (z.B. Leistungsmotivation) zu Erwartungsreaktionen und zu Aktivierung und Ausrichtung der Wahrnehmung führen. Als *Konzentration* bezeichnen wir die Daueraufmerksamkeit bei motorischen, sensorischen und Problemlösungsaufgaben unter Nicht-

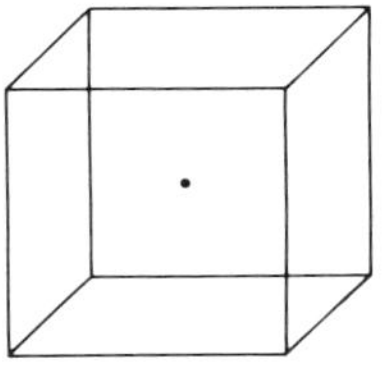

Abb. 7. Necker-Würfel. Beim Fixieren des Punktes kann der Würfel einmal mit der Vorderfläche links oben, das andere Mal rechts unten gesehen werden. Beide Perspektiven können, sobald man sie einmal erfasst hat, miteinander alternieren: Kippfigur.

beachtung irrelevanter Reize (vgl. Vigilanz, p. 52). Es gibt aber auch latente (unbewusste) Motive, die sich positiv oder negativ auf die Aufmerksamkeit auswirken:

Schwangere Frauen fassen aufgrund einer besonderen Wahrnehmungseinstellung andere Schwangere leichter und rascher auf, als wenn sie nicht schwanger sind. Verpönte Wörter werden schwerer aufgefasst als neutrale Wörter, und zwar im Sinne eines Ausblendens der Reizgegebenheit: *Wahrnehmungsabwehr* (perceptual defense).

Auch gibt es Menschen, die Gefahrensignale leichter und bevorzugt auffassen (sensitizer) gegenüber anderen, die ihre Auffassung unterdrücken bzw. vermeiden (repressor). Es handelt sich bei dieser Dimension *Vermeidung-Sensibilisierung* (repression-sensitization) um ein Persönlichkeitsmerkmal im Sinne eines *kognitiven Stiles.*

Es gibt spontane *Schwankungen der Aufmerksamkeit:* Bei Wahrnehmungen in der Nähe der Wahrnehmungsschwelle (leises Uhrticken) schwankt die Wahrnehmungsintensität mit einer Phasendauer von ungefähr 5 s. Bei *Netzhautrivalität* (wenn im Stereoskop einander widerstreitende Reize, z.B. verschiedene Farben, dargeboten werden) kann es zum Alternieren der diskrepanten Wahrnehmungseindrücke kommen. Dasselbe tritt bei *Kipp- oder Inversionsfiguren* auf, die figural mehrdeutig sind (z.B. Neckerscher Würfel, Abb. 7). Hier überwiegt aufgrund der Figur-Hintergrund-Beziehung oder aufgrund des Wechsels der gesehenen Perspektive jeweils ein Seheindruck, wobei dieser mit dem anderen Seheindruck alterniert. Das rhythmische Alternieren oder Kippen der Seheindrücke erfolgt mit intraindividuell relativ stabiler Frequenz, die aber auch willentlich beeinflusst werden kann, von Ermüdung abhängt, vielleicht auch von einem Persönlichkeitsmerkmal: Toleranz gegenüber Mehrdeutigkeit. Ursächlich für solch spontane Schwankungen der Aufmerksamkeit sind vielleicht kortikale Sättigungsvorgänge, die zu einer Hemmung der Wahrnehmungsselektion bzw. der Filterfunktion führen.

Einflussgrössen der Aufmerksamkeit sind weiter:

1. Umgebungsfaktoren. Von der besonderen Strukturierung des Wahrnehmungsfeldes hängt es ab, ob und wieweit die Aufmerksamkeit aktiviert wird (dies ist von Bedeutung für die Werbung und die optimale Gestaltung und Aufstellung von Verkehrsschildern). Man unterscheidet Faktoren, die die Aufmerksamkeit *anziehen:* Grösse des Objektes, seine Position, Kontrast, Intensität, Bewegung, Form, Farbe, Dauer bzw. Wiederholung der Exposition. Faktoren, die die Aufmerksamkeit *festhalten:* Leichtigkeit der Reizidentifizierung und der Verständlichkeit (Bedeutungserfassung) des Reizes; negativer Einfluss durch Monotonie, wenn die Erwartungswahrscheinlichkeit neuer relevanter Reize immer geringer wird. In reizarmer Umgebung ist die Aufmerksamkeit nur für ungefähr 20 min wachzuhalten (Radarschirmbeobachtung). Zusatzreize können dagegen die Aufmerksamkeit stimulieren.

2. Subjektive Faktoren. Wenn vom Subjekt aus eine *determinierende Tendenz* die Wahrnehmung besonders ausrichtet, spricht man von *Wahrnehmungseinstellung* (Erwartung, Set). Solche Tendenzen sind z.B. Triebfaktoren wie Hunger, Durst, Sexualtrieb, welche als motivierende Faktoren die Aufmerksamkeit für relevante Reize aktivieren *(Bedürfnislage).* Aber auch andere Bedürfnisse und auch latente (unbewusste) Motive sowie Lust-Unlust-Momente können sich determinierend auf die Aufmerksamkeit auswirken. In der Werbung ist oft nicht nur der offene Inhalt und das Ansprechen bewusster Motive von aufmerksamkeitssteuernder Wirkung, sondern es sind auch solche Reize, die sich an latente Motivationen und Wünsche richten (z.B. der «Duft der grossen, weiten Welt» in der Zigarettenreklame). Die Aufmerksamkeit kann also auf unterschiedlichen Erlebnisebenen (bewusst-vorbewusst-unbewusst) motivational angesprochen und aktiviert oder gehemmt werden.

Unter *Störfaktoren* verstehen wir die subjektive Ablenkbarkeit durch Fremdreize. Die Ablenkbarkeit hängt stark von unserer inneren Einstellung ab: Ob wir bei einer Aufgabe motiviert sind oder nicht, ob die Ich-Beteiligung gross oder gering ist. Dazu gehört auch die Erwartung einer Ablenkung: Der Ablenkungseffekt von Musik ist grösser, wenn diese den Versuchspersonen vorher angekündigt wird. Beispiel eines Störfaktors ist auch die sogenannte *Interferenz* bei der gleichzeitigen Wahrnehmung diskrepanter Reize – Stroop-Versuch: Farbwörter wie rot, grün, blau, gelb sind in einer anderen Farbe gedruckt, als die Wortbedeutung besagt; die Druckfarbe der Wörter ist zu benennen. Die dabei in Erscheinung tretende Störanfälligkeit ist individuell stark unterschiedlich und ist offenbar ein Persönlichkeitsmerkmal im Sinne eines *kognitiven Stils.*

3. Erlernte Gewohnheiten (Habits), die zur Wahrnehmungsselektion führen. Hierher gehören auch soziale Faktoren, die auf die aktive Selektion in der Wahrnehmung einwirken (vgl. Kap. 5.3).

Sensorische Deprivation ist das absolute Fernhalten jedes sensorischen oder sensiblen Reizes (Versuche in der Camera silens mit völliger Isolierung): Auch bei gesunden Versuchspersonen kommt es nach wenigen Stunden zu (reversiblen) psychischen Störungen wie Halluzinationen. Erklärungsmöglichkeit:

Die Hirnrinde vermag nur bei einem gewissen neuralen «Grundtonus», d.h. bei einem Ausgangsniveau von Aktiviertheit, die Realitätsanpassung zu vollziehen. Das aktivierende retikuläre System ist jetzt aber unterstimuliert. Bei Katastrophen mit schwerster stressartiger Belastung (durch den Bedrohungsaspekt) kann es schon bei teilweiser sensorischer Deprivation zu Halluzinationen kommen.

4.3. Bewusstsein

Unter *Bewusstsein* verstehen wir das Ganze der aktuellen Bewusstseinsinhalte, die uns präsent sind und die von uns vergegenwärtigt werden: Wahrnehmungen, Vorstellungen, Denken, Erinnerungen, Gefühle. Bewusstsein näher zu definieren, ist kaum möglich, zumal dabei Tautologien unvermeidlich sind. Jedenfalls ist Bewusstsein keine eigene Wesenheit in vergegenständlichtem Sinne; man kann deshalb auch nicht sagen, das Bewusstsein übe Tätigkeiten aus. Unmittelbar zum Bewusstsein gehört das Wissen um sich selbst, dass ich es bin, der die aktuellen Inhalte erlebt –: Ich-Bewusstsein. In einem eher reflektierenden Bewusstsein erweitert sich das Ich-Bewusstsein inhaltlich zum Selbstbewusstsein und zur Selbstvergegenwärtigung (Besinnung), wo man mit sich selbst konfrontiert ist und Stellung nehmen kann. Der hirnorganisch Kranke ist zu diesem «Überstieg» auf eine höhere Reflexionsebene oft nicht imstande und bleibt den wechselnden Aussenreizen ohne diesen integrativen Bezug auf sich selbst ausgeliefert.

Zum Bewusstsein gehört auch eine bestimmte *zeitliche Dimension* des Erlebens: Bewusstes Wahrnehmen und Erleben werden, obwohl die Informationsaufnahme diskontinuierlich erfolgt, als etwas kontinuierlich Fliessendes erlebt (Bewusstseinsstrom). Das aktuelle Jetzt wird dabei nicht punktuell, sondern als «Ereignis» mit zeitlicher Erstreckung über 1–10 s erlebt, und zwar mit zukunftsgerichteter Prospektivität und mit Retention des soeben Vergangenen.

Wachbewusstsein. Wichtig sind bestimmte Teilaspekte des Bewusstseins. So bedeutet Bewusstsein subjektiv das Erleben von *Wachheit.* Objektiv entspricht diesem die globale Fähigkeit, sich mit seiner Umwelt aktiv auseinanderzusetzen. Dies kann aufgrund bestimmter Leistungen und Verhaltensweisen beurteilt werden: Aufmerksamkeit, Verfügung über Denkabläufe, Reaktionsbereitschaft, Orientierung, Situationsverständnis.

Man kann *Grade der Wachheit* oder Bewusstseinshelligkeit und Vigilanz unterscheiden (die auch mit Merkmalen im Elektroenzephalogramm kovariieren):

1. Erregte, exzessive Vigilanz (Hypervigilanz). Tritt auf bei starker emotionaler Erregung, hoher Erwartungsspannung, unter Drogeneinfluss. Verhaltenscharakteristika: diffus geteilte Aufmerksamkeit, schlecht kontrolliertes Leistungsverhalten, verminderte Anpassungsgüte des Verhaltens, Bewusstsein starr auf das Objekt der Erregung eingeengt.

2. Gespanntes Wachbewusstsein. Gespannte, fokussierte Aufmerksamkeit, flexible und selektive Einstellungsbereitschaft in der Wahrnehmung, rasches, konzentriertes Reagieren.

3. Entspannter Wachzustand. Wandernde, «flottierende» Aufmerksamkeit, keine Anspannung oder besondere Tätigkeitsbereitschaft, Erledigung von Routineaufgaben, Tendenz zu freien Einfällen (gedankliche Assoziationen).

4. Schläfrigkeit. Aussenreize werden nur schwach wahrgenommen bzw. beachtet, unkoordiniertes Handeln, visuell-bildliche Vorstellungen. Zu Schlafzuständen: vgl. Kapitel 4.4.

Unter *Vigilanz* verstehen wir im klinischen Sprachgebrauch die wache Reaktionsbereitschaft und Orientierungsfähigkeit, und zwar eng verknüpft mit dem Grad des Wachbewusstseins. Im psychologischen Sprachgebrauch hat Vigilanz eine spezielle, eingeengte Bedeutung: die Fähigkeit, aus einer Vielzahl von irrelevanten Reizen (dem sog. Rauschen) selten auftretende kritische Reize (Signale) zu erkennen und auf sie zu reagieren (z.B. Dauerbeobachtung des Radarschirms in der Flugsicherung, Fertigungskontrolle in der Industrie, bei der selten auftretende Fehlstücke erkannt werden müssen). Vigilanz in diesem Sinne bedeutet gerichtete Daueraufmerksamkeit bei signalarmer Umgebung. Sie ist stets auch ein Entscheidungsverhalten: Ob man einen Reiz dem Rauschen zuordnet und unbeachtet lässt oder aber als Signal auffasst und reagiert. Ein solches Entscheidungsverhalten spielt wahrscheinlich beim Schmerz-Erleben eine Rolle, wenn geringe Schmerzreize hinsichtlich ihres Signalcharakters bewertet werden. Mit den damit zusammenhängenden Problemen beschäftigt sich die Signalentdeckungstheorie.

Pathologische Bewusstseinsveränderungen. Sie treten bei Einschränkungen der Hirnfunktion auf (Intoxikationen, Hirnverletzungen, Hirntumoren usw.). Klinisch gebräuchlich ist die vereinfachte Annahme, dass die Bewusstseinshelligkeit dabei im Sinne einer skalaren Grösse abnimmt und eine Trübung vergleichbar der eines transparenten Mediums erfährt. Danach werden verschiedene Grade der Bewusstseinsstörung unterschieden, die für die prognostische Beurteilung oft sehr wichtig sind:

1. Benommenheit (Verdöstheit): allgemeine Verlangsamung der psychischen Abläufe, Schwerbesinnlichkeit, verringerte Informationsaufnahme und -verarbeitung, Apathie. Begünstigend wirkt Reizarmut (z.B. bei Nacht), weil dann aktivierende Momente wegfallen.

2. Somnolenz: vermehrt einschlafbereit bzw. schläfrig, noch weckbar, dann jedoch stark verlangsamt, schwerbesinnlich, Orientierungserschwerung.

3. Sopor: tiefe Bewusstseinsstörung. Der Kranke ist nicht mehr weckbar, er reagiert auf Schmerzreize nur noch mit Abwehrbewegungen.

4. Koma: tiefste Bewusstlosigkeit ohne jede Reaktion auf Aussenreize; im tiefen Koma auch Erlöschen jeder Reflextätigkeit (Pupillen-, Korneal-, Muskeleigenreflexe).

Die beschriebenen Bewusstseinsstörungen gehen kontinuierlich ineinander über.

Sonstige pathologische Bewusstseinsveränderungen sind *Umdämmerungen* (traumhaft eingeengtes Bewusstsein, dabei zum Teil noch geordnete Handlungen möglich – sogenannter besonnener Dämmerzustand) und Dreamy states (kurzdauernde traumartige Umdämmerungen bei Epilepsie).

Gegenüber der vereinfachten Auffassung von Bewusstseinsstörungen im Sinne einer Abnahme der Bewusstseinshelligkeit lässt sich Bewusstsein umfassender unter dem Aspekt der *Gestalteigenschaften des Erlebnisfeldes* verstehen: Bewusstsein bedeutet dann die wache und klare Durchgliederung des aktuellen Erlebnisfeldes mit den nachstehenden Merkmalen:

Freie thematische Verfügbarkeit: Jeder Teilbereich des Feldes kann fokussierend zum Mittelpunkt der Aufmerksamkeit gemacht und gegen das thematische Umfeld abgegrenzt und in Beziehung zu anderen Erlebnisbeständen gesetzt werden.

Prägnanzeigenschaften der Wahrnehmung: gestalthafte Gliederung, genaue (epikritische) Abgehobenheit und Konstanz des Wahrgenommenen.

Erlebnisse werden in Beziehung *zum eigenen Selbst* gebracht: Besinnung.

Der epikritischen Prägnanz des aktuellen Erlebnisfeldes steht bei Bewusstseinsstörungen und symptomatischen Psychosen der protopathische Verlust an Struktureigenschaften gegenüber: fluktuierendes, nichtprägnantes Gegenstandsbewusstsein, Verlust der freien thematischen Verfügbarkeit des Erlebnisfeldes, Verlust an Selektivität und Diskrimination von Wesentlichem und Unwesentlichem, Verlust der «Besonnenheit» (des reflexiven Selbstbezuges), Schwellensenkung für Aussenreize bei gleichzeitig erhöhter psychischer Sättigung.

Von *Bewusstseineinengung* sprechen wir bei einer Einschränkung der Bewusstseinsinhalte (Bewusstseinsumfang), z.B. bei starker affektiver Erregung, bei ekstatischen Erlebnissen, unter der Hypnose, beim psychogenen Anfall oder Dämmerzustand. Oft besteht dabei eine Einengung auf die zum vorherrschenden Affekt gehörenden Bewusstseinsinhalte, in jedem Fall aber ohne eine (hirnorganisch bedingte) Bewusstseinstrübung. Solche psychogenen Bewusstseinsstörungen können häufig als unbewusste Realitätsverleugnung, als Ausblenden von Wahrnehmungsgegebenheiten, als «Aus-dem-Felde-Gehen» interpretiert werden.

Konstrukte wie *Unbewusstes, Vorbewusstes, Verdrängung* aus dem Bewusstsein haben mit Bewusstseinseinschränkungen, wie sie oben erörtert wurden, nichts zu tun. Sie beziehen sich vielmehr auf latente und verborgene Antriebe, Wünsche, Vorstellungen, Gefühle, aber auch auf lediglich gespeicherte Erfahrungen, die nicht willkürlich abrufbar sind, jedoch im Sinne der psychoanalytischen Lehre verhaltenswirksam sein können.

Andere Bewusstseinszustände. Unter *Hypnose* verstehen wir eine suggestiv herbeigeführte Einengung des Wachbewusstseins, die weder neurophysiologisch noch verhaltenspsychologisch mit dem Schlafzustand identisch ist. Wesentlich für den hypnotischen Zustand sind die erhöhte *Suggestibilität* und die *Einengung des sozialen Kontaktes* (Rapport) auf den Hypnotiseur. Weitere Verhaltenskriterien der Hypnose sind: *Aufhebung der Planungsfunktion,* da der Hypnotisierte sich den Anweisungen des Hypnotiseurs beinahe völlig überlässt; die *Kanalisierung der Aufmerksamkeit* (zusammen mit der kommunikativen Einengung auf den Hypnotiseur); eine *Herabsetzung der Realitätsprüfung:* Der Hypnotisierte nimmt Ungereimtheiten kritiklos hin. Der Hypnotisierte ist auch bereit, suggerierte soziale Rollen wie in einer Scheinwelt zu übernehmen und sogar auf frühere Entwicklungsstufen zu regredieren.

Entscheidend für die Einleitung, Aufrechterhaltung und Beendigung einer Hypnose sind die (vorwiegend verbalen) Suggestionen seitens des Hypnotiseurs. Etwa 85% aller Erwachsenen sind bei Einverständnis hypnotisierbar.

Suggestion ist allgemein das unkritische Sichaneignen von Vorstellungen, Meinungen, Verhaltensweisen, die durch das Verhalten anderer (z.B. verbal) induziert werden. Ausser dieser Fremdsuggestion gibt es auch Selbstsuggestion, innerhalb derer die Induktion durch eine andere Person fortfällt.

Man unterscheidet zwei verschiedene Formen der *Suggestibilität:*

Prestigesuggestion aufgrund des Prestigegefälles zur induzierenden Person. Das Ausmass der Prestigesuggestion kann durch den Body-sway-Test bestimmt werden: Körperschwanken bei geschlossenen Augen auf eine entsprechende verbale Suggestion (er werde jetzt schwanken und hinstürzen, man werde ihn aber auffangen.) Die Prestigesuggestion korreliert mit der Hypnotisierbarkeit.

Erwartungstäuschung: Ihr entspricht der Suggestionstest nach Binet: Schätzung von Gewichten, die in bezug auf Gewicht und äussere Grösse zunehmen; die beiden letzten sind jedoch gleich schwer. Die zunehmende Grösse suggeriert die Erwartung, dass auch das Gewicht weiter zunimmt. Diese Form von Suggestibilität korreliert nicht mit der Hypnotisierbarkeit.

Hypnotische Suggestionen können auf verschiedenen Gebieten induziert werden: sensorisch-sensibel, motorisch, vegetativ-autonom, aber auch im Bereich der Gedächtnisleistungen (Induzieren von Gedächtnislücken oder von Fehlerinnerungen). Hervorzuheben ist die Möglichkeit des *posthypnotischen Auftrages:* Eine suggerierte Leistung wird erst nach Beendigung des hypnotischen Zustandes erbracht. Handlungen, die gegen zentrale Wert- und Überzeugungssysteme verstossen, können im allgemeinen nicht suggeriert werden.

Therapeutische Anwendbarkeit bei neurotischen und psychoreaktiven Störungen, eventuell auch bei Süchten, nicht aber bei Psychosen und hirnorganischen Krankheiten. Dabei kann die hypnotische Hypermnesie (gesteigertes Erinnerungsvermögen) zur Bewusstmachung weit zurückliegender und verdrängter Ereignisse genutzt werden, aber auch kathartische Wirkungen (Abreagieren von Affekten bei Wiederbelebung verdrängter Erlebnisse) und eventuell posthypnotische Aufträge (zur Verhaltensmodifikation, zur Entspannung über den hypnotischen Zustand hinaus).

Hypnagoger Zustand: Halbschlaf beim normalen Einschlafen oder beim Erwachen, manchmal mit bildhaften Vorstellungen bis hin zu hypnagogen Halluzinationen (Sinnestäuschungen ohne sensorische Reizgegebenheit).

Tagträumen: eingeengter Wachzustand mit nur schwacher Bewusstheit der Aussenwelt. Das Denken ist affektiv gesteuert und unlogisch; es kommt zu Wunscherfüllungen in der Fantasie. Tagträumen wird durch Reizarmut und Monotonie begünstigt und tritt auch bei neurotisch-autistischen Persönlichkeiten auf.

Meditative Bewusstseinszustände: entspanntes, nach innen gerichtetes Wachbewusstsein, vor allem bei vom Yoga herstammenden Techniken, mit Herabsetzung des Metabolismus, Angstminderung, Ansteigen des galvanischen Hautwiderstandes, allgemeiner Entspannung. Bei manchen psychosomatischen Störungen wie essentiellem Bluthochdruck wirksam.

4.4. Schlaf

Das *Schlafbedürfnis* ist ein primäres biologisches Bedürfnis; bei Schlafentzug kommt es zunächst zu Reizbarkeit, ängstlicher Spannung, fahriger Konzentrationsstörung. Bei anhaltendem Schlafentzug tritt schliesslich der Tod ein. Der Schlafzustand ist keine Bewusstlosigkeit, sondern bedeutet eine Umschaltung des Gehirns auf eine *andere Funktionsebene,* die als aktive Erholungsphase mit Bewusstseinsveränderung, Aktivitätsminderung und Herabsetzung des Stoffwechsels anzusehen ist. Im Unterschied zur Bewusstlosigkeit finden sich: Weckbarkeit und selektive Wahrnehmung von Sinnesreizen.

Die *neurophysiologische Steuerung* des Schlafes erfolgt vor allem vom Hypothalamus aus, das Hemmungszentrum befindet sich in der vorderen präoptischen Region (Zerstörung führt zu Insomnie), das Erregungszentrum in der hinteren präoptischen Region (Zerstörung führt zu Somnolenz). Das aufsteigende retikuläre System ist dabei als Schrittmacher von Bedeutung (Desaktivierung als Voraussetzung des Schlafes). Biochemisch spielt wahrscheinlich das Serotonin eine Rolle für den Non-REM-Schlaf (REM = rapid eye movements), das Noradrenalin mit periodischer Anreicherung bzw. Abbau für den REM-Schlaf. Nach epidemischer Enzephalitis (mit bevorzugtem Betroffensein der Hirnbasis) finden sich hirnorganische Störungen der Schlaf-Wach-Regulation.

Der Schlaf ist kein kontinuierlicher Zustand; es finden sich vielmehr verschiedene *Schlafstadien,* die vor allem aufgrund der hirnelektrischen Aktivität (EEG) unterschieden werden können:

I. Phase: *Einschlafstadium.* Verschwinden der Alphawellen, dafür flache und noch ziemlich rasche Abläufe (Thetawellen), Desynchronisation;
II. Phase: *leichter Schlaf.* Zusätzliches Auftreten von «Schlafspindeln» und gelegentlichen K-Komplexen;
III. Phase: *tiefer Schlaf.* Zunahme hochamplitudiger, langsamer Abläufe (Deltawellen), Abnahme der Schlafspindeln;
IV. Phase: *Tiefschlaf.* Überwiegen grosser synchroner Deltawellen.

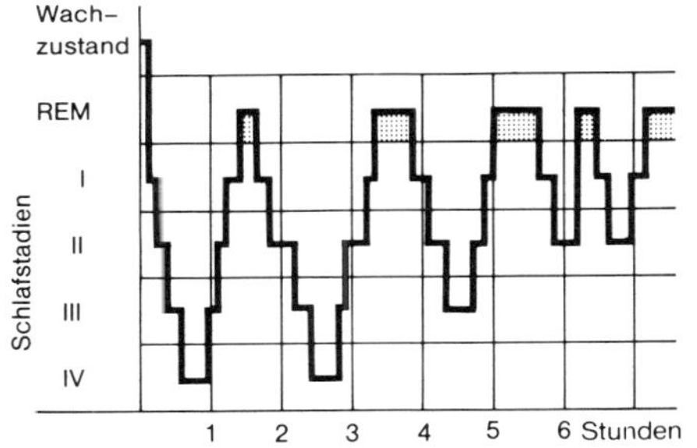

Abb. 8. Wechsel der Schlafstadien während eines Nachtschlafes. REM = Rapid Eye Movements.

Während des Nachtschlafes kommt es zu periodischem Wechsel der Schlafstadien (Abb. 8). Dabei kehrt eine desynchronisierte Schlafphase, die hirnelektrisch dem Einschlafstadium ähnelt, 4–5mal in einer Nacht wieder: die sogenannte REM-Phase, auch *paradoxer Schlaf* (wegen der hirnelektrischen Ähnlichkeit mit dem Einschlafstadium) genannt. Die REM-Phase ist charakterisiert durch: schnelle Augenbewegungen, Tonusverlust der Willkürmuskulatur, Erektionen des Penis. Während der REM-Phasen findet vorwiegend das Träumen statt (Traumphasen), und zwar mit visuellen und szenenhaften Trauminhalten. Im Non-REM-Schlaf (orthodoxer Schlaf) können auch einzelne Träume auftreten, aber mit eher gedanklichem als sensorischem Inhalt. Dauer der Traumphasen 10–40 min. Störungen dieses physiologischen Schlafmusters erzeugen Mangelzustände. *Schlafentzug* führt in der Erholungsnacht zu vermehrtem Non-REM-Schlaf. *Selektiver Schlafentzug* durch Wecken während der REM-Phasen führt zum Nachholen der entzogenen Schlafphase in der Erholungsnacht.

Bedeutung des Traumes: In der psychoanalytischen Lehre haben Schlaf und Traum eine Schutzfunktion für das Ich, da im Traum Triebimpulse verwirklicht werden können, die im Wachzustand angstauslösend wären. Der manifeste Traum hat also die Funktion, Triebwünsche (sexuelle und aggressive) zu realisieren, allerdings oft nur indirekt, angedeutet oder symbolisch (Traumarbeit), weil die intrapsychischen Kontrollinstanzen (Zensur) unerwünschte Impulse bis in den Traum hinein in Schach halten. Bei völlig unkontrollierter und ungehemmter Triebverwirklichung im Traum könnte der Schlafzustand selbst durch Erwachen unterbrochen werden. Der Traum ist somit also «Hüter des Schlafes» (Freud).

Das Schlaf-Wach-Verhalten ist ein wichtiges Beispiel für *Biorhythmik* mit zirkadianer Periodik. Ein innerer Schrittmacherzyklus (rhythmische Aktivitätsveränderungen hypothalamischer Zentren und von Teilen des aufsteigenden retikulären Systems) gewährleistet die Bereitschaft zum Übergang vom Wachen in den Schlaf und umgekehrt. Das Schlafmuster selbst zeigt zudem eine innere biorhythmische Periodik der Schlafphasen, für die offenbar die biogenen Amine Serotonin und Noradrenalin verantwortlich sind.

4.5. Biopsychologische Rhythmen

Organismische Systeme (Pflanzen und Tiere) weisen in vielen Funktionen eine *Periodizität* (Rhythmik) auf, die Gegenstand der Chronobiologie ist. Biorhythmische Vorgänge werden erst in jüngerer Zeit stärker beachtet, nachdem das Interesse lange ausschliesslich der *Homöostase* organismischer Systeme galt, das heisst der *Regelung* biologischer Grössen auf einen bestimmten Sollwert (Führungsgrösse) hin, um das innere Milieu (Elektrolyte im Blutserum, Blutzuckerkonzentration, Körpertemperatur) innerhalb gewisser Grenzen konstant zu halten. Die Regelung erfolgt dabei durch Rückkoppelungssysteme in Regelkreisen und kann aperiodisch oder periodisch gedämpft erfolgen (vgl. pp. 42, 162f.). Die Periodik biorhythmischer Abläufe ist dagegen eine spontane Rhythmik.

Beispiele für Biorhythmen sind die Spontanaktivität des Zentralnervensystems, wie sie sich in seiner bioelektrischen Aktivität (EEG) äussert, die periodischen Herzkontraktionen, monatlicher Menstruationszyklus, täglicher Leberglykogenzyklus, Schlaf-Wach-Verhalten, periodische Schwankungen der Körpertemperatur, Peristaltik des Magen-Darm-Traktes.

Es wird ein *innerer Zeitgeber* oder Oszillator («biologische Uhr») vermutet, der die spontane Biorhythmik garantiert, der aber seiner

Natur nach noch unbekannt ist. Vielleicht spielt hier die fortwährende Reproduktion zirkulärer Desoxyribonukleinsäure eine Rolle.

Eine wesentliche Frage ist, wie biologische Oszillatoren mit oszillierenden Vorgängen der Umwelt (Tag-Nacht-Rhythmus, lunare und jahreszeitliche Zyklen) synchronisiert werden. *Äussere Zeitgeber,* die für die Synchronisation (zeitliche Anpassung) bedeutungsvoll sind: der tägliche Lichtzyklus (trotz veränderlicher Dunkelperiode während der Abend- und Morgendämmerung), Umwelttemperatur, elektrostatische und magnetische Felder, Luftionisation. Auch im sozialen Umfeld erlernte Faktoren wirken als Zeitgeber, können aber auch biologische Rhythmen stören (vgl. Nachtarbeit).

Zirkadiane Rhythmen haben eine 24-Stunden-Periodik: Körpertemperatur, Schlaf-Wach-Zyklus. Der frei laufende, spontane Tagesrhythmus (bei Experimenten ohne äussere Zeitgeber, z.B. in Bunkern) pendelt sich auf Phasen zwischen 16 und 30 h, zumeist auf 25 h ein, individuell mit auffallender Konstanz. Zeitgeber wirken nur dann synchronisierend, wenn ihre Antriebsperiodik innerhalb des spontanen zirkadianen Frequenzbereiches (Mitnahmebereich) liegt. Äussere Zeitgeber führen auch (bei Flugreisen) zur Phasenberichtigung, und zwar im Sinne einer Anpassung der Phasen an die zirkadianen Hell-Dunkel-Phasen. Im interkontinentalen Flugverkehr ist jedoch *Resynchronisation* erforderlich, die bis zu 1 Woche dauern kann. Die individuelle zirkadiane Frequenz ist relativ unabhängig von Temperatur, Pharmaka und Drogen.

Ultradiane Rhythmen haben meist eine Periodik von etwa 90 min.: Magenmotilität, Hormonsekretion, biologisch motiviertes Verhalten wie Essen und Trinken.

Lunare und jahreszeitliche Biorhythmen finden sich beispielsweise im Fortpflanzungszyklus und damit in der Paarungsaktivität vieler Tierarten.

Auch im *psychischen Bereich* findet sich vielfach eine Biorhythmik: Das Schlaf-Wach-Verhalten zeigt sowohl eine zirkadiane Rhythmik als auch eine innere Periodik mit Wechsel zwischen REM-Schlaf und Non-REM-Schlaf (vielleicht entsprechend einem ultradianen Rhythmus). Weitere Beispiele sind: periodische Schwankungen von Aktivierung, Leistungsfähigkeit, Leistungsbereitschaft, Stimmung und vitaler Spannkraft (Morgen- und Abendmenschen); längerphasige Stimmungsschwankungen, zum Beispiel im Zusammenhang mit dem Menstruationszyklus.

Medizinische Bedeutsamkeit: Manche psychosomatischen Beschwerden (Bronchialasthma, Migräne usw.) können periodisch auftreten, ebenso aber auch rein somatische Beschwerdebilder (Gelenkschmerzen, gelegentlich in regelmässigem Wechsel an unterschiedlichen Gelenken). Die Ansprechbarkeit auf viele Medikamente ändert sich rhythmisch; andere Medikamente (Lithium, trizyklische Antidepressiva) beeinflussen die innere Rhythmik. Manche psychische Störungen treten periodisch oder in bevorzugten Jahreszeiten auf: Depressionen, manisch-depressive Zustände, periodische Psychosen, jahreszeitliche Häufung von Selbstmorden. Bei endogenen Depressionen finden sich häufig Tagesschwankungen von Stimmung, Lebensgefühl und Antrieb sowie Störungen der Schlafrhythmik, vermehrte REM-Phasen, verkürzte REM-Latenz (frühes Auftreten des REM-Schlafes), verringerter Tiefschlaf. Schlafstörungen lassen sich überhaupt als Störung eines biorhythmischen Verhaltensmusters auffassen und nach der unterschiedlichen Störung des inneren Schlafrhythmus differenzieren. Viele Schlafmittel ebenso wie Alkohol verändern das physiologische Schlafmuster durch Unterdrückung von REM-Phasen.

4.6. Emotionales Verhalten

Emotionen sind hochkomplexe Phänomene mit neurophysiologischen, motorisch-expressiven, erlebnishaften, kognitiven und verhaltenswirksamen Komponenten. Die unterschiedlichen theoretischen Ansätze und Auffassungen versuchen diesen verschiedenen Aspekten gerecht zu werden; ein einheitliches oder alle Aspekte integrierendes emotionspsychologisches Konzept gibt es bis heute nicht.

Als *Affekte* bezeichnen wir kurzdauernde Gefühlszustände wie Angst, Ärger, Wut, zu denen es unter bestimmten auslösenden Bedingungen kommt. Hier spielen psychophysiologische Vorgänge (Erregung, Aktivierung) sowie Tendenzen zu einer Verhaltensausrichtung (Annäherungs-, Flucht-, Kampfverhalten) eine besondere Rolle.

Gefühle sind dagegen länger anhaltende, stabilere Emotionen (Sympathie, Liebe, Hass, Eifersucht); sie sind aber – ähnlich wie Affekte – noch relativ abgegrenzt, gerichtet und mit kognitiven Bewertungen von Situationen, Ereignissen und Personen verknüpft.

Dagegen sind *Stimmungen* eher diffuse, ungerichtete Gestimmtheiten, die das Verhalten und Erleben färben. Stimmungen können leibbezogen erlebt werden (vitale Gestimmtheit), so im Sinne von vitaler Freudigkeit und Frische oder aber vitaler Unlust und Erschöpfung, oder sie stellen eine Grundstimmung ohne diese Leibnähe dar: Heiterkeit, Missmut, Ängstlichkeit. Diese Unterscheidung ist bei Depressionen wichtig. Die introspektiv wahrgenommene emotionale Befindlichkeit kann mittels subjektiver Schätzskalen skaliert werden (z.B. Depressionsskala nach v. Zerssen). Die Terminologie der Affektzustände ist jedoch nicht einheitlich. *Taxonomien des Affektverhaltens* versuchen beispielsweise, fundamentale Emotionen aufgrund des Ausdrucksverhaltens zu unterscheiden. Ein anderes Verhaltenskorrelat affektiver Zustände ist die Psychomotorik (z.B. schwungvoll oder schleppend).

Nach ihrer zeitlichen Abfolge unterscheiden wir die *primäre Affektreaktion* als kurzdauernde und oft heftige unmittelbare Antwort von der nachfolgenden *sekundären Affektreaktion:* z.B. Entspannung nach primärer freudiger Erregung, Apathie nach unmittelbarer Schreckreaktion. Die sekundäre Affektreaktion ist von der primären also oft qualitativ verschieden.

Physiologische Korrelate, Problem der Spezifizität. Starke Affekte haben *somatische Begleiterscheinungen,* wie jeder aus der Alltagserfahrung weiss: Erbleichen, Erröten, Schweissausbruch, Pulsbeschleunigung, Mundtrockenheit, Harndrang, Stuhldrang. Diese Veränderungen kommen über das autonome (vegetative) Nervensystem aufgrund einer allgemeinen Aktivierung zustande.

Sympathische Erregung (adrenergische oder ergotrope Erregung) führt zu Beschleunigung von Herztätigkeit und Atmung, vermehrter Muskeldurchblutung, Blutzuckererhöhung, Mobilisierung der Glykogenspeicher der Leber. *Parasympathische Erregung* (cholinergische oder trophotrope Erregung) führt zu Verlangsamung von Herzaktivität und Atmung, zu Erbrechen und vagovasalem Kollaps. Beide Systeme des vegetativen Nervensystems sind nicht streng antagonistisch, wie früher angenommen wurde. So kann es in organismischen Teilsystemen zu einer differenten vegetativen Reaktion kommen: Angst kann gleichzeitig zu Puls- und Atmungsbeschleunigung (sympathikoton) und auch zu Harndrang und Erbrechen (vagoton) führen. Die vegetativ-autonome Erregung bei Affektzuständen ist auch eng mit der Funktion endokriner Drüsen verbunden.

Die Frage nach der *Spezifizität* und der exakten Unterscheidbarkeit von Affekten, etwa aufgrund der physiologischen Korrelate, ist bis heute umstritten, obwohl unsere Sprache über sehr viele Bezeichnungen für unterschiedliche Gefühls- und Affektzustände verfügt und jeder glaubt, diese Affekte im subjektiven Erleben und durch Introspektion bei sich unterscheiden zu können.

Die Hypothese *spezifischer physiologischer Reaktionsmuster* bei Affekten stützt sich auf die Beobachtung, dass Furcht und Ärger zu unterschiedlicher Ausscheidung von Noradrenalin bzw. Adrenalin führen. Dabei bleibt jedoch fraglich, ob auslösende Reize und affektive Antworten und die Ausscheidungsraten von Adrenalin bzw. Noradrenalin jeweils als äquivalent zu betrachten sind.

Von der Spezifizität der Affekte geht auch die psychosomatische Schule von Alexander bei der Erklärung psychosomatischer Krankheiten aus: Jeder emotionale Zustand habe sein eigenes physiologisches Syndrom. Man nimmt heute an, dass Affekte zwar physiologische Korrelate haben, dass aber eine strenge Zuordnung eines Affektes zu einer bestimmten physiologischen Reaktion nicht möglich ist. Eher finden sich intraindividuell relativ stabile physiologische Reaktionsmuster bei den verschiedenen Affektzuständen.

Gefühlstheorien. Die klassischen Gefühlstheorien messen den peripheren physiologischen Reaktionen und ihrer Wahrnehmung einerseits, der zentralnervösen Steuerung der Affektzustände andererseits unterschiedliches Gewicht bei.

James-Lange-Theorie der Gefühle (1890). Dem erregenden Ereignis folgen spezifische körperliche Veränderungen, und erst die Rückmeldung und Wahrnehmung dieser physiologischen Reaktionen der Peripherie sind die eigentliche Emotion. Übertrieben: «Wir sind traurig, weil wir weinen». Diese Theorie vernachlässigt die seelische Eigenständigkeit des Emotionalen, von Bedeutung bleibt jedoch das Prinzip der Rückmeldung peripherer Reaktionen.

So sind sexuelle Gefühle in ihrer Intensität stark abhängig vom Empfinden der peripheren Durchblutung, der Erektion, Lubrikation und der rhythmischen Muskelaktivität im Orgasmus.

Andererseits können Angstzustände durch körperliche Entspannungstechniken (autogenes Training, Biofeedback) und damit über die Rückmeldung der «beruhigten» Peripherie gemildert werden.

Bard-Cannon-Gefühlstheorie: Sie geht von der zentralnervösen Steuerung affektiver Zustände aus. Die eigentlichen emotionalen Verhaltensmuster sind als affektive Schemata im Thalamus angelegt;

vegetative Begleiterscheinungen und das Ausdrucksverhalten werden von hypothalamischen Steuerungszentren aus angeregt. Erregung bzw. Hemmung der thalamischen emotionalen Schemata erfolgt von der Grosshirnrinde aus; es gibt aber auch rückläufige Verbindungen zum Kortex, so dass die erlebnismässige Repräsentation der Affekte und ihre Integration in das Gesamterleben gewährleistet ist.

Die Bedeutung des *Zentralnervensystems* für das *Affektverhalten* wird in vielen Tierversuchen deutlich.

Bei der Katze kommt es nach Abtragen der Grosshirnrinde sowie nach zusätzlichem Entfernen des Thalamus zu leichter auslösbaren Wutzuständen, die jedoch flüchtig und in das Gesamtverhalten nicht mehr integriert sind und eine geringere Anpassung an die Situation zeigen – *Pseudowut*. Im Hypothalamus und im limbischen System der Ratte konnten *Pleasure centers* festgestellt werden, deren Reizung zu einem angenehmen Gefühlszustand führt. Diese Zentren stellen im Zusammenhang mit biologischen Antrieben wie Hunger, Durst, Sexualität offenbar begleitende Lustgefühle sicher, die als Belohnung des gezeigten Triebverhaltens wirken. Ratten, die die elektrische Selbststimulation der Pleasure centers (durch Hebeldruck) erlernt haben, wiederholen diese bis zu 5000mal in der Stunde, und zwar unter Vernachlässigung der Nahrungsaufnahme und bis zur Erschöpfung (Olds). Durch elektrische Reizung ausgelöste affektive Zustände sind *konditionierbar:* Bei der Katze kann durch Reizung einer bestimmten hypothalamischen Region Angst ausgelöst werden; nach wiederholter Kopplung der Reizung mit einem neutralen Sinnesreiz genügt dieser allein, um den Angstzustand auszulösen.

Das *limbische System* hat wichtige Funktionen für die Affektbetonung und die realitätsgerechte Modulation arterhaltender Verhaltensweisen: Angst- und Fluchtverhalten, Aggression, Bewegungsdrang, Sexualität, Fressverhalten.

Nach Reiz- oder Ausschaltungsversuchen können sich solche Verhaltensweisen in elementarer Weise verändern: Leerlaufende Leck- und Schluckbewegungen oder Kopulationsbewegungen.

Die *kognitive Emotionstheorie* (Schachter und Singer) ist heute führend. Sie ist gegenüber den klassischen Gefühlstheorien eine stark psychologisch orientierte Theorie. Die physiologischen Reaktionsmuster bei Affekten, die subjektiv wahrgenommene Erregung (die auch experimentell durch Adrenalininjektion erzeugt werden kann) und das damit gegebene aktuelle Befinden sind *unspezifisch*. Erst die *kognitive Bewertung* der auslösenden Situation führt zum Erleben und zum Beschreiben dieser Befindlichkeit als Emotion: Angegriffensein führt zur Deutung der Erregung als Ärger, Bedrohtsein zur Deutung als Furcht, eine Silvesterparty zur Deutung als Ausgelassenheit und Freude. Fehlen situative Anlässe und Kognitionen völlig, so wird die physiologische Erregung überhaupt nicht als Affekt gedeutet. Zur unspezifischen Erregung muss also die spezifische kognitive Erfassung und Bewertung der auslösenden Situation hinzukommen: Es handelt sich damit um eine *Zweifaktorentheorie.*

Wird im Experiment Versuchspersonen unwissentlich Adrenalin injiziert, so kommt es zu einem unspezifischen physiologischen Erregungszustand. Dieser wird der Substanz als Nebenwirkung kausal zugeschrieben (kausale Attribution), wenn eine entsprechende Instruktion erfolgte. Die Versuchspersonen erleben die Erregung dagegen als Ärger oder Euphorie, wenn diese Emotionen gezielt induziert werden.

Die *Gefühlstheorie von Arnold-Lindsley* nimmt spezifische Emotionen an; sie bezieht sonst aber gleichfalls eine Bewertung und Stellungnahme ein. Diese wird allerdings mehr neurophysiologisch verstanden: Emotionale Reize werden auf kortikalem Niveau kognitiv bewertet (kortikale Emotionssteuerung), ehe es über Thalamus-Hypothalamus zur spezifischen emotionalen Erregung kommt. Die damit ausgelöste periphere Affektreaktion wird rückgemeldet und gleichfalls einer Bewertung unterzogen. Erst damit ist das Emotionsgeschehen komplett.

Verhaltenswirksamkeit. Affekte und Emotionen sind stark *verhaltenswirksam:* Sie wirken fördernd oder hemmend auf Verhaltensrichtungen, oder sie bestimmen überhaupt Verhaltensausrichtungen im Sinne des *Aufsuchens* oder *Vermeidens.* Hier deutet sich eine Dichotomie im Sinne eines *Lust-Unlust-Momentes* an, und zwar als funktionale Grundtendenz positiver bzw. negativer Affekte oder auch als allgemeinere Dimension, auf der einfachere Gefühle variieren. Zugleich ist damit eine bestimmte Aktionsbereitschaft gegenüber der auslösenden Situation gemeint: Lust signalisiert Willkommensein (Attraktionstendenz), Unlust dagegen Abweisung (Repulsionstendenz).

Das Lust-Unlust-Moment spielt in der Psychoanalyse eine wichtige Rolle. Dabei wird das *Lustprinzip* (wie es Freud verkürzend nennt) als organismisch begründetes motivationales Moment verstanden, das auf Lustgewinn und Unlustvermeidung gerichtet ist, im Laufe der individuellen Entwicklung aber zunehmend mit dem Anspruch der Realität *(Realitätsprinzip)* in Konkurrenz tritt.

4.7. Angst

Der Angst kommt psychologisch besondere Bedeutung zu. Angst und Furcht sind keine fest umrissene Einheit in Erleben und Verhalten, sondern bedeuten ein Geflecht verschiedenartiger Reaktionen und Verhaltensweisen.

Unter *Angst* verstehen wir zunächst eine emotionale Reaktion auf wahrgenommene *Gefahrensignale.* Diese Gefahrensignale können äusserlich aber auch innerlich sein: Angst bei lebensbedrohenden Krankheiten oder bedrohlichen Symptomen (z.B. auf einen Herzinfarkt hinweisend). Für die Angstauslösung sind somit Wahrnehmung und Bewertung der angstauslösenden Situation von besonderer Bedeutung. Aber auch die *Erwartung* von Gefahrensituationen bzw. Signalen, die einen Hinweis auf erst später eintretende Gefahren geben, sind bei der Auslösung von Angst von Bedeutung. Angst und Furcht sind zugleich aber auch sehr stark wirksame Motive: Sie führen zu *Flucht*- oder *Vermeidungsverhalten.* Eine Angstreaktion bedeutet also nicht nur physiologische Erregung und die kognitive Erfassung des Bedrohtseins, sondern zugleich auch eine bestimmte Verhaltensbereitschaft. Während einer Angstreaktion kommt es gleichzeitig zu einer *Hemmungsreaktion,* welche die ängstliche Erregung moduliert und hemmt und damit einen Schutz vor extremer Stimulation gibt: Zwei-Prozess-Theorie (Epstein).

Vermeidungsverhalten infolge Angst ist im ärztlichen Bereich sehr verbreitet. Wer besondere Angst vor Entdeckung eines Krebses hat, geht nicht zur Krebsvorsorgeuntersuchung (daher vermutlich die geringe Inanspruchnahme der Vorsorgeeinrichtungen). Wer Angst vor Schmerzen hat, vermeidet es, zum Arzt, besonders zum Zahnarzt, zu gehen.

Man unterscheidet oft *Angst* und *Furcht.* Furcht gilt als objektbezogen, Angst als objektlos. Furcht ist mehr auf konkrete Objekte und Situationen bezogen, die als Gefahrenquelle eindeutig zu erkennen sind. Angst ist dagegen eher «freiflottierend»; sie tritt eher in mehrdeutigen Situationen auf. Angst wird auch als ungerichtete Aktivierung angesichts von Gefahr definiert, Furcht dagegen als Vermeidungsmotiv, das Flucht- und Vermeidungsverhalten in Gang setzt.

Den *Angstzustand* als aktuelles Geschehen (state) müssen wir von der *Angstbereitschaft* eines Menschen im Sinne einer überdauernden Eigenschaft (trait), also von seiner *Ängstlichkeit,* unterscheiden. Je ängstlicher jemand ist, um so mehr Situationen empfindet er als bedrohlich und mit um so stärkerer Angst reagiert er. Darüber hinaus gibt es Menschen, die Gefahrenzeichen bevorzugt wahrnehmen, andere, die ihre Wahrnehmung eher unterdrücken (Sensibilisierung bzw. Vermeidung, s. pp. 49, 129).

Angstanlässe können *erlernt* werden. So können Angstreaktionen auf neutrale Reize konditioniert werden, die an sich nicht angstauslösend sind. Dieses ist für das Verständnis der Angstneurosen wichtig, ebenso aber auch die *Generalisierung* von Angstreaktionen: die Übertragung von Angstreaktionen auf ähnliche auslösende Reize. Bei Angstneurosen bzw. Phobien (objekt- oder situationsbezogene panische Ängste) haben Ängste den Charakter von *Krankheitssymptomen.* – *Lernpsychologisch* spielt Angst auch sonst eine besondere Rolle. Handlungsfolgen, die Angst auslösen, wirken im Sinne einer Bestrafung und damit verhaltensreduzierend. Die Beseitigung von Angst wirkt dagegen als Belohnung und verstärkt das angstreduzierende Verhalten (vgl. Kap. 7).

Manche Medikamente, Drogen und Alkohol haben eine angstreduzierende Wirkung (z.B. das Antrinken von Mut), so dass es bei gefährdeten Menschen zu einer Verstärkung der Einnahme solcher Substanzen und damit zum Missbrauch kommen kann.

Operationsangst, die Angst vor chirurgischen Eingriffen, ist meist eine Angst vor dem Aussetzen des Bewusstseins, weil dieses den Verlust der eigenen Kontrolle bedeutet. Darüber hinaus werden grössere Operationen als existenzbedrohend empfunden (Konfrontation mit dem Tode). Das Ausmass der Operationsangst korreliert jedoch nicht mit der Schwere des Eingriffs.

Auch in der inneren *Konfliktdynamik,* wie sie die psychoanalytische Lehre beschreibt, hat Angst eine wichtige motivationale Funktion. Ausser auf reale äussere Gefahren (Realangst) kann Angst auch auf innere (psychische) Gefahrenmomente bezogen sein (neurotische Angst): Angst vor Durchbrechen unerwünschter Triebimpulse, Angst vor Ichverlust beim Geschlechtsverkehr. Zur Angstbewältigung setzt das Ich bestimmte Abwehrmechanismen ein, z.B. die Verdrängung ins Unbewusste. Bei unzureichender Verdrängung kann es zu neurotischen *Symptomen* kommen, die gleichfalls die Funktion haben, Angst zu binden. Dies wirkt sich als negative Verstärkung des Symptoms aus, daher erklärt sich u.a. die Tendenz zur Chronifizierung neurotischer Symptombildungen (vgl. Kap. 10.6).

Angstanaloges Verhalten gibt es als angeborene Verhaltensbereitschaft bei allen höheren Tieren. Angstreaktionen sind auch hier durch Lernprozesse beeinflussbar. So ist auch die Fluchtdistanz (kritische Distanz zum Feind, deren Überschreitung Fluchtverhalten auslöst) eine erlernte Komponente der Angstreaktion. Möglicherweise gibt es auch eine angeborene *Appetenz* nach angstauslösenden Situationen: Fluchtspiele bei Jungtieren und Kindern, Ausübung risikobehafteter Sportarten. Die Angstbereitschaft hat eine *genetische Determinante:* Es lassen sich Rattenstämme mit vermehrter Angstbereitschaft reinerbig züchten. Eysenck vermutet neben neurotisierenden Lernprozessen eine ererbte Angstbereitschaft (Neurotizismus) als wesentliche Grundlage von Neurosen. Bei eineiigen Zwillingen fand sich eine hohe Konkordanz für Ängstlichkeit gegenüber zweieiigen: 65% gegenüber 13% (Slater und Shields). Fraglich bleibt hier jedoch der elterliche Einfluss auf die Angstbereitschaft.

4.8. Schmerz

Schmerzen sind einer der wichtigsten Anlässe, einen Arzt aufzusuchen, und für den Arzt bedeutet die Beseitigung oder Linderung von Schmerzen – neben Heilung und Wiederherstellung gestörter Körperfunktionen – eine vordringliche Aufgabe. Medizinisch bedeutsam ist, dass viele schwere Krankheiten erst spät oder gar nicht mit Schmerzen verbunden sind, so dass ein wichtiges Warnsignal für den Kranken fehlt und er oft zu spät zum Arzt geht (Krebserkrankungen, Bluthochdruck, Zuckerkrankheit). Der Aufschwung der Chirurgie seit dem letzten Jahrhundert ist einerseits der Asepsis, anderseits der wirksamen Schmerzbekämpfung und besonders der Entwicklung leistungsfähiger Narkose- und Anästhesietechniken zu verdanken.

Subjektive Komponenten. Schmerz kann man ansehen als sensorische Qualität oder als ein Körpergefühl, das eine vorhandene oder drohende Gewebsschädigung signalisiert: Die *Schmerzempfindung* hat *Signalcharakter.* Sie hat darüber hinaus eine stark *unlustbetonte affektive Komponente* und ist mit einem *Flucht- oder Vermeidungsverhalten* verbunden:

Reflektorisches Zurückziehen der Hand vor der heissen Kochplatte, Schonhaltungen und Hinken zwecks Schmerzvermeidung.

Diese Auffassung im Sinne eines einfachen Reiz-Reaktion-Schemas ist aber unzureichend. Die Stärke des *erlebten Schmerzes* korreliert nicht mit dem Umfang der Gewebsschädigung, und die erlebte Schmerzintensität steigt nicht linear mit dem Ausmass der Schmerzreizung an, sondern überproportional. Bedeutsam ist die *subjektive Bewertung* der zugrundeliegenden Verletzung:

Von ernsthaft verwundeten Soldaten verlangten nur 15% ein Analgetikum; nach Operationen von vergleichbarer Schwere verlangten dagegen 80% der Zivilpatienten ein Schmerzmittel (Beecher).

Ausserdem gibt es Schmerzen ohne peripheren Reiz bzw. ohne periphere Schädigung: zentrale Schmerzen, psychogen verursachte Schmerzen, Schmerzen als Begleiterscheinung von Depressionen. Ferner gibt es persistierende Schmerzen, nachdem die Gewebsschädigung längst abgeheilt ist. Zum Schmerz-Erleben gehören deshalb immer subjektive Bewertung und psychische Verarbeitung; diese *psychische Komponente* bestimmt weitgehend die empfundene Schmerzintensität, sie wird anderseits begrenzt durch die subjektive *Verbindlichkeit* eines Schmerzes. Diese Verbindlichkeit ist beim Kolikschmerz am höchsten, die psychische Überformung des Schmerz-Erlebens ist hier am geringsten. Während Magen- und Herzschmerzen schon eine geringere Verbindlichkeit haben, ist diese bei Gelenk- und Kopfschmerzen am geringsten: Das Schmerzgefühl hängt hier am stärksten von subjektiven Faktoren ab. Häufig werden auch diffuse Unlustempfindungen oder auch beliebige aversive Reize als Schmerz erlebt und bezeichnet; dies ist vor allem dann zu bedenken, wenn sich bei einem Patienten keine objektiven «Ursachen» eines berichteten Schmerzes nachweisen lassen. Schmerz ist überhaupt ein Phänomen, das objektiv weder nachweisbar noch widerlegbar ist.

Spontaner (pathologischer) *Schmerz,* der durch Verletzung oder Krankheit bedingt ist, und *experimenteller Schmerz* sind nicht gleichzusetzen: Experimenteller Schmerz spricht auf Morphin schlechter an als krankheitsbedingter, vermutlich weil bei letzterem die Angstkomponente ausgeprägter ist (Beecher).

Schwellen. Die *Schmerzschwelle* bedeutet eine eben wahrnehmbare Schmerzempfindung. Diese Wahrnehmungsschwelle ist psychologisch wenig bedeutsam und wird heute vielfach vom Konzept einer *Entdeckungsschwelle* oder Beantwortungsschwelle abgelöst. Wenn sich eine Schmerzempfindung von der Hintergrundaktivität (Rauschen) ausreichend abhebt, so ist die Wahrscheinlichkeit gross, dass sie als Schmerz erkannt und beantwortet wird. Neben dieser Trennschärfe ist ein *Entscheidungskriterium* wichtig: ob eine Empfindung als Schmerzsignal aufgefasst und beantwortet oder aber dem Rauschen zugeordnet und damit als irrelevant erlebt wird. Dieses Entscheidungskriterium hängt weitgehend von psychischen Faktoren wie der Erwartung eines Schmerzes ab. Die *Signalentdeckungstheorie* ist jedoch nur bei geringergradigen Schmerzzuständen anwendbar, nicht aber bei Schmerzen mit primär hoher Intensität und Verbindlichkeit (z.B. Gallen- oder Nierenkolik).

Von der Schmerzschwelle zu unterscheiden ist die *Schmerztoleranz* eines Menschen, welche ausschlaggebend dafür ist, ob ein Schmerz noch erträglich ist. Man kann sie als obere Grenze definieren, bei der Versuchspersonen ein Schmerzexperiment abbrechen. Die Schmerztoleranz ist aber mit der Toleranz gegenüber einem unerträglichen klinischen Schmerz nicht gleichzusetzen, da hier die erlebte Intensität – u.a. wegen der Angstkomponente – viel grösser ist. Dennoch ist das Konzept der Schmerztoleranz klinisch wichtiger als das der Schmerzschwellen, u.a. auch im Hinblick auf die Ansprechbarkeit auf Analgetika.

Einflussvariablen. Das Schmerz-Erleben hängt von verschiedenen *psychischen Variablen* ab:

Die *kognitive Bewertung,* die vor allem den Bedrohungsaspekt der Verletzung oder Erkrankung erfasst.

Die *kausale Zuschreibung* (Attribution) des Schmerzes: Wird eine Schmerzempfindung eher der Nebenwirkung eines Medikamentes als einem experimentell gesetzten Schmerzreiz zugeordnet, so werden 4mal stärkere Schmerzreize toleriert.

Die *Kontrollorientierung:* Versuchspersonen, die das Ertragen eines Schmerzes eigener Bemühung zuschreiben (internale Kontrollorientierung), ertragen höhere Reizstärken und sind weniger hilflos als solche, die ihre Schmerztoleranz dem verabfolgten Medikament zuschreiben (externale Kontrollorientierung).

Bei der Wahrnehmung von Schmerzreizen spielt auch die *Persönlichkeit* eine Rolle, so die Neigung zur Unterdrückung oder Sensibilisierung gegenüber Schmerzreizen (vgl. pp. 49, 66, 129). Bei narzisstischen Persönlichkeiten kann es zur psychischen Verstärkung des Schmerzgefühls dadurch kommen, dass jeder Schmerz eine Kränkung bedeutet. Verstärkend wirkt sich auch aus, wenn Schmerz-Erleben und Ausdrucksverhalten durch einen *Appell auf Hilfe* an den Arzt überformt werden.

Das Schmerzverhalten unterliegt wie jedes andere Verhalten *Lernprozessen.* Es ist nicht nur eine Reaktion auf Schmerzreize, sondern es kann auch von seinen Konsequenzen her beeinflusst und verändert werden. So kann Schmerzreaktion durch kontingente Belohnungen verstärkt oder aufrechterhalten werden: durch Schonung, Aufmerksamkeit und Zuwendung der Umwelt, Krankschreibung, Schmerzensgeld, Rente, Gabe von Analgetika (besonders bei der Verordnung: «nach Bedarf zu nehmen»).

Spezielle Schmerzprobleme. *Akuter Schmerz und chronischer Schmerz* haben oft unterschiedliche Merkmale: Akuter Schmerz ist eher auf eine akute Gewebsläsion bezogen und mit Angst verbunden; bei chronischem Schmerz, insbesondere durch langwierige Krankheitsprozesse (Karzinom, rheumatische Erkrankungen), tritt das Erleben von Frustration und Hilflosigkeit stärker hervor.

Der *Geburtsschmerz* (infolge Wehentätigkeit und Dehnung des Gewebes) wurde vielfach untersucht, und es wurden pragmatisch gerichtete Methoden der Psychoprophylaxe entwickelt. Dick-Read stellt ein Angst-Spannung-Schmerz-Syndrom heraus, dem mit progressiver Muskelentspannung, speziellen Atemtechniken und Information über Wehen und Geburtsvorgang begegnet wird. Systematische, kontrollierte und an Konzepten der Schmerzpsychologie orientierte Untersuchungen zum Geburtsschmerz fehlen aber noch fast vollständig.

Ein spezielles Schmerzphänomen ist der *Phantomschmerz.* Nach Amputation einer Gliedmasse wird oft über lange Zeit die Empfindung des unveränderten Körperganzen (Körperraumbild) beibehalten, statt dass es zu einer Reorganisierung der Körperwahrnehmung kommt: Die amputierte Extremität wird so empfunden, als ob sie noch vorhanden sei (Phantomglied). Auch die frühere *Körperorientierung* (Körperschema) wird dabei oft beibehalten, so dass ein Beinamputierter hinstürzen kann, weil er in seinen Bewegungsentwurf immer noch das amputierte Bein mit einbezieht und damit vermeintlich auftritt. Schmerzzustände im Phantomglied nennt man Phantomschmerz. Für seine Entwicklung spielen psychische Momente (unter anderem ein nicht bewältigtes «Trauern» um den Verlust der Gliedmasse) eine dominierende Rolle. Davon zu unterscheiden sind Stumpfschmerzen (infolge eines Neurinoms) und Kausalgien (Brennschmerz nach Schussverletzung eines peripheren Nervs).

Schmerzbekämpfung und -modifikation. Schmerz wird mittels Analgetika, teilweise auch Neuroleptika, bei Operationen vorwiegend mittels Narkotika bekämpft. Wirksam sind aber auch *suggestive Methoden* (Hypnose, autogenes Training); bei schwersten chronischen oder sonst schwer bekämpfbaren Schmerzen auch gezielte *stereotaktische Eingriffe* am Gehirn (Thalamotomie): Der Kranke hat dann zwar noch die Schmerzempfindung, aber ohne die stark unlustbetonte affektive Komponente.

Unter *Plazebowirkung* verstehen wir die objektive und subjektive Wirksamkeit von Substanzen, die pharmakodynamisch an sich ohne reproduzierbare Wirkung sind. Bei der Schmerzbekämpfung sind Plazebos Mittel, die an sich keine analgetische Wirkung haben und dennoch schmerzlindernd sind. Neben positiven Effekten gibt es auch negative Wirkungen von Plazebos: psychisch bedingte Nebenwirkungen eines Medikamentes wie Libidoeinbusse nach Einnahme eines Ovulationshemmers, Nebenwirkungen, die erst nach Lesen des Beipackzettels auftreten. Plazebowirkungen sind bei 35% der Patienten mit Schmerzzuständen nachweisbar.

Bei der *Erprobung* neuer Medikamente ist deshalb nicht nur der einfache Blindversuch (Patient weiss nicht, ob er die wirksame oder die unwirksame Substanz erhält) erforderlich, sondern der *doppelte Blindversuch* (Arzt und Patient wissen nicht, ob Verum oder Plazebo verabreicht wurde; vgl. p. 24).

Die Plazebowirkung eines Medikamentes hängt vor allem von nachstehenden Faktoren ab.

Art der Krankheit: Ein Plazebo wirkt bei nichtmigränoidem Kopfschmerz besser als bei Migräne.

Persönlichkeit des Kranken: bessere Plazebowirkung bei ängstlichen, abhängigen, konservativen und kooperationswilligen Patienten; geringere oder keine Wirkung bei misstrauischen, starren Persönlichkeiten.

Art des Plazebos: Gelatinekapseln sind als «Schlafmittel» wirksamer als Tabletten und Lösungen; gefärbte und bitter schmeckende Präparate sind wirksamer als farb- und geschmacklose.

Einstellung des Arztes, Arzt-Patient-Beziehung: Je glaubwürdiger der Arzt eine positive Erwartung weckt, je mehr er selbst von der Wirksamkeit der Substanz überzeugt ist, desto besser ist der Plazeboeffekt.

Der Einfluss der Persönlichkeit des Arztes auf Plazebowirkungen und andere Therapiemassnahmen ist noch nicht ausreichend systematisch untersucht. Balint spricht im Hinblick auf die therapeutische Wirkung der Persönlichkeit des Arztes von der «Droge Arzt»: Der Arzt stellt sich auf die vom Kranken bewusst oder unbewusst signalisierten Erwartungen und Angebote unbewusst ein und signalisiert seinerseits Erwartungen, z.B. bezüglich der Wirksamkeit eines Medikamentes. Die Plazebowirkung wird möglicherweise durch Allmachtsvorstellungen, die der Patient vom Arzt hat, verstärkt. Beeinflusst wird durch das Plazebo nicht die eigentliche sensorische Schmerzwahrnehmung, sondern eher die Bereitschaft, die aversive Empfindung als Schmerz zu erleben und zu bezeichnen. Obwohl ein suggestiver Faktor (Fremd- und Selbstsuggestion) wichtig erscheint, korreliert die Plazebowirksamkeit nicht mit der Suggestibilität eines Patienten.

4.9. Stress

Stress ist heute zum Modewort geworden und bezeichnet alle möglichen Umstände und Reize des Alltagslebens, die Unlustgefühle hervorrufen und dann gern als krankmachend angeschuldigt werden: Anstrengungen, Verantwortung, Unerwartetes, Geräuschpegel, Strassenverkehr. Wer dagegen Anstrengungen und Strapazen freiwillig auf sich nimmt, spricht selten von Stress, so bei Schwarzarbeit, beim Sport, bei zermürbenden Urlaubsreisen. Darin kommt bereits zum Ausdruck, dass gleiche Situationen nur unter bestimmten subjektiven Voraussetzungen als Überforderung erlebt werden. Wenn wir von Überforderung oder Überlastung sprechen, so bedeutet dies, dass eine bestimmte Belastung auf die jeweils individuelle Belastbarkeit trifft; erst wenn diese überschritten wird, spricht man von Stress.

Das *wissenschaftliche Stresskonzept* ist primär ein biologisches: Unter *Stress* verstehen wir die Belastung, Störung oder Überforderung der Stabilität eines organismischen Systems durch belastende Reize und Situationen. Die ausgelösten *Stressreaktionen* sind Notfall- oder Abwehrreaktionen und haben die Tendenz, die Systemstabilität wiederherzustellen. Die belastenden Reize nennen wir *Stressoren.* Es sind äussere oder innere Reize, die schädigend sein können (Noxen) oder doch das normale Mass übersteigen: Hitze, Kälte, Sauerstoffmangel, Nahrungsmangel, Infektionen, Operationen, Lärm hoher Intensität, psychische Erregung. Die Bedeutung *psychosozialer Stressoren* wurde von Levi herausgestellt: Leistungsdruck, Leistungsangst, Versagensangst, Angsterfahrungen in einer entfremdeten (bürokratischen, technisierten) Umwelt, soziale Konflikte, Isolation, Verlusterlebnisse. Wichtig ist stets die *persönliche Wertigkeit* einer belastenden Situation, damit diese zum Stressor wird.

Somatische Stressreaktionen. Diese sind vorwiegend an das dienzephal-hypophysär-adrenale und an das vegetative System gebunden:

Vegetative Umschaltung: Auf einen akuten Stressreiz zunächst kurzer vagotoner Ausschlag, dann überschiessende sympathikotone Erregung, schliesslich vagotone Gegenregulation (mit sich verkleinernder Amplitude). Daneben eine *humorale Reaktion* (Hypophysenvorderlappen, Nebennierenrinde mit Kortisolbildung für Notfallreaktion).

Das *aufsteigende aktivierende System* stellt teilweise ein Auslöse- und Rückkopplungssystem für Stressreaktionen dar und ist gleichsam Schrittmacher für Perzeptivität, Umfang der Reizbeantwortung und Angepasstheit des Verhaltens auf Stress. Auf überraschende und alarmierende Reize kommt es zu Aktivierung, motorisch zur Startle reaction, im EEG zur Arousal reaction.

Eine adrenergische Stressreaktion, zusammen mit sympathischer Umschaltung und psychischer Aktivierung, bewirkt vermehrte Alertie und affektive Erregung. Die *adrenergische Aktivierung* ist jedoch nicht unbegrenzt, sondern schliesslich Umschlag in *Erschöpfung* und Hemmung. Im Tierversuch wird bei experimentellen Neurosen (z.B. konflikthaftes Lernen) entweder ein *Erregungstyp* (beschleunigtes und desorganisiertes Verhalten, Aggression, Verlust bedingter Reaktionen, Verlust der Feinanpassung des Verhaltens) oder ein *Hemmungstyp* gefunden (Scheu, Isolierung, herabgesetzte Sensibilität für Reize, Verlangsamung motorischer Reaktionen bis zur kataleptischen Starre: Bewegungsstarre mit Haltungsverharren). Erregung und Hemmung bestimmen auch Verhaltensmuster wie Kampf-Flucht-Verhalten und Rückzugsverhalten. Das *Kampf-Flucht-Verhalten* ist ergotrop gesteuert, auf Aktivität ausgerichtet und zeigt eine gerichtete Aktion. Wenn eine Aktion (wie Flucht) nicht möglich ist, kann es zur alleinigen neurohumoralen Stressreaktion des Organismus kommen:

Hyperventilationstetanie durch angsterzeugte keuchende Überatmung; vagovasaler Kollaps (Ohnmacht) beim Zahnarzt, bei Blutentnahmen; tödliche Schilddrüsenüberfunktion (Schreck-Basedow) bei Wildkaninchen, wenn ein Frettchen in den Bau eindringt.

Das *Rückzugsverhalten* (im Erschöpfungsstadium oder bei Ausweglosigkeit) zeigt eine trophotrope Desaktivierung und geht mit dem Gefühl der Hoffnungslosigkeit und des Aufgebens, mit Apathie und Lethargie einher: Reaktion bei langem Aufenthalt von Insassen im KZ bzw. in der Todeszelle.

Psychologische Bedeutsamkeit von Stress. *Psychische Stressreize* sind alarmierende Reize und Informationen mit bedrohlichem Stellenwert: Erkennen von Gefahr, Vorwegnahme einer bedrohenden Situation (Erwartungsstress), Konfrontation mit etwas Unbekanntem, überstarke Erlebnisreize, Erleben von Hilflosigkeit, übermässige Anforderungen an die Leistungsfähigkeit, Einbusse der Lebenserwartung, schwere Störungen der Biorhythmik, ferner alles, was als psychisches Trauma, als starke Frustration (Vereitelung, Versagung von Ansprüchen und Wünschen), als unlösbarer Konflikt oder als ausweglose Situation erlebt wird. Neurosepsychologisch gehören hierher auch spezifische Versuchungs- und Versagungssituationen, d.h. Situationen, die aufgrund der persönlichen biographischen Entwicklung eines Menschen einen besonderen Aufforderungscharakter haben oder aber eine Frustration latenter Wünsche und Triebziele bedeuten und konflikthaft erlebt werden. Viele psychische Belastungen werden erst durch ihre subjektive Bewertung oder durch Persönlichkeitsfaktoren, die die Empfindlichkeitsschwelle bestimmen, zu Stressoren. Die Stresswirkung vieler somatischer Belastungen (Operationen, Herzinfarkt) wird durch das Schmerz- und Angst-Erleben verstärkt.

Im *Experiment* wird psychischer Stress induziert durch schmerzhafte Reize, situationsgebundene Angst, selbst wahrgenommenes eigenes Versagen, vermeintliches Versagen in Leistungssituationen durch Angabe nicht zutreffender Leistungsnormen, Tempostress; im *Tierversuch* durch Unentrinnbarkeit bei monotonem, schädlichem Reiz, Bestrafung einer vorher belohnten Reaktion, Zwang zur Entscheidung bei unlösbarer Unterscheidungsaufgabe, z.B. eine kreisrunde Figur von einer ovalen, fast kreisrunden zu unterscheiden.

Leistungsverhalten unter Stress. *Milder Stress* kann sich positiv auswirken: allgemeine Erleichterung psychischer Abläufe, vor allem von Lernprozessen, Erhöhung der Sensibilität für Aussenreize, Erleichterung der Problemlösung, Förderung von Wahrnehmungseinstellungen. Sobald jedoch Angst und emotionale Labilität zunehmen, kommt es zu vorschnellem Reagieren und Störung komplexerer Verhaltensweisen. Angst als Signal für Bedrohung kann überhaupt als Indikator von psychischem Stress genommen werden; auch markiert Angst relativ gut die individuelle Empfindlichkeitsschwelle gegenüber psychischem Stress.

Massiver Stress wirkt auf psychische Abläufe dagegen negativ: Blockierung von Lernprozessen (die Vermeidung schädlicher Reize wird schlechter gelernt), Verfehlen von Lösungsansätzen, schlechter angepasstes Verhalten, da dieses starr, stereotyp und undifferenzierter wird. Im Wahrnehmungsverhalten kommt es zu Einengung und Starre bis zur Wahrnehmungsabwehr (Perceptual defense, Ausblenden oder verzögerte Auffassung relevanter Stimuli). Solange Stress und Angst auf die Wahrnehmung noch positiv wirken (Erhöhung der

Vigilanz, verbesserte Einstellung), hat die Angst hinweisgebende Funktion, da Angstreize aus der Umgebung leichter aufgefasst und erkannt werden. Bei überstarkem Stress kommt es dagegen zur Wahrnehmungshemmung und zur Schwellenerhöhung gegenüber Signalreizen, die Wahrnehmung wird primitiver und weniger selektiv und fokussierend.

Stress-Theorien. Sie sind *reaktionsbezogen,* wenn sie sich vorwiegend auf die organismischen Reaktionen bei Stress beziehen. Sie sind *stimulusbezogen,* wenn die Stressreize im Vordergrund der Betrachtung stehen, und sie sind *interaktionell,* wenn die Wechselwirkung zwischen Stressor und Person wesentlich ist.

Reaktionsbezogen ist vor allem das klassische *Stresskonzept von Selye,* ein neurohumorales Modell, das sich auf die Gesamtheit aller unter Stress auftretenden körpereigenen, unspezifischen Notfall-, Anpassungs- und Schutzreaktionen bezieht. Unabhängig von der Art des Reizes werden diese Reaktionen ausgelöst; sie laufen relativ stereotyp ab und werden als allgemeines Adaptationssyndrom bezeichnet. Dieses läuft in mehreren Phasen ab:

1. Alarmphase: Nach kurzer Schockphase durch unmittelbare Wirkung des Stressreizes kommt es zur Gegenschockphase mit Mobilisierung von Abwehrfunktionen (Kortikotropin, Stimulierung der Nebennierenrinde), ergotrop-sympathikotoner Erregung und Arousal.

2. Abwehrphase (Widerstands- oder Resistenzphase): eigentliches Anpassungssyndrom mit erhöhter Widerstandsfähigkeit gegenüber wiederkehrendem oder chronischem Stressreiz. Nicht immer biologisch sinnvoll: So kann Bluthochdruck als Fixierung eines erhöhten ergotropen Niveaus aufgefasst werden.

3. Tropnotrope Reparationsphase oder *Erschöpfungsphase* mit Verschiebung des homöostatischen Gleichgewichtes auf ein niedrigeres (oft schädliches) Funktionsniveau (Disposition zu sogenannten Adaptationskrankheiten im Herz-Kreislauf-System oder im Magen-Darm-Trakt).

Das Stressmodell von Selye trifft nur bei schwersten Stressbelastungen, deren Wirkung unabhängig von subjektiven Faktoren ist, zu – es ist in erster Linie ein biologisches Modell.

Auch das *Schwellenmodell* von Cofer und Appley ist reaktionsbezogen. Es sucht den unterschiedlichen Reaktionsebenen unter Stress besser gerecht zu werden und bezieht gegenüber dem biologischen Aspekt auch den Verhaltensaspekt mit ein: Jeder Organismus verfügt über ein Repertoire angeborener und erlernter Bewältigungsmechanismen (Coping behavior), um mit Belastungen fertigzuwerden. Reichen diese nicht aus, wird die *Auslöseschwelle* überschritten: Es müssen neue und situationsgerechte Coping-Strategien versucht werden. Wird auch damit die Situation nicht bewältigt, wird die *Frustrationsschwelle* überschritten und auf eher ichbezogene Bewältigungsstrategien (Verleugnung, Flucht, Vermeidung) umgeschaltet. Erst wenn auch damit die Belastung nicht bewältigt wird, kommt es zur Überschreitung der eigentlichen *Stressschwelle* mit Hilflosigkeit und Panik sowie schliesslich zur Überschreitung einer *Erschöpfungsschwelle* mit Apathie und Hoffnungslosigkeit.

Das *Life-Event-Konzept* ist dagegen stimulusbezogen: Es wird nach typischen Ereignissen, Veränderungen und Situationen im Leben gesucht, die als Stressor wirken, und eine Rangreihe der Lebensereignisse nach ihrer Stresswirksamkeit aufgestellt. Insbesondere bei psychosomatischen Krankheiten geht es um die globale Inbeziehungsetzung der Erkrankungshäufigkeit zu objektiv festgestellten belastenden Lebensereignissen. Dieses Konzept berücksichtigt nicht die persönliche Wertigkeit eines Ereignisses und lässt die Interaktion zwischen Lebenssituation und Persönlichkeit ausser acht.

Dieser Mangel wird beim Herzinfarkt besonders deutlich. Hier sind belastende Situationen durch Tempo- und Leistungsstress charakterisiert. Diese Momente hängen aber gerade mit der besonderen Persönlichkeitsstruktur der Infarktpatienten zusammen: Ungeduld und starkes Leistungs- und soziales Dominanzstreben. Dieser Persönlichkeitstyp A (nach Freedman und Rosenman) schafft sich selbst die belastenden Situationen und Ereignisse und ist deshalb als infarktgefährdet anzusehen.

Der Life-Event-Ansatz trifft am ehesten bei sehr schweren Belastungen zu (KZ-Haft, längere Trennung von Säuglingen von der Mutter, Tod des Partners), überhaupt bei solchen Belastungen, die als Objektverlusterlebnisse aufgefasst werden können: drohender oder eingetretener Verlust oder Kontaktabbruch zu einer Beziehungsperson.

Ein sehr bedeutsames interaktionelles Stressmodell ist die *kognitive Stresstheorie* (Lazarus): Zum Stress kommt es bei einer Diskrepanz zwischen belastender Situation bzw. Umweltanforderung und der individuellen Kapazität, diese zu bewältigen. Entscheidend ist dabei der *Bedrohungsaspekt* der Situation. Das Bedrohliche der Situation wird durch einen kognitiven Bewertungsvorgang bestimmt, sei es real, antizipierend oder in der Fantasie. Unter dem *Coping-Prozess* wird das Total der Bewältigungsstrategien verstanden, die angewandt werden, um die Bedrohung zu beseitigen oder zu ändern. Dabei ist die *primäre Bewertung* (primary appraisal) die Beurteilung der Ausgangssituation als bedrohlich oder nicht, die *sekundäre Bewertung* (secondary appraisal) die Einschätzung der verfügbaren Bewältigungsmöglichkeiten. Schliesslich kommt es zur *Neubewertung* der Situation. Die Coping-Strategien können einmal situations- und aufgabenbezogen sein und darauf abzielen, die Situation zu verändern oder ihr zu entgehen. Oder aber sie sind intrapsychisch gerichtet und zielen darauf ab, den Bedrohungsaspekt durch Verleugnung, Ausblenden, Wunschdenken, Rationalisierung, also durch Abwehrmechanismen, abzuschwächen.

Die kognitive Stresstheorie berücksichtigt explizit die subjektive Bedeutsamkeit und Wertigkeit belastender Ereignisse. Die primäre Bewertung eines Ereignisses entscheidet darüber, ob dieses belastend und damit ein Stressor ist. Bei anderen Stresstheorien ist oft nicht genau definiert, welche Belastungsstärke als Stress gelten soll.

An *Einzelfaktoren* zur Stresswirkung eines belastenden Reizes sei hervorgehoben:

1. Der *situative Kontext:* Geräusche werden zur Lärmbelästigung, wenn man schlafen will; sie sind für den Zecher in der Kneipe dagegen anregend.
2. Die *Kontrollerfahrung,* die mit dem Reiz verbunden ist: Eine Lärmbelästigung wirkt sich dann besonders belastend aus, wenn man sie nicht selbst abstellen kann, wenn man also die Erfahrung der Nichtkontrolle, des Ausgeliefertseins macht.

4.10. Psychosomatische Störungen und Stress

Es gibt zwei Typen von Körperstörungen, bei deren Entstehung psychische Faktoren wesentlich mitwirken: Konversionsstörungen und psychosomatische Krankheiten.

Bei den *Konversionsstörungen* setzt sich psychische Spannung, z.B. bei einem Konflikt, unmittelbar in eine Körperstörung um, die die Willkürmotorik (z.B. Lähmung) oder die Sinneswahrnehmung (z.B. Sehstörung) betrifft und rein funktionell ist, d.h. mit keiner Organschädigung verbunden ist.

Psychosomatische Krankheiten befallen innere Organsysteme oder die Haut und führen über die anfängliche funktionelle Organstörung schliesslich zu morphologisch fassbaren Organläsionen. In ihrer Entstehung haben sie meist eine längere Anlaufzeit. Die psychische Spannung setzt sich nicht direkt in das Symptom um, sondern über zwischengeschaltete vegetative und humorale Zwischenglieder.

Psychosomatische Krankheiten sind in ihrer Entstehung damit viel komplexer als Konversionsstörungen. Dies sei am Beispiel des Magengeschwürs verdeutlicht:

An der Magenschleimhaut laufen aggressive und defensive Mechanismen ab. Aggressive sind die Salzsäureproduktion und die Pepsinsekretion, defensive die Durchblutung der Schleimhaut, die Schleimsekretion und ein spezifischer Schleimhautfaktor. Normalerweise herrscht zwischen aggressiven und defensiven Komponenten ein Gleichgewicht. Durch Einwirkung von speziellen Belastungen (physikalisch-chemische Reize wie Alkohol, Koffein, zu heisse Speisen) können die defensiven Mechanismen geschwächt werden. Besonders trifft dieses für emotionale Dauerbelastungen zu. Das Gleichgewicht verschiebt sich dann zugunsten der aggressiven Faktoren; die Schleimhaut ist gegen die Salzsäure- und Pepsineinwirkung nicht mehr ausreichend geschützt: es kommt zum Ulkus.

Darüber hinaus ist auch die eigentliche Verursachung der psychosomatischen Krankheiten *multifaktoriell.* So spielt vielfach eine prämorbide Organanfälligkeit eine wesentliche mitbedingende Rolle, beim Magenulkus z.B. eine anlagebedingte Hypersekretion.

Den psychophysiologischen Interdependenzen bei psychosomatischen Störungen versuchen spezielle Stresstheorien gerecht zu werden.

Das *psychoanalytische Stresskonzept* von Engel und Schmale berücksichtigt besonders die somatisch-psychischen Wechselwirkungen während der biographischen Entwicklung: Somatische Prädispositionen (z.B. eine angeborene erhöhte Pepsinogenausscheidung) wirken sich in der psychischen Entwicklung so aus, dass daraus psychische Probleme entstehen: orale Gier, Anfälligkeit für orale Frustration (Zukurzkommen), Abhängigkeit von oraler Zufuhr durch andere. Damit werden entscheidende Bedingungen für psychosomatisch wirksame Stresssituationen gelegt. Konfliktsituationen, die orale Enttäuschung bedeuten, können jetzt zur psychosomatischen Magenkrankheit führen. Zugleich kommt es zu einem affektiven Zustand von Hilflosigkeit oder Hoffnungslosigkeit (giving up, given up), und zwar infolge der mangelnden Erfahrung persönlicher Autonomie.

Eine Giving-up/given-up-Konstellation kann auch im Vorfeld anders verursachter Erkrankungen bedeutsam sein, indem dadurch die organismische Widerstandskraft gemindert und der Zeitpunkt des Erkrankens bestimmt wird. Wesentlich sind Situationen, in denen gegenüber Umweltbelastungen keine ausreichenden Bewältigungsressourcen mehr verfügbar sind. Kennzeichnend ist ein Gefühl von Ohnmacht und Hoffnungslosigkeit, eine Minderung des Selbstbildes (als kompetent und zur Kontrolle fähig), eine Unterbrechung des Gefühls von Kontinuität zwischen Vergangenheit, Gegenwart und Zukunft, ein Mangel an positiven Verstärkungen aus mitmenschlichen Beziehungen oder sozialen Rollen.

Das *Stress-Strain-Konzept* geht von einer Belastung-Beanspruchung-Abfolge aus, besonders bei chronischer Angst oder psychischer Anspannung oder einer Kumulation von Mikrostressoren. Während Stress die Summe der äusseren Belastungen meint, bedeutet Strain die Gesamtheit der Auswirkungen auf den einzelnen Menschen. Diese führen, sobald eine positive Bewältigung der Belastungen nicht mehr möglich ist, zu zunächst labilen, später fixierten psychophysiologischen Reaktionen (vegetative, kardiovaskuläre, gastrointestinale Aktivierungen und Dysfunktionen), ehe es schliesslich zur eigentlichen psychosomatischen Organläsion, z.B. dem Magengeschwür, kommt.

Wesentliche psychophysiologische Zusammenhänge sind bei den psychosomatischen Krankheiten bis heute ungeklärt:

1. der *Sprung* vom Psychischen ins *Körperliche,* der über eine Aktivierung weit hinausgeht;

2. die Selektivität in der *Organwahl;*

3. die *fehlende Habituation* der Organreaktionen auf wiederkehrende bzw. chronische emotionale Reize und damit die Tendenz zur Chronifizierung.

5. Wahrnehmung

5.1. Grundlagen

Von den *perzeptiven Leistungen* der Sinneswahrnehmung, die durch die sensorischen Systeme (Sinnesorgane, Sinnesbahnen, kortikale Sinnesfelder) gewährleistet werden, unterscheiden wir die *Wahrnehmung als kognitive Leistung,* als Verarbeitung von Umweltinformationen. Diese Unterscheidung darf allerdings nicht zu strikt genommen werden, denn es hat sich herausgestellt, dass manche Wahrnehmungsleistungen tatsächlich auf elementaren Sinnesleistungen beruhen.

Ein *naiver Realismus* geht davon aus, dass die Wahrnehmung uns ein getreues (veridikales) Abbild der Wirklichkeit liefert. Tatsächlich nehmen wir die Realität nicht mit ihren spezifischen physikalischen Eigenschaften wahr, sondern wir bilden uns eine eigene anschauliche Repräsentation der Realität, ein Wahrnehmungsbild: So nehmen wir elektromagnetische Schwingungen nicht als solche wahr, sondern wir haben den Wahrnehmungseindruck grün, rot, gelb. Diesen Sachverhalt bezeichnen wir als *Phänomenalismus.*

Grundlegende Funktionen der Wahrnehmung sind *Aufmerksamkeit, Reizreduktion* (durch Filterung), *selektive Wahrnehmung* bzw. *Fokussierung* der Wahrnehmung (s. pp. 47ff.). Darüber hinaus werden sensorische Informationen – noch vor der bewussten Wahrnehmung – mit *Gedächtnisinhalten* «verglichen». Daraus ergibt sich die Bedeutung des Wahrgenommenen, aber auch eine durch Erfahrung vermittelte Wahrscheinlichkeitserwartung: Beim Hören von Sprache die Übergangswahrscheinlichkeit, dass auf ein Wort ein bestimmtes anderes folgen wird. Diese Momente ebenso wie auch vorherrschende Motive und Bedürfnisse werden bei der *Wahrnehmungsselektion* (was wir aus der Vielfalt von Reizen tatsächlich auffassen) und der *Wahrnehmungskodierung* (Übertragung der Sinnesreize in eine an-

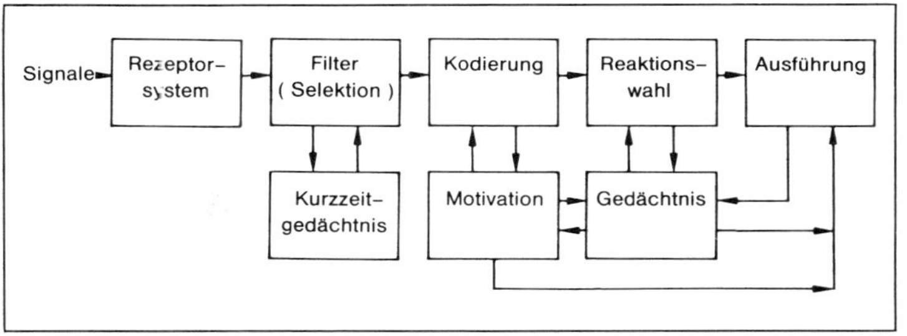

Abb. 9. Kognitive Verarbeitungsprozesse bei der Wahrnehmung.

schauliche Repräsentation der Umwelt) wirksam. Diese Zusammenhänge der kognitiven Verarbeitungsprozesse seien in einem Blockdiagramm veranschaulicht (Abb. 9).

Wahrnehmungsgesetze. Die *Psychophysik* beschäftigt sich mit dem Problem der *Wahrnehmungsschwellen* (absolute Schwelle; Unterschiedsschwelle: eben merklicher Unterschied) und mit der Beziehung zwischen physikalischer *Reizintensität* und korrespondierender *Empfindungsstärke:* Die Empfindungsintensität wächst nicht linear, sondern mit dem Logarithmus der Reizstärke (Weber-Fechnersches Gesetz).

Wichtiger sind Gesetzmässigkeiten, nach denen sich das *Wahrnehmungsfeld* strukturiert und organisiert. Unsere Wahrnehmungen bestehen nicht aus Wahrnehmungselementen, sondern die aufgenommenen Signale verbinden sich stets mit gleichzeitigen und unmittelbar vorausgegangenen zu einem *Wahrnehmungsganzen.* Dabei ist das Ganze (z.B. eine Melodie) stets mehr als die Summe der Teile (der Töne). Die Gestaltpsychologie (Wertheimer, Köhler, Koffka) beschreibt *Gestaltprinzipien.* Diese strukturieren eine Reizgegebenheit so, dass sie einfach, prägnant, übersichtlich und konstant erscheint. Wahrnehmung wird damit zu einer aktiven Leistung. Beispiele für Gestaltgesetze sind:

1. Gruppierungstendenz. Isolierte Elemente werden aufgrund ihrer Nähebeziehung zu Gruppen oder Gestalten zusammengefasst: Sehen von Sternbildern bei einer Vielzahl an sich regelloser Lichtpunkte.

2. Figur-Hintergrund-Beziehung. Eine Einzelheit wird im Wahrnehmungsfeld vom Grund abgehoben und akzentuiert. Der Hintergrund wird so gesehen, als ob er sich hinter der Figur fortsetzt und deshalb keine eigene Begrenzung hat. Bei Kippfiguren kann es zur Umkehr der Figur-Grund-Beziehung kommen.

3. Generalisierungstendenz. Eine Gerade bleibt in unserer Wahrnehmung auch dann eine Gerade, wenn sie gestrichelt, punktiert oder durch Kreuze markiert wird.

4. Gesetz der guten Gestalt. Die Tendenz, stets vollständige, einfache Figuren aufgrund ihrer *Prägnanzeigenschaft* wahrzunehmen: Bei sich überkreuzenden Quadraten werden stets die Quadrate wahrgenommen, nicht dagegen die gebildeten Schnittfiguren.

5. Konstanzprinzip. Grössenkonstanz bedeutet, dass uns ein Gegenstand immer gleich gross erscheint, ob wir näher oder entfernter davorstehen. Ortskonstanz: Gegenstände bleiben wahrnehmungsmässig an ihrem Ort, auch wenn sich – durch Augen- und Kopfbewegungen – das Netzhautbild bewegt. Helligkeitskonstanz: Weisses Papier, Schnee erscheinen auch in der Dämmerung oder durch eine graugetönte Brille weiss.

Informationsverarbeitung. Wahrnehmung können wir auch als *Kommunikation* des Menschen mit der Umwelt auffassen. Kommunikation ist damit nicht bloss wechselseitiger Austausch mit anderen Menschen, sondern erhält eine weitergehende Bedeutung. Der Mensch nimmt mit seinen sensorischen Systemen Informationen aus der Umwelt auf, er verarbeitet sie und gibt selbst Informationen (sprachlich, gestisch, motorisch) ab. Da nicht alle eintreffenden Umweltreize verarbeitet werden können, erfolgt eine Reduktion der Informationen; ihre Auswahl hängt vom Informationswert (Neuigkeit), von ihrer biologischen oder psychosozialen Bedeutsamkeit und vom Grade der Aktiviertheit bzw. Erregung ab.

Die *Informationstheorie* ist ein formalisiertes Modell, welches die Signalübermittlung und Signaltransformation beschreibt:

Die Informationsquelle nennen wir (in Anlehnung an die Technik der Nachrichtenübermittlung) *Sender,* den Aufnehmenden *Empfänger.* Ein wichtiges Charakteristikum informationsverarbeitender Systeme ist die Herstellung grösstmöglicher Ordnung: bei sinnlosen Silben die Tendenz, doch noch einen Sinn zu erkennen; bei den regellosen Lichtpunkten am Nachthimmel die Tendenz, Sternfiguren auszumachen. Ein Grundmass für den *Informationsgehalt* von Signalen ist das Bit: Die Anzahl der Ja-Nein-Entscheidungen, mit denen man zu einer eindeutigen Identifizierung des Signals (bei gleich wahrscheinlichen Alternativen) kommen kann. Bei Münzenwurf genügt zur Differenzierung zwischen den beiden Alternativen Zahl oder Bild *eine* Entscheidung = 1 Bit. Der *Informationswert* eines Signals hängt davon ab, wie neu, unerwartet, überraschend es ist, wie sehr es von der Erwartung abweicht. Solche Signale bedeuten vielfach Störungen der Kommunikation: z.B. Störung gesprochener Sprache durch Geräusche, fehlerhafte Aussprache, Stottern. Der Prozess der *Kodierung* (Verschlüsselung) dient dazu, dennoch zu einer bestmöglichen Interpretation der Signale zu kommen und Störmomente zu verringern. Die Kodierung macht sich dabei die *Redundanz* von Signalen zunutze: Signale werden nicht streng ökonomisch und sparsam übermittelt, sondern mit an sich überflüssigen Zusatzhinweisen: in Texten die Interpunktion, aber auch die Verkettungsordnung von Buchstaben und Wörtern. Die Redundanz von Sprache macht ihre Verständlichkeit eindeutiger; so ist es möglich, auch eine durch Stottern oder Aussprachefehler verstümmelte Sprache zu verstehen.

5.2. Wahrnehmung und Persönlichkeit

Die Wahrnehmung unserer Umwelt richtet sich nicht nur nach den konkreten Umweltreizen, sondern stets auch nach unseren Bedürfnissen, Wünschen, Einstellungen und Befürchtungen. Wir nehmen unsere Umwelt individuell und ausschnittweise wahr. Unsere Bedürfnisse und Motive strukturieren und akzentuieren das Wahrnehmungsbild der Umwelt: *Motivationstheorie der Wahrnehmung.*

Wahrnehmungseinstellung. Unter *Wahrnehmungseinstellung* (Set) oder Wahrnehmungserwartung verstehen wir die vorwegnehmende und fokussierende Einstellung der Wahrnehmung auf bestimmte relevante Aspekte und Einzelheiten, so dass diese dann bevorzugt und rascher aufgefasst werden als andere (vgl. p. 50). Eine *Wahrnehmungseinstellung* entsteht durch:

1. *Wahrnehmungsgewohnheiten* und erlernte *Wahrnehmungsbereitschaften.* Dabei können auch Wahrscheinlichkeitserfahrungen wichtig sein: Für den Arzt ist heute ein luischer Primäraffekt ein relativ seltenes Ereignis; das kann dazu führen, dass er auch in seiner Wahrnehmungserwartung weniger darauf eingestellt ist und vielleicht zu einer Fehldiagnose eines Primäraffektes kommt.

2. *Instruktionen,* speziell im psychologischen Experiment, wecken bestimmte Wahrnehmungserwartungen.

3. *Motivationen,* Bedürfnisse, Triebspannungen. Bei Hunger, Durst, sexueller Appetenz werden entsprechende Triebobjekte bevorzugt und leichter aufgefasst und erkannt.

Diesen Sachverhalt sucht die *Hypothesentheorie* (von Bruner und Postman) zu beschreiben: Hypothese ist eine Erwartung, ein Eingestelltsein auf eine bestimmte Wahrnehmung. Die tatsächliche Wahrnehmung bedeutet dann Prüfung dieser Hypothese: Sie kann bestätigt oder verworfen werden. Die Stärke einer Erwartungshypothese hängt davon ab: 1. Wie ausschliesslich (monopolistisch) sie ist, 2. wie häufig sie früher bekräftigt wurde, 3. wie stark sie motivational verankert ist. Je stärker eine Erwartungshypothese ist, desto weniger Informationen bedarf es zu ihrer Bestätigung, um so mehr jedoch, um sie zu widerlegen. Dieser Sachverhalt kann am diagnostischen Prozess des Arztes verdeutlicht werden. Wenn er bei der Diagnostik von Kinderkrankheiten zu einseitig (monopolistisch) auf die Maserndiagnose festgelegt ist und ausserdem gerade mehrere Masernfälle in seiner Praxis gesehen hat (häufige Bekräftigung), so ist seine entsprechende Hypothese sehr stark: Er neigt dazu, bei einem weiteren Fall einen Hautausschlag vorschnell als Masernausschlag zu identifizieren. Es bedarf jetzt sehr bedeutsamer Informationen (z.B. hochrote Zunge, Nierenentzündung, Gelenkschwellungen), um ihn von seiner Erstdiagnose abzubringen, so dass er die richtige Diagnose «Scharlach» stellt.

Wahrnehmungsabwehr. Im Gegensatz zur Wahrnehmungseinstellung ist *Wahrnehmungsabwehr* (perceptual defense) die Verzögerung oder Hemmung der Wahrnehmung bis zum Ausblenden unerwünschter Gegebenheiten. Sozial tabuierte Wörter werden im tachistoskopischen Versuch (Kurzzeitdarbietung) verzögert wahrgenommen und erkannt. Hierher gehören auch von der Psychoanalyse beschriebene Fehlleistungen: so die Blockierung der Wahrnehmung bei Gegebenheiten, die latente Triebwünsche ansprechen und damit eine Versuchung darstellen und Angst auslösen. Nicht selten blenden Kranke auch einen wachsenden Tumor aus der Wahrnehmung aus, obwohl er an der Körperoberfläche gut sichtbar ist, und zwar aus Angst, es könne sich ein Krebs herausstellen.

Mit Wahrnehmungseinstellung und Wahrnehmungsabwehr unterliegt das Wahrnehmungsgeschehen also fördernden und hemmenden Einflüssen. Es schafft damit einen Ausgleich zwischen Gewünschtem bzw. Befürchtetem und dem tatsächlich Vorhandenen und bedeutet damit keine passive Reizaufnahme, sondern einen *aktiven Anpassungsprozess.*

Wahrnehmungsstile. Unabhängig von aktuellen Motiven und Einstellungen gibt es überdauernde und relativ stabile *kognitive Kontrollfunktionen,* die die Wahrnehmung organisieren und im Sinne eines *kognitiven Stiles* ein Persönlichkeitsmerkmal darstellen. Beispiele sind:

1. *Kategorisierungstendenz:* Bei der Einteilung von Wahrnehmungsobjekten in Gruppen oder Klassen unterscheiden sich die Menschen, da sie entweder engfächerig oder weitfächerig klassifizieren.

2. *Interferenzneigung:* Flexibilität oder Einengung bzw. Störanfälligkeit bei einem Konflikt zwischen zwei gegenläufigen Wahrnehmungen (vgl. pp. 50, 129f.).

3. *Feldabhängigkeit bzw. Feldunabhängigkeit* (Witkin): Beeinflussung der Wahrnehmung einer Senkrechten (oder eingebetteter geometrischer Figuren) durch Variation des Umgebungsfeldes, so dass es zur mehr oder weniger grossen Wahrnehmungsverzerrung kommt.

5.3. Soziale Wahrnehmung

Soziale Wahrnehmung (social perception) bedeutet Wahrnehmungsveränderung unter sozialem Einfluss, aber auch die Wahrnehmung sozialer Gegebenheiten. Dazu einige klassische Experimente:

1. Die Längenschätzung von Strecken erfolgt unter dem informativen Druck von Gruppenmitgliedern verzerrt, wenn diese konsistent ein Falschurteil abgeben: *Konformes Verhalten* (Asch).
2. Im autokinetischen Versuch (scheinbare Bewegung eines fixierten Lichtpunktes im Dunkelraum) erfolgt die Einschätzung der Scheinbewegung, die man sieht und die sonst interindividuell sehr variiert, in der Gruppe konvergent, sobald die Versuchspersonen sich untereinander über ihre Beobachtungen austauschen: *soziale Urteilsverankerung* (Sherif).
3. Kinder neigen dazu, Geldmünzen in ihrer Grösse zu überschätzen, Kinder aus niederen sozioökonomischen Verhältnissen jedoch stärker als Kinder aus wohlhabenden: *Akzentuierung durch den sozialen Wert* (nach Bruner und Goodman).

In allen diesen Fällen handelt es sich allerdings weniger um Veränderungen der Wahrnehmung im engeren Sinne als vielmehr um eine Änderung des *Wahrnehmungsurteils.*

Selektive und stereotypisierte Wahrnehmung. Soziale Erfahrungen, sozial bedingte Motivationen und Bedürfnisse, aber auch soziale Einstellungen, beeinflussen die Wahrnehmung in starkem Masse. Beispiel für eine sozial bedingte *selektive Wahrnehmung:*

Im stereoskopischen Versuch wurden Personen Bilder verschiedener Szenen dargeboten, und zwar dem einen Auge mit US-amerikanischem Lokalkolorit, dem anderen mit mexikanischem. US-Personen fassten bevorzugt das erstere Bild auf, das mexikanisch wirkende wurde bei dieser Form von Netzhautrivalität unterdrückt.

Die Werbung macht es sich zunutze, dass die Wahrnehmung durch das gezielte und oft nur spotartige (subliminale) Ansprechen sozial normierter Bedürfnisse fokussiert werden kann. Ethnozentrische Einstellungen und Vorurteile führen dazu, dass Personen der abgelehnten Gruppe auf Fotos leichter als andere Menschen aufgefasst werden: *defensive Vigilanz.* Bei antinegroider Einstellung findet sich die Tendenz, die dunkle Hautfarbe dunkler zu sehen (Polarisierung der Hautfarbe nach den Extrempolen schwarz oder weiss), innerhalb der Gruppe der Schwarzen dagegen das Merkmal Hautfarbe zu vereinheitlichen und zu generalisieren. Unterschiedliche Tönungen der Hautfarbe und andere Merkmale werden dann nicht mehr differenziert, die Schwarzen werden untereinander als zu ähnlich aufgefasst: *Stereotypisierung der Wahrnehmung.*

Personenwahrnehmung. Die *interpersonelle Wahrnehmung* ist, auch für den Arzt, von besonderer Bedeutung. Jede Personenwahrnehmung wird stark vom *ersten Eindruck* (primacy effect) bestimmt. Der primäre Satz von Informationen und Erkenntnissen über eine Person erzeugt eine weiterwirkende Einstellung oder einen Bezugsrahmen zur Einordnung späterer Informationen (recency effect) und bleibt damit für den *Gesamteindruck* sehr bestimmend. Dieses trifft besonders dann zu, wenn man mit widersprüchlichen Informationen nicht rechnet und wenn man sich als Menschenkenner «auf den ersten Blick» etwas zugute hält.

Dem ersten Eindruck können verschiedene *systematische Fehler* anhaften:

1. *Halo-Effekt:* Eine einzelne wahrgenommene Personeigenschaft bestimmt den Gesamteindruck: Sympathie lässt zugleich auf Intelligenz, Humor, Verträglichkeit schliessen, ungepflegte Haare und Kleidung auf asoziale Einstellung.
2. *Zentraltendenz* (Tendenz zur durchschnittlichen Beurteilung): Angleichung des Eindrucksurteils an einen Mittelwert, extremere Wahrnehmungsurteile werden vermieden.
3. *Milde-Fehler:* Eine Person wird im ganzen zu gut beurteilt, statt eine grössere Variabilität in Rechnung zu stellen.
4. *Projektion:* Eigene Wesenszüge oder Schwierigkeiten, Ängste und Wünsche erkennt man im anderen, man «projiziert» sie.
5. Verfälschung des Eindrucks durch *soziale Stereotype:* Wenn ein Kranker dem gängigen Klischee der Patientenrolle (fügsam, sich unterwerfend) nicht entspricht, wird er leicht als aufsässig und aggressiv beurteilt.
6. *Interbeobachter-Effekt:* Mehrere Beobachter gleichen infolge Informationsaustausches ihr Eindrucksurteil aneinander an.

7. Gegenübertragung: Die affektive Reaktion des Arztes auf den Kranken und auf dessen Übertragungsreaktion. So kann man einen Patienten als ermüdend und langweilig empfinden, weil man die eigene aggressive Gegenübertragung ihm gegenüber unterdrückt und nicht ausagiert.

5.4. Kognitionspsychologie

Die Wahrnehmungspsychologie wird heute mehr und mehr in Richtung auf eine *Kognitionspsychologie* erweitert. Unser Erfahrungsbild und unsere Erkenntnisse (Kognitionen) der Umwelt gehen über das blosse Wahrnehmungsbild hinaus: Wir bilden uns Wahrnehmungsurteile, persönliche Stellungnahmen und Bewertungen, wir entscheiden uns zwischen widersprüchlichen Informationen und stellen bei der kognitiven Erfassung der Umwelt Zusammenhänge und Ordnungen her. *Kognitive Schemata* sind Einteilungs- und Ordnungsschemata, um Umweltereignisse kategorisieren und einordnen zu können und damit das Umweltverständnis zu ökonomisieren. Dazu gehören auch soziale Einstellungen, Meinungsbilder, Stereotype und Vorurteile. – Einige wichtige Konstrukte kognitive Verhaltens sind:

1. Kognitive Dissonanz: Widersprüchliche (dissonante) Informationen werden als unangenehm erlebt. Es besteht die Tendenz, eine solche kognitive Dissonanz zu mindern. Wer ein Auto gekauft hat, vermeidet es, lobende Prospekte konkurrierender Marken zu studieren, damit keine Dissonanz aufkommt. Wer trotz der Erkenntnis, dass Rauchen die Krebsgefahr erhöht, weiterraucht, mindert die darin liegende kognitive Dissonanz, indem er sich einredet, er rauche ja nicht «auf Lunge», das Krebsrisiko treffe nicht für jeden zu (Rationalisierung). Bereits bei der Informationsaufnahme verhält man sich selektiv, um Dissonanz zu vermeiden. Versuchspersonen, die man veranlasst, Ansichten laut vorzutragen, die mit ihrer eigenen Meinung nicht übereinstimmen, gleichen ihr Meinungsbild der geäusserten Ansicht an, um Dissonanz zu mindern: *Erzwungene Zustimmung* (forced compliance).

2. Attribution (kausale Zuschreibung): Jeder hat die Neigung, Verhaltensweisen, Handlungskonsequenzen, erbrachte Leistungen einer Ursache zuzuschreiben. Wenn man sich aggressiv verhält, ist man selbst geneigt, dieses einem äusseren Druck kausal zuzuschreiben (externale Attribuierung); ein Fremdbeobachter ist dagegen eher geneigt, dieses aggressive Verhalten einem Personfaktor «Aggressivität» zuzuschreiben (internale Attribuierung). Ebenso kann das Lösen einer Aufgabe entweder ihrer Leichtigkeit oder der eigenen Befähigung zugeschrieben werden. Auch bei der Selbstwahrnehmung von Einstellungen und emotionalen Reaktionen spielen Attributionen eine grosse Rolle. So schliesst man aus einem selbst wahrgenommenen Herzklopfen vor erotischen Bildern auf erotische Stimulierung und Bevorzugung, auch wenn die Rückmeldung des Herzschlages experimentell verfälscht wurde.

5.5. Medizinische Bedeutung der Wahrnehmung

Kognitive Prozesse des Arztes. Die Wahrnehmung spielt in der ärztlichen Tätigkeit eine überragende Rolle, angefangen von der Informationsaufnahme bei der Befragung (Exploration) des Kranken und dem Eindrucksurteil, das wir uns von ihm bilden, bis zur Feststellung von Befunden und Krankheitsmerkmalen durch Betrachten, Hören (speziell Auskultieren), Tasten. Der *diagnostische Prozess* schliesst ein sehr komplexes kognitives Verhalten ein. Primär nehmen wir nicht Symptome wahr, sondern vielfache somatische Eigenschaften und Merkmale (einschliesslich Merkmale des Röntgenbildes oder der EKG-Kurve), die von uns erst nach ihrem Krankheitswert eingeordnet, kategorisiert und bewertet werden müssen. In einer 1. Abstraktionsstufe (Abb. 10) werden wir einige dieser Merkmale und Eigenschaften als krankhaft, als von der Norm abweichend erkennen, und erst in einer 2. Abstraktionsstufe können wir die als krankhaft eingestuften Merkmale als Hinweise auf eine bestimmte Krankheit einordnen. In diesem kognitiven Vorgehen spielt die Kenntnis der Krankheitsbilder und das Abrufen ihrer kennzeichnenden Symptome aus dem Gedächtnis ebenso eine Rolle wie bestimmte diagnostische Hypothesen, die wir uns als Arzt aufgrund der ersten Informationen bilden und die durch den Fortgang der Untersuchung bestätigt oder falsifiziert werden. Das Stellen einer Diagnose ist stets auch ein *Entscheidungsverhalten:* Wir müssen uns anhand erhobener Daten und der Erwartungwahrscheinlichkeit von Krankheiten zwischen diagnostischen Alternativen entscheiden (Differentialdiagnose). Hier sind typische *Fehlerrisiken* sehr bedeutsam, welche minimiert werden müssen: Das Risiko, eine Krankheit zu *übersehen* (Fehler 2. Art im Sinne der Entscheidungsstatistik), oder aber das Risiko, eine Diagnose *fälschlich zu stellen* (sogenannter falscher Alarm, Fehler 1. Art). Diese Fehler können durch die damit verbundenen Konsequenzen («Kosten») besonderes Gewicht erhalten:

Das Übersehen einer Lues hat für den Kranken sehr ernste gesundheitliche Folgen, bei rechtzeitiger Diagnosestellung ist sie dagegen gut heilbar. Das fälschliche Diagnostizieren eines Knochensarkoms führt zur Amputation einer Extremität, also ebenfalls zu schwerwiegenden Konsequenzen.

In das diagnostische Entscheidungsverhalten geht als weitere wichtige Variable der *Aufwand* ein, der mit zusätzlichen Untersuchungen verbunden ist. Ein zu grosser technischer Aufwand, aber auch für den Kranken schwer zumut-

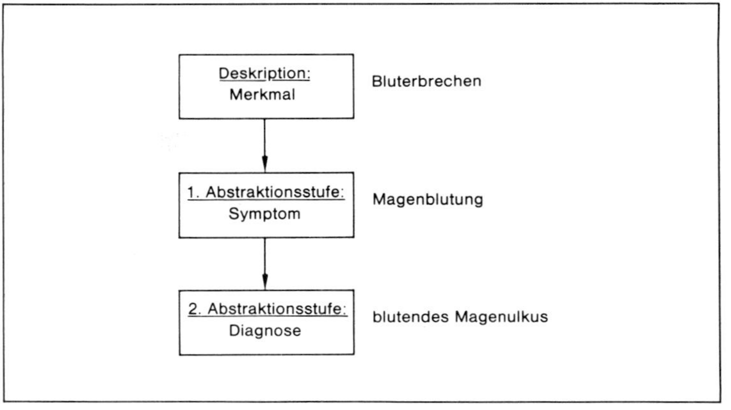

Abb. 10. Diagnostisches Vorgehen als kognitiver Prozess.

bare Spezialuntersuchungen sind bei weitgehend feststehender Diagnose womöglich nicht zu rechtfertigen, besonders dann, wenn diese Untersuchungen nur dazu dienen, sehr fernliegende differentialdiagnostische Alternativen auszuschliessen oder einfach die Neugier des Arztes zu befriedigen. Bei nicht eindeutig zu entscheidender Differentialdiagnose wird man häufig die schwererwiegende Diagnose annehmen, vor allem dann, wenn hier gute therapeutische Möglichkeiten bestehen, ein weiteres Abwarten die Prognose jedoch verschlechtern würde. Diese Überlegungen laufen darauf hinaus, sogenannte Nutzen-Kosten-Überlegungen in den diagnostischen Prozess mit einzubeziehen.

Der kognitive Prozess der Diagnosefindung wird dadurch noch komplexer, dass die einzelnen Untersuchungen und diagnostischen Schritte häufig schon mit *ersten therapeutischen Massnahmen* verflochten sind:

Bei einem Unfallverletzten wird nach der Erstuntersuchung die sachgerechte Lagerung, Schmerzlinderung, Blutstillung, psychische Beruhigung ganz im Vordergrund stehen, ehe an Transport und weitere diagnostische Massnahmen wie Röntgenuntersuchung zu denken ist.

Die ärztliche Wahrnehmung ist primär Betrachten, Auskultieren, Betasten des unbekleideten Kranken. Gegenüber diesem unmittelbaren wahrnehmenden Zugang zum Körper des Kranken haben in der modernen Medizin technisierte Untersuchungen immer mehr Gewicht bekommen: Röntgenuntersuchung, elektrophysiologische Untersuchungen (EKG, EEG), Laboruntersuchungen. So bedeutsam diese modernen Verfahren sind, so können sie doch auch zur Folge haben, auf den direkten beobachtenden Zugang zum Körper des Kranken mehr und mehr zu verzichten und sich ausschliesslich auf die apparative und Labormedizin zu verlassen. Psychologisch kann hinter einer solchen Tendenz eine Scheu des Arztes stehen, den Körper des Kranken zu berühren, mit ihm Körperkontakt aufzunehmen. Durch Einsatz von Apparaten bringt er sich in eine Distanz zum Kranken.

Eine solche *Berührungsscheu* wird man auf soziokulturellem Hintergrund sehen können. In unserem Kulturkreis sind intensive körperliche Berührungen im allgemeinen auf die Eltern-Kind-Beziehung und auf erotisch-sexuelle Beziehungen eingegrenzt, sie finden sonst aber kaum statt bzw. sind auf Begrüssungsrituale (Händedruck, Begrüssungskuss) reduziert. So findet sich auch bei Medizinstudenten der ersten klinischen Semester nicht selten eine Hemmungsschwelle, die sie überwinden müssen, wenn sie erstmals den unbekleideten Körper eines Kranken betasten und auskultieren sollen.

Wahrnehmungsstörungen. Bei akuten Störungen der Hirnfunktion kann es zu symptomatischen Psychosen (infolge körperlicher Krankheit, Fieber, Intoxikation) bzw. hirnorganischen Psychosen (bei krankhaftem Hirnprozess), bei chronischen zu hirnorganischen Psychosyndromen (mit Leistungsabbau und Wesensänderung: Veränderung des Antriebs- und Affektverhaltens, Reizbarkeit, verminderte Selbstkontrolle) kommen. Besonders bei den symptomatischen Psychosen können elementare *Wahrnehmungsstörungen* auftreten, die sich auf Grössen- und Ortskonstanz von Objekten, die euklidische Raumstruktur, auf Vorgänge des Auffassens, Erkennens, Wiedererkennens beziehen. Häufig ist das Personenerkennen und die kognitive Erfassung der Gesamtsituation besonders betroffen. Im Sinne der Gestaltpsychologie kommt es dabei zu einem Zerfall von *Gestalt- und Struktureigenschaften* infolge eines Prägnanzverlustes; amorph-fluktuierende Eindrucks- und Anmutungsqualitäten gewinnen den Vorrang.

Halluzinationen sind Sinnestäuschungen: Der Wahrnehmung entspricht kein reales Wahrnehmungsobjekt, es findet keine Sinnesreizung statt. Der erlebte Realitätsgehalt ist bei Halluzinationen unterschiedlich, manche werden wie normale Sinneswahrnehmungen empfunden, andere nicht. Halluzinationen können beim Gesunden unter Suggestiveinwirkung (Hypnose), im Halbschlaf (hypnagoge Sinnestäuschungen) und unter dem toxischen Einfluss von Rauschdrogen (LSD) auftreten, sonst bei hirnorganischen Störungen; sie gehören als wichtiges Kernsymptom aber auch zu schizophrenen Psychosen. Experimentell sind Halluzinationen durch sensorische Deprivation (totaler Entzug von Wahrnehmungsreizen) zu erzeugen (vgl. p. 50f.). Von Pseudohalluzinationen sprechen wir bei lediglich stark sinnlich ausgestalteten Vorstellungen, die nicht den objektivierenden Charakter einer Wahrnehmung haben (so wenn ein Kranker mit Schulddepression von einer inneren Stimme spricht, damit aber nur die «Stimme des Gewissens», keine akustische Wahrnehmung meint). *Illusionen* sind verfälschte Wahrnehmungen tatsächlicher Gegebenheiten, oft unter affektivem Druck (wenn ein ängstlicher Mensch in einem Schatten eine lauernde Gestalt sieht), aber auch bei symptomatischen Psychosen (wenn der Alkoholdelirante die Infusionsflasche als Bierflasche verkennt).

6. Intelligenz

J. Brand-Jacobi

6.1. Definition und Modelle

Unter Intelligenz verstehen wir die Fähigkeit eines Individuums, anschaulich oder abstrakt in sprachlichen, numerischen und räumlich-zeitlichen Beziehungen zu denken und Problemlösungen zu finden. Sie ermöglicht es ihm, zweckmässig zu handeln und viele komplexe, mit Hilfe besonderer Fähigkeiten auch ganz spezifische Situationen erfolgreich zu bewältigen. Intelligenz ist damit der Anteil am Verhalten, der das Individuum befähigt, sich an seine Umwelt anzupassen und sich mit ihr wirkungsvoll auseinanderzusetzen, der jedoch nicht – wie das Instinktverhalten – genetisch festgelegt und fest programmiert ist. Die Intelligenz ist nicht direkt beobachtbar. Als *hypothetisches Konstrukt* können wir die Intelligenz nur aus der Beobachtung und Messung von Leistungen in verschiedenen standardisierten Situationen erschliessen. Eine solche standardisierte Leistungssituation ist ein Test. Durch ihn kann Intelligenz definitorisch bestimmt werden: Intelligenz ist das, was ein Intelligenztest misst. Dies nennt man eine *operationale Definition der Intelligenz.* Nach ihr gibt es nun aber so viele «Intelligenzen», wie es Intelligenztests gibt. Man hat deshalb versucht, mittels der statistischen Methode der Faktorenanalyse intelligentes Verhalten auf wenige grundlegende Dimensionen zu reduzieren. Hieraus entstanden die sogenannten *Faktorentheorien der Intelligenz.* Danach ist Intelligenz nicht eine einheitliche und globale Eigenschaft, sondern eine Struktur unterschiedlicher Begabungsfaktoren.

Die *Zweifaktorentheorie* von Spearman geht von der Beobachtung aus, dass unterschiedliche intellektuelle Leistungen in einem Test alle in mittlerer Höhe miteinander korrelieren. Dies bedeutet, dass allen Leistungen eine gemeinsame Grundbefähigung zugrundeliegt, dass jede einzelne Leistung jedoch zusätzlich eine spezifische Befähigung erfordert. Nach dieser Theorie beruht intelligentes

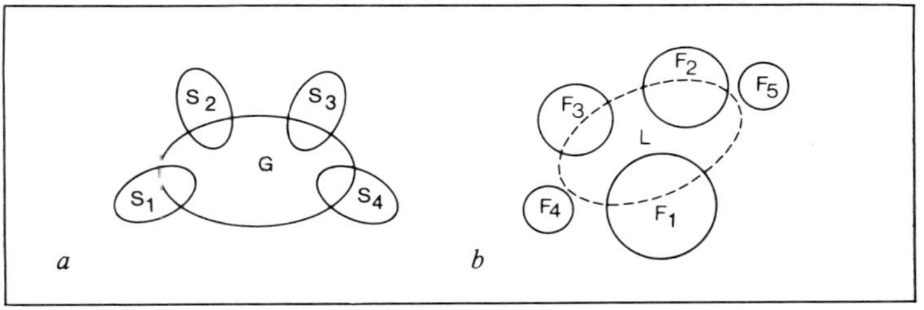

Abb. 11. Faktorentheorien der Intelligenz. *a* Zweifaktorentheorie: Eine intellektuelle Leistung wird durch einen Generalfaktor G und jeweils einen zusätzlichen spezifischen Faktor S erklärt. *b* Mehrfaktorentheorie: Eine intellektuelle Leistung L wird durch mehrere unabhängige Faktoren F erklärt.

Verhalten auf einem Generalfaktor G und auf spezifischen Begabungsfaktoren S (Abb. 11a).

Thurstone führt dagegen intelligentes Verhalten auf mehrere voneinander unabhängige Begabungsfaktoren zurück, die sich an einer Leistung in unterschiedlichem Ausmass beteiligen: *Mehrfaktorentheorie* (Abb. 11b). Bei Faktorenanalysen von Intelligenztests fand er wiederholt sieben Dimensionen bestätigt, die Primärfaktoren der Intelligenz (oder Primärfähigkeiten): Sprachverständnis, Wortflüssigkeit, Rechengewandtheit, Merkfähigkeit, Wahrnehmungsgeschwindigkeit, räumliches Vorstellungsvermögen, Fähigkeit zum schlussfolgernden Denken. Dieses Mehrfaktorenmodell der Intelligenz wird neuen Intelligenztests zunehmend zugrunde gelegt.

Cattell unterscheidet bei der Intelligenz einen weitgehend angeborenen, bildungsunabhängigen Anteil, die *flüssige Intelligenz* (fluid intelligence), und einen bildungsabhängigen Anteil, die *kristallisierte Intelligenz* (crystallized intelligence). Erstere gewährleistet die Anpassung und Bewältigung neuer Situationen, letztere repräsentiert die Gesamtheit allen erlernten Wissens und Könnens. Guilford postuliert eine grosse Zahl von Intelligenzfaktoren, die er nach Denkoperationen, Denkinhalten und Denkergebnissen einteilt. Eine eindeutige wissenschaftliche Entscheidung zugunsten eines der genannten Faktorenmodelle der Intelligenz war bisher nicht möglich.

Gegenüber den klassischen, mehr inhaltlich orientierten faktorenanalytischen Ansätzen zur Intelligenzstruktur befassen sich neuere Theorien mehr mit der *kognitiven Komplexität* und *Differenziertheit,* mit der man sich mit seiner Umwelt auseinandersetzt, Aufgaben bewältigt, Informationen verarbeitet und Zusammenhänge herstellt. Es werden verschiedene Niveaus der Strukturierung unterschieden, und zwar unter anderem je nach Anzahl der Beurteilungs- und Unterscheidungskategorien, Anzahl der Verknüpfungen und alternativen Lösungsansätze und nach dem Ausmass ihres Aufeinanderbezogenseins.

6.2. Intelligenzentwicklung

Wovon hängt die individuelle Ausprägung der Intelligenz ab? Dies ist die Frage nach dem Einfluss von *Anlage* (Erbe) und *Umwelt* auf die Intelligenz. *Zwillingsuntersuchungen,* in neuerer Zeit auch Adoptivstudien getrennt aufgewachsener eineiiger Zwillinge, belegen, dass die Intelligenzausprägung deutlich von der mitgebrachten Begabung abhängt. So unterscheiden sich die Ergebnisse der Intelligenztests eineiiger Zwillinge im Durchschnitt nur um 6 Punkte, die von zweieiigen Zwillingen dagegen um 10 Punkte. Getrennt und gemeinsam aufgewachsene eineiige Zwillinge unterscheiden sich wenig in ihrer Leistung, allerdings um so mehr, je unterschiedlicher die Umweltbedingungen waren. Auf der anderen Seite hängt die Entwicklung der Intelligenz wesentlich von *fördernden oder hemmenden Umweltbedingungen* ab. Dies gilt ganz besonders für die ersten Lebensjahre. Es zeigt sich nämlich bei Längsschnittuntersuchungen, dass die Intelligenz eines heranwachsenden Kindes keineswegs konstant bleibt. Als wesentliche Faktoren einer förderlichen Umwelt gelten soziokulturelle Bedingungen im Sinne eines differenzierten Reizangebotes und einer Erziehung zu Selbständigkeit, Leistungsmotivation und emotionaler Stabilität.

Kinder aus entlegenen Bergdörfern oder Kinder von Binnenschiffern zeigen infolge geringeren Reizangebotes deutlich geringere intellektuelle Leistungen als andere Gleichaltrige.

Erziehung zu Leistungsmotivation wirkt sich auf den Schulerfolg aus. Kinder aus sozioökonomisch niederer Schicht sind gegenüber der Mittelschicht um 10–20 IQ-Punkte benachteiligt, und zwar vor allem bei sprachgebundenen (verbalen) Tests. Wenn sie heranwachsen, nimmt diese Leistungsdiskrepanz sogar noch zu: kumulatives Defizit. Durch ein gezieltes Förderungsprogramm kann ein Absinken der intellektuellen Leistungsfähigkeit jedoch verhindert werden, wie man an Waisenkindern zeigen konnte.

Die Intelligenzentwicklung hängt also sowohl von der Anlage (Erbe) als auch von Umweltbedingungen ab, jedoch nicht additiv. Vielmehr führt die Interaktion eines Organismus mit seiner Umwelt dazu, dass spezifische *Wechselwirkungen* von Erbe und Umwelt für die Intelligenz entscheidender sind als Anlage- und Umweltfaktoren allein.

Viel diskutiert wird die Hypothese der *Altersdifferenzierung* der Intelligenz: Intelligenzleistungen würden im Laufe der Kindheitsentwicklung zunächst von einem eher allgemeinen Intelligenzfaktor, später mehr und mehr von spezifischen Intelligenzfaktoren bestimmt. Faktorenanalytische Untersuchungen konnten jedoch keine eindeutige Bestätigung dieser Hypothese erbringen. Dennoch kann das Differenzierungskonzept für die Intelligenzentwicklung sinnvoll bleiben, wenn man es – statt es faktoriell zu interpretieren – auf die zunehmende *kognitive Komplexität* intellektuellen Verhaltens bezieht.

6.3. Messung der Intelligenz

Intelligenztests werden angewandt, um eine Information über Ausprägung und Struktur der intellektuellen Begabung zu erhalten. Sie finden Verwendung bei der Diagnose von Leistungsstörungen organischer oder psychischer Ursache, bei der Einschätzung und Prognose von Schul- und Berufsausbildung, aber auch zur Feststellung spezieller Eignungen (z.B. Verkehrstauglichkeit).

Die in einem Intelligenztest ermittelte Gesamtleistung wird als *Intelligenzquotient* (IQ) angegeben. Dieser Begriff stammt aus den Anfängen der Intelligenzdiagnostik, als man die im Test ermittelte Leistung zum Lebensalter in Beziehung setzte: Der «klassische» IQ war der Quotient aus Intelligenzalter und Lebensalter. Er erwies sich als unpräzise und wenig geeignet, da er eine mit dem Lebensalter kontinuierlich ansteigende Intelligenz voraussetzt und eine Person mit gleichbleibender Intelligenz dann mit steigendem Lebensalter einen immer geringeren IQ bekommen würde. Die Annahme eines Anstiegs der Intelligenz trifft aber sicherlich nur bis zum 15. oder 20. Lebensjahr zu.

Heute wird der Intelligenzquotient als *Abweichungs-IQ* definiert. Dabei wird der Wert, den eine Person in einem Test erzielt, mit dem Wert verglichen, der im Mittel von seiner Altersgruppe erreicht wird. Der IQ gibt an, wie weit die gemessenen Leistungen von der durchschnittlichen Leistung der Altersgruppe abweicht. Die Leistungen der Altersgruppe werden bei der Testnormierung erhoben und sind durch Mittelwert und Standardabweichung der Verteilung festgelegt.

So sagt beispielsweise ein IQ von 100 (Hamburg-Wechsler-Intelligenztest für Erwachsene, HAWIE), dass der Proband genauso intelligent ist wie der Durchschnitt seiner vergleichbaren Alterspopulation. Ein IQ von 120 bedeutet, dass nur ungefähr 8 % der Gleichaltrigen intelligenter sind. Hierbei ist zu beachten, dass sich der allgemein gebräuchliche von Wechsler definierte IQ auf eine Normskala mit dem Mittelwert 100 und der Standardabweichung 15 bezieht (sogenannte Wechsler-Skala). Man kann jedoch einen empirisch ermittelten Rohwert auch auf andere Normskalen umrechnen, beispielsweise auf die C-Skala mit dem Mittelwert 5 und der Standardabweichung 2 oder auf die Standardwertskala mit dem Mittelwert 100 und der Standardabweichung 10. Gebräuchlich ist ebenfalls die Angabe als Prozentrang oder in Z-Werten mit dem Mittelwert 0 und der Standardabweichung 1. Das prinzipielle Vorgehen der Intelligenzmessung besteht in der Feststellung eines Rohwertes in einem Test, einer Transformation dieses Rohwertes in einen Standardwert und in einem Vergleich dieses Standardwertes im Hinblick auf Mittelwert und Standardabweichung einer entsprechenden Alterspopulation. Man kann für praktische Zwecke den individuellen Messwert auch auf spezifische Populationen beziehen, beispielsweise auf die Verteilung der Werte von Personen mit gleichem Schulabschluss. Diese Verteilung wird sich von der Gesamtpopulation unterscheiden. So liegt bei Studenten der durchschnittliche IQ höher (etwa 15 IQ-Punkte), die Streuung der Verteilung ist etwas geringer.

Der IQ gibt die relative Position eines Individuums in der Verteilung einer Normstichprobe an. Er ist ein Mass für die allgemeine Ausprägung der intellektuellen Begabung. Für die praktischen Zwecke der Diagnostik von Schul- und Berufsschwierigkeiten ist man über die Ermittlung des Intelligenzniveaus hinaus besonders an der Feststellung der *Intelligenzstruktur* interessiert. Hierbei kann die Ausprägung der Begabung auf unterschiedlichen Dimensionen der Intelligenz geprüft und jeweils auf eine Normverteilung bezogen werden. In einer solchen Intelligenzstruktur werden spezifische Begabungsmängel und Begabungsspitzen, aber auch isolierte Teilleistungsstörungen sichtbar.

Die meisten Intelligenztests, die zu einer differenzierten und nicht nur globalen Intelligenzmessung klinisch gebräuchlich sind, stellen deshalb *Intelligenzstrukturtests* dar. Sie bestehen aus mehreren Einzeltests, die den verschiedenen Befähigungen und Leistungsdimensionen gerecht werden sollen.

Die in einem Intelligenztest gemessene Leistung hängt wesentlich von den Eigenschaften des Tests und den Bedingungen der Testsituation ab. So sind viele der gebräuchlichen Intelligenztests an der Sprache, dem Erfahrungsbereich und den Normen der sozialen Mittelschicht orientiert:

Eine Frage aus dem Wechsler Intelligenztest (HAWIE) lautet: Warum sollen wir uns von schlechter Gesellschaft fernhalten? Auch wird gefragt, wer den «Faust», wer die «Göttliche Komödie» schrieb.

Soziale Randgruppen und Minoritäten, aber auch Menschen mit einem geringeren sozioökonomischen Status sind in solchen Tests benachteiligt und erweisen sich so als weniger intelligent. Man hat deshalb versucht, weitgehend sprach- und bildungsunabhängige Intelligenzaufgaben zu konstruieren. In sogenannten *kulturfairen Intelligenztests* finden sich Aufgaben, bei denen es um räumliches Vorstellen und um logische Beziehungen geometrischer Figuren geht.

Eine wesentliche Voraussetzung für das Zustandekommen guter Leistungsergebnisse in einem Intelligenztest ist eine angemessene *Motivation* und *Aktivierung*. Nach der Yerkes-Dodson-Regel ist die Intelligenzleistung bei mittlerem Anregungsniveau am besten; sie wird sowohl bei zu geringem als auch bei zu hohem Aktivationsgrad schlechter ausfallen. Der Schwierigkeitsgrad der Testaufgaben ist hierbei insofern von Bedeutung, als bei leichten Aufgaben eine höhere, bei schwierigen Aufgaben dagegen eine geringere Aktivation optimal ist.

Im deutschen Sprachraum steht eine Reihe von hinreichend reliablen und validen *Intelligenztests* zur Verfügung. Die grösste Verbreitung hat der HAWIE gefunden (Schweizerische Adaptation: Zürich-Wechsler-Intelligenztest für Erwachsene, ZÜWIE). Die einzelnen Untertests des HAWIE untersuchen unterschiedliche Leistungsaspekte, sie entsprechen aber nicht faktorenanalytisch isolierten Befähigungen. Ein gut konstruiertes Testverfahren ist der Intelligenz-Struktur-Test (IST) wie auch besonders das Leistungs-Prüf-System (LPS). Bei letzterem repräsentieren die einzelnen Untertests die Primärfähigkeiten der Intelligenz. An kulturfairen Tests stehen die Progressiven Matrizen von Raven und der Figure-Reasoning-Test (FRT) zur Verfügung, die jedoch beide nur eine globale Abschätzung der Intelligenzhöhe erlauben.

6.4. Beeinträchtigungen der Intelligenz

Ein Grossteil der Beeinträchtigungen der Intelligenz beruht auf angeborener oder früh erworbener *geistiger Behinderung* (Oligophrenie, Schwachsinn) oder auf akuten oder chronischen *Schädigungen des Gehirns* (Hirnleistungsschwäche, bei starker Ausprägung Demenz).

Zur Diagnose und Gradeinteilung des Schwachsinns werden vielfach die Intelligenzquotienten herangezogen. So definiert beispielsweise die WHO den Bereich zwischen 69 und 55 als leichten Schwachsinn (Debilität), den zwischen 54 und 40 als mittlere, den zwischen 39 und 25 als schwere Imbezillität, den Bereich unter 24 als Idiotie. Den IQ-Bereich zwischen 70 und 80 bezeichnet man häufig als Minderbegabung. Es finden sich auch andere IQ-Einteilungen des Schweregrads eines Schwachsinns. Blosse IQ-Angaben sind jedoch ohne Hinzuziehung weiterer diagnostischer Informationen (z.B. Kriterien der Lebensbewältigung) unzureichend. Bei akuten oder chronischen Schädigungen des Gehirns durch Erkrankungen oder Verletzungen (Traumata) kommt es nicht unbedingt zu einer generellen Senkung des Intelligenzniveaus, sondern meist werden spezielle Intelligenzfunktionen besonders betroffen. Dieses zeigt sich in einem Strukturtest oder bei speziellen Funktionsprüfungen dann in Teilleistungsstörungen, z.B. der Aufmerksamkeitssteuerung (Test d2). Als besonders sensibel für hirnorganische Beeinträchtigung haben sich die visuelle Wahrnehmung und die Gedächtnisfähigkeit erwiesen. Tests zur Diagnose solcher Beeinträchtigungen beinhalten deshalb auch Aufgaben zur visuellen Gestalterfassung, -analyse und -wiedergabe (Benton Visual Retention Test, Diagnosticum für Cerebralschädigung).

Die Intelligenz kann auch durch *funktionelle Bedingungen* beeinträchtigt sein. Durch übergrosse emotionale Erregung kann es zu Hemmungen oder Blockierungen der Leistungsfähigkeit kommen und damit zu Testresultaten, die der eigentlich vorhandenen Intelligenz nicht entsprechen. Besonders kann es psychoreaktiv oder aufgrund neurotischer Störungen zu *Leistungshemmungen* kommen. Diese werden in grober Ausprägung als Pseudodemenz bezeichnet, denn eine Beseitigung der neurotischen Blockierung durch Therapie ermöglicht wieder eine adäquate Umsetzung der vorhandenen Intelligenz in entsprechende Leistungen.

Lange war man der Ansicht, dass mit *zunehmendem Alter* die Intelligenz abnimmt: Altersabbau der Intelligenz. In älteren Untersuchungen fand sich eine kontinuierliche Zunahme von Intelligenzleistungen bis zum 20. Lebensjahr, diese blieben bis zum 30. Lebensjahr konstant und fielen dann kontinuierlich ab. Die Vorstellung eines Leistungsabbaues im Alter (Defizitmodell) musste einem differenzierteren Modell weichen. Die verschiedenen Intelligenzfunktionen sind in sehr unterschiedlichem Ausmass von einer Abnahme betroffen. Verbales Verständnis, Wortschatz, aber auch Assoziationsvermögen und Erfahrungswissen erweisen sich als altersstabil oder steigen im Alter sogar noch an, dagegen werden Raumvorstellung, Denkgeschwindigkeit und Analogiedenken im Alter geringer. Entsprechend dem Intelligenzmodell von Cattell bleibt im Alter die erfahrungsabhängige kristallisierte Intelligenz besser erhalten oder nimmt sogar noch zu, die Leistungen der flüssigen Intelligenz sind dagegen eher

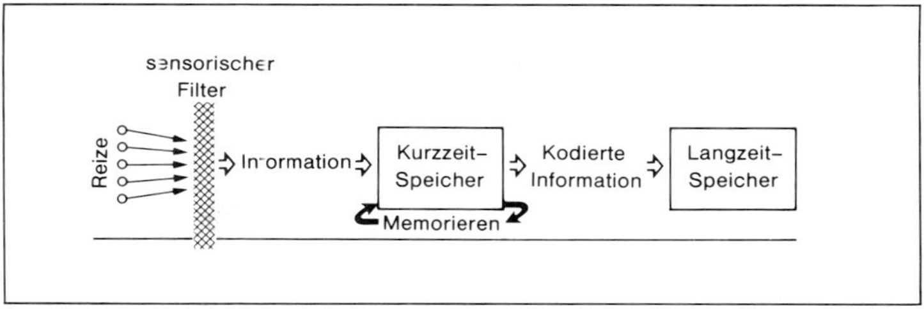

Abb. 12. Speichermodell des Gedächtnisses.

von altersbedingten Einbusse betroffen. Eine allgemeine Leistungsveränderung älterer Menschen besteht in einer Verlangsamung intellektueller und psychomotorischer Abläufe.

Bei der altersbedingten Veränderung der Intelligenz ist jedoch zu beachten, dass das chronologische Alter dafür an sich nicht entscheidend ist. Vielmehr sind spezifische Faktoren der Lebenssituation, aber auch der vorangegangenen Lebenszeit hierfür wesentlich mitverantwortlich. Neben der Ausgangsintelligenz haben Art und Dauer der beruflichen Tätigkeit, Differenziertheit der Interessen, Anregungsniveau der Umwelt, aber auch Gesundheitszustand und praktische Lebensgestaltung (Reisen, Hobbies, soziale Kontakte) wesentlichen Einfluss auf die intellektuelle Leistung im höheren Lebensalter. Dies drückt sich auch in der grossen Streubreite der Intelligenztestleistungen älterer Menschen aus.

Von den altersbedingten Intelligenzveränderungen zu unterscheiden sind *hirnorganische Abbauvorgänge,* die durch spezielle Alterskrankheiten des Gehirns verursacht werden: Arteriosklerose des Gehirns, Pick-Atrophie und Alzheimer-Krankheit. Hier kommt es zu hirnorganischen Leistungseinbussen, die das Ausmass einer Demenz erreichen können.

6.5. Gedächtnis

Im besonderen Masse einer altersbedingten Veränderung unterworfen sind die *Gedächtnisfunktionen.* Das Gedächtnis können wir als einen Speicher mit selektiven (auswählenden) und modifizierenden (verändernden) Funktionen zum Zwecke einer ökonomischen Informationsverarbeitung verstehen (Abb. 12). Wir unterscheiden das Kurzzeitgedächtnis vom Langzeitgedächtnis. Beim *Kurzzeitgedächtnis* (Merkfähigkeit) geht es um das kurzfristige Sicheinprägen.

Seine Kapazität ist im allgemeinen auf etwa 7 Informationseinheiten beschränkt (z.B. das unmittelbare Merken von 7 Zahlen), die Speicherungsdauer beträgt etwa 10 s. Kommt es innerhalb dieser Frist nicht zur Kodierung, so wird vergessen. Voraussetzung des Kodierens ist das Memorieren der Information. Sind die Informationen einmal ins *Langzeitgedächtnis* gelangt, so sind sie gegenüber einem Vergessen viel resistenter. «Vergessen» bedeutet hier vor allem Nichtreproduzierbarkeit, etwa aufgrund von Gedächtnishemmungen. Neben Interferenzen verschiedener Informationsmaterialien sind hier besonders neurotisch motivierte Hemmprozesse infolge intrapsychischer Kontroll- und Zensurvorgänge zu nennen: Diese hemmen die Reproduktion unerwünschter, tabuierter, peinlicher Ereignisse und Vorstellungen. Die Selektion und Modifikation von Gedächtnisinformationen wirken sich aber nicht nur bei ihrer Reproduktion (Abrufen), sondern schon bei der Einspeicherung und Lagerung aus. Hier haben sich die Prinzipien Ökonomie, Widerspruchsfreiheit und Konfliktvermeidung als entscheidend erwiesen: Ein Stoff wird um so leichter behalten, je nutzbringender er ist, je weniger er in Widerspruch zu anderen Informationen steht und je weniger er zu Konflikten im Verhalten oder Erleben führt. Bei der Aneignung von Lernstoff sind folgende Faktoren förderlich: Zahl der Wiederholungen, Sinnhaftigkeit des Lernmaterials, Strukturiertheit, Gegliedertheit und Konkretheit des Materials sowie eine ausreichende Zahl von Lernpausen. Bei Schädigungen des Gehirns ist vorwiegend die (kurzzeitige) Merkfähigkeit betroffen, weniger sind es die Informationen des Langzeitspeichers (Altgedächtnis). So können diese Patienten oft nicht angeben, was sie vor einer Viertelstunde in der Zeitung gelesen haben, sie können sich aber noch genau an die Namen ehemaliger Klassenkameraden Jahrzehnte früher erinnern.

Für das Langzeitgedächtnis werden klinisch zwei Komponenten unterschieden:

1. Episodisches Gedächtnis: Es speichert persönliche Begebenheiten und ihre zeitlichen Beziehungen, also ihre Einordnung auf der Zeitachse nach früher/später («Zeitraster»).

2. Semantisches Gedächtnis: Es speichert das verbal oder über andere Symbole vermittelte Wissen, Bedeutungen, Konzepte, Zusammenhänge. Es ist für die Sprachfähigkeit eines Menschen unabdingbar.

Sobald auch das Langzeitgedächtnis hirnorganisch beeinträchtigt wird, ist das zeitliche Einordnen persönlicher Ereignisse (im episodischen Gedächtnis) meist als erstes betroffen.

7. Lernen

Lernprozesse gehören zu den wichtigsten psychologischen Vorgängen. Sie beschreiben die Voraussetzungen, unter denen sich Verhaltensweisen verändern, erworben werden, sich abschwächen bzw. verlernt werden. Während man in der Umgangssprache unter Lernen den Erwerb von Wissen und Fertigkeiten versteht, geht der psychologische Begriff des Lernens weit darüber hinaus: *Lernen* bedeutet jede überdauernde *Verhaltensänderung* aufgrund von *Erfahrungen.* Ausgeschlossen sind dabei alle Veränderungen, die durch biologische Faktoren, Reifung und Altern, Ermüdung, Drogeneinwirkung oder hirnorganische Störungen hervorgerufen werden. Verhaltensänderung bedeutet, dass ein bestimmtes Verhalten mit grösserer oder geringerer Wahrscheinlichkeit, also häufiger oder seltener als vorher, auftritt. Im Lernen spiegelt sich die Abhängigkeit menschlichen Verhaltens von Umwelteinflüssen, die Interaktion zwischen organismischem System und Variation der Umweltbedingungen wider. Lernprozesse dienen der optimalen Anpassung an die Umwelt. Durch systematische Variation aller kontrollierbaren Bedingungen, unter denen sich Verhalten ändert, kommt man zu *Lerngesetzen* und *Lernmodellen,* und zwar mit dem Ziel, Lerneffekte aus ihren Bedingungen voraussagen zu können.

Lernprozesse sind selbst nicht beobachtbar; erfassbar sind nur die Umweltbedingungen und die darauf eintretenden Verhaltensänderungen. Man spricht deshalb – wie bei vielen anderen psychischen Vorgängen – von einem *Black-Box-Modell* des Verhaltens: Die internen Verhaltens- und Erlebensprozesse sind nicht direkt feststellbar, sondern nur die äusseren Reizbedingungen (als Input) und die Verhaltensausgabe (als Output). Die dazwischengeschalteten psychischen Vorgänge sind hypothetische Konstrukte.

Wir kennen verschiedene grundlegende *Lernprozesse,* die sich durch die Lernbedingungen, in ihrer Komplexität, aber auch in den Lerneffekten unterscheiden.

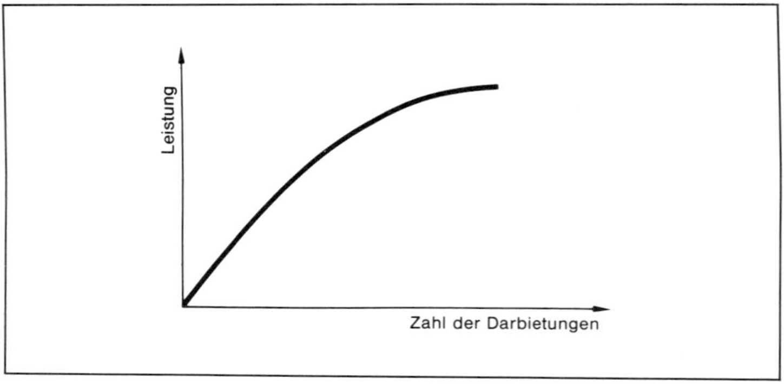

Abb. 13. Lernkurve. Ansteigende Lernleistung bei wiederholter Darbietung.

7.1. Übungslernen

Übungslernen ist eine Form des (absichtlichen) Lernens, bei dem das übende *Wiederholen* für den Lerneffekt verantwortlich ist. Hierher gehört das Einprägen und Auswendiglernen von Informationen, insbesondere von verbalem Material (vgl. Gedächtnis), aber auch das Erlernen motorischer bzw. sensomotorischer Fertigkeiten: Radfahren, Schwimmen, Klavierspiel, Schreiben und Lesen. Auch hier gilt, dass die internen Vorgänge des Sicheinprägens und Speicherns und des Erwerbs einer motorischen Fertigkeit nicht unmittelbar beobachtbar sind, sondern nur die Leistungen der *Reproduktion* oder des *Wiedererkennens* von Gedächtnismaterial, der *Ausführung* (Performanz) motorischer Leistungen, und zwar abhängig von Variablen wie *Anzahl der Übungsdurchgänge* (trials) und der *verstrichenen Zeit.* Wir unterscheiden die *Aneignungsphase* (Lernphase), in der das eigentliche Übungslernen stattfindet, von der *Reproduktionsphase* (Kannphase). Die klassische Gedächtnispsychologie (Ebbinghaus) bezog sich vor allem auf das Auswendiglernen sinnloser Silben, daran wurden bereits wichtige Gesetzmässigkeiten des Übungslernens erkannt.

Die Lernleistung steigt mit der Anzahl der Darbietungen oder Lerndurchgänge entsprechend einer *Lernkurve* an (Abb. 13). Dabei ist

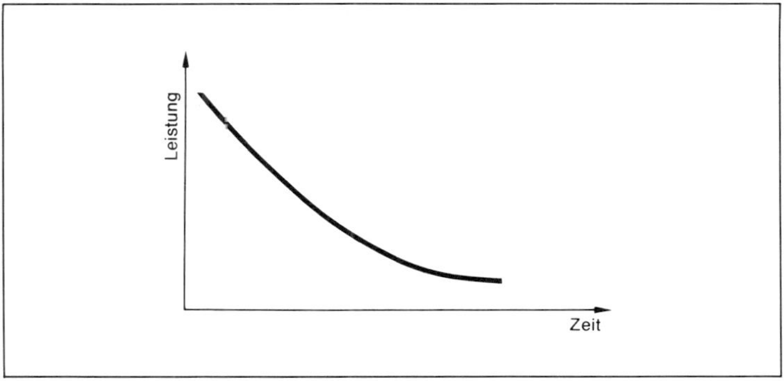

Abb. 14. Vergessenskurve.

ein zeitlich verteiltes Lernen wirkungsvoller als zeitlich konzentriertes Lernen, speziell bei umfangreichem Lernmaterial. Sinnvolles verbales Material wird leichter eingeprägt als sinnloses. Bei sinnlosem Material (sinnlose Silben) besteht die Tendenz, Ordnungen durch Reihung, assoziativen Verbund, rhythmisiertes Lesen herzustellen, was das Lernen meist erleichtert, und zwar vor allem für freies Reproduzieren (free recall). Während der Kannphase kommt es zum allmählichen Abfall der Reproduktionsleistung entsprechend einer *Vergessenskurve* (Abb. 14). Das Vergessen ist zeitabhängig, sofern keine neuen Lern- und Übungsdurchgänge erfolgen. Auf Lernleistung und Vergessen wirken sich Faktoren wie Motivation, Aufmerksamkeit, Einstellungen, Interferenz mit gleichzeitig ablaufenden anderen Lernvorgängen fördernd oder hemmend aus: Die Lernleistung ist besser, wenn die Aufmerksamkeit durch Rezitieren (statt stillen Lesens) aktiviert wird; unerledigte, nicht abgeschlossene Aufgaben und Handlungen werden besser behalten als abgeschlossene (Zeigarnik-Effekt). Positiver *Transfer* ist die Übertragung von Lernfortschritten auf ein ähnliches Lernmaterial oder eine ähnliche motorische Leistung. Bilateraler Transfer ist die Übertragung von Übungserfolgen der einen Hand auf die nichtübende andere (z.B. beim Spiegelzeichnen). Von *retroaktiver Hemmung* sprechen wir, wenn eine gelernte Information durch unmittelbar folgendes Einprägen ähnlichen Materials verlernt wird. Eine *proaktive Hemmung* liegt dagegen vor, wenn sich die Einprägung eines Gedächtnisstoffes auf die folgende Aneignung ähnlichen Materials ungünstig auswirkt (z.B. bei komplizierten chemischen Formeln). *Überlernen* (mehr Übungsdurchgänge, als zur 100%igen Reproduktion erforderlich ist) verzögert Vergessen und Verlernen. Es hat vor allem bei häufig ausgeübten motorischen Fertigkeiten wie Schreiben Belang.

Zur Erklärung des Übungslernens ist ein reines *Speichermodell* unzureichend, da stets auch *operativ gelernt* wird, wie man mit dem Material umgehen kann. *Verdrängung* ist das gezielte und selektive Vergessen eines bestimmten Erfahrungs- oder Erlebnismaterials, welches emotional stark aversiv besetzt ist: z.B. unerwünschte und verpönte Triebwünsche und die darauf bezogenen Vorstellungen. Dieses kann als selektives Ansteigen der Reproduktionsschwelle verstanden werden; die Psychoanalyse sieht darin ein Verdrängen des unerwünschten und angstauslösenden Komplexes aus dem aktuellen Bewusstseins- und Erlebnisfeld ins Unbewusste, wo das verdrängte Material jedoch latent bestehen bleibt.

7.2. Habituation

Die einfachste Form des Lernens ist die *Habituation,* die Reaktionsabschwächung bei hintereinander wiederholten gleichartigen Reizen im Sinne einer Gewöhnung. Habituation findet sich schon bei sehr primitiven Lebewesen, so wie eine Amöbe auf den wiederholten gleichen Reiz immer schwächer reagiert. Besondere Bedeutung hat die Habituation für die Orientierungsreaktion (p. 48). Es handelt sich dabei um einen für die Lebensfähigkeit eines Organismus wichtigen elementaren Lernvorgang, welcher gewährleistet, dass auf irrelevant und uninformativ gewordene Reize nicht unvermindert reagiert wird. Die Habituation hängt von der Regelmässigkeit und von der Monotonie der Reizdarbietung ab; die Reaktionsabschwächung erfolgt exponentiell. Unregelmässiges Eintreffen oder plötzliches Aufhören eines gewohnten Reizes hemmt die Habituation, da damit ein Neuigkeitsaspekt gegeben ist, es kommt zur erneuten Sensitivierung. Sedierende Medikamente und Schlafmangel können die Habituation beschleunigen.

Bei neurotischen Symptomen wie phobischen Ängsten fällt eine *Habituationsschwäche* auf: Bei häufig wiederholten Angstreizen tritt keine Abschwächung der Angstreaktion ein.

7.3. Klassische Konditionierung

Die *klassische Konditionierung* (Erlernen bedingter Reaktionen, Signallernen) ist ein Umlernen bereits vorhandener organismischer Reaktionen auf neue auslösende Reize. Der ursprünglich auslösende Reiz wird dabei durch einen neuen, bisher neutralen Reiz ersetzt (Lernen durch Reizsubstitution), welcher nun auslösendes Signal wird (deshalb die Bezeichnung Signallernen). Klassische Beispiele:

1. Hundeversuch von Pawlow: Wird das Auslösen der Speichelsekretion durch Einbringen von Fleischpulver in das Maul wiederholt mit einem anderen Reiz (Läuten einer Glocke, Aufleuchten eines Lichtes) gekoppelt, so reicht dieser schliesslich allein aus, um die Speichelsekretion auszulösen.
2. Versuch am kleinen Albert (Watson): Der Knabe reagierte auf unerwartete laute Schallreize mit Angst- und Schreckverhalten. Nach mehrfacher Koppelung des Schallreizes mit dem Anblick eines kleinen Tieres, mit dem er bis dahin angstfrei gespielt hatte, löste dieses allein heftige Angst aus. Das Tier war zum angstauslösenden Signal geworden.

Wesentliche Komponenten des klassischen Konditionierens (Abb. 15): Die organismische Reaktion wird primär durch einen spezifischen Reiz (unbedingter Reiz; unconditioned stimulus, UCS) ausgelöst: Die Speichelsekretion durch Futter. Der neutrale Reiz (Licht- oder Schallreiz) ist dazu nicht imstande. Wird er jedoch mit dem unbedingten Reiz wiederholt gekoppelt, so wird er zum bedingten Reiz (conditioned stimulus, CS), der schliesslich allein die Reaktion auslösen kann. Die ursprünglich unbedingte Reaktion (unconditioned reaction, UCR) wird jetzt zu einer bedingten Reaktion (conditioned reaction, CR). Die klassische Konditionierung ist ein *respondentes Lernen:* Es ist ausschliesslich auf auslösende Reize bezogen und bedeutet die Beantwortung neu erlernter Reize; es werden neue Signale als Auslöser von Verhalten erlernt. Verhaltenskonsequenzen (Belohnungen, Bestrafungen) spielen für den Lerneffekt keine Rolle. *Wichtige Voraussetzungen* für eine Konditionierung:

1. *Anzahl der Koppelungen* zwischen unbedingtem und bedingtem Reiz, die für den Lernerfolg erforderlich ist, kann zwischen fünf und mehreren hundert schwanken. Oft sind 30–50 Trials bis zur Ausbildung einer bedingten Reaktion erforderlich.
2. *Kontiguität* (regelmässiges Zusammentreffen) zwischen unbedingtem und bedingtem Reiz. Die Konditionierung gelingt am besten, wenn beide Reize gleichzeitig oder aber der neutrale Reiz jeweils 0,2–2 s vor dem unbedingten Reiz gegeben werden.

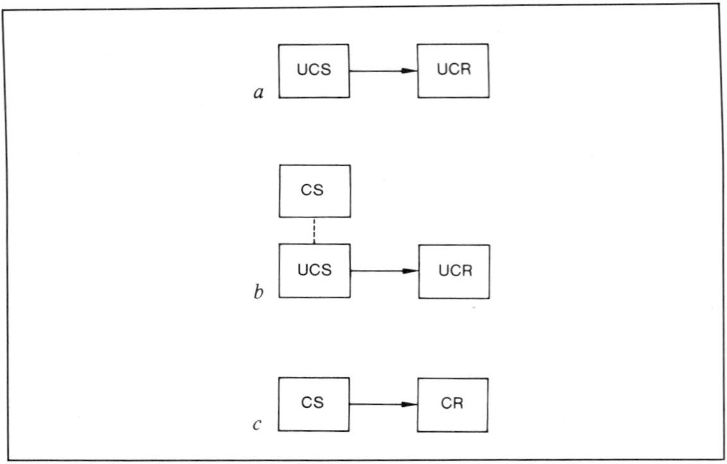

Abb. 15. Klassische Konditionierung. *a* Der unbedingte Stimulus UCS löst stets die unbedingte Reaktion UCR aus. *b* Der unbedingte Stimulus UCS wird wiederholt mit einem bis dahin neutralen Stimulus CS gekoppelt. *c* Dieser neu erlernte Stimulus löst jetzt als konditionierter Reiz allein die Reaktion aus, diese wird damit zu einer konditionierten Reaktion CR.

Ablauf der Konditionierung:

1. Lernphase: Häufige Wiederholung der Sequenz unbedingter–bedingter Reiz, bis es durch diese Reizkoppelung immer wahrscheinlicher wird, dass ein bedingter Reiz allein die bedingte Reaktion auslöst.

2. Extinktionsphase (Abschwächungs- oder Löschphase): Die konditionierte Reaktion schwächt sich allmählich wieder ab, wenn nicht immer wieder eine «Bekräftigung» durch erneute Koppelung mit dem unbedingten Reiz erfolgt: Die auf einen Glockenton konditionierte Speichelsekretion eines Hundes schwächt sich ab, wenn sie nicht durch gelegentliche Futtergabe erneut unterstützt wird. Die bedingte Reaktion wird wieder *verlernt.* Nach einer Ruhepause kann es jedoch zur *spontanen Erholung* einer bedingten Reaktion kommen; eine bereits abgeschwächte bedingte Reaktion kann man durch erneute Koppelung des bedingten mit dem unbedingten Reiz wieder auffrischen.

Generalisierung bedeutet die Ausweitung der bedingten Reaktion auf ähnliche Auslösesignale:

Wenn der Lidschlagreflex, der ursprünglich durch einen Luftstrom auslösbar war, auf einen Glockenton konditioniert wird, so wird die Lidreaktion auch durch Töne benachbarter Frequenz ausgelöst. Diese Reizgeneralisierung ist im klinischen Bereich bei Phobien (objekt- oder situationsbezogene panikartige Ängste) bedeutungsvoll. So kann bei einer Hundephobie die Angstreaktion auf benachbarte Reize ausgeweitet werden, die dann allein ausreichen, die Angstreaktion auszulösen, z.B. Hundehaare, Abbildungen von Hunden, das Wort «Hund». Die sich damit ausbildende «Angsthierarchie» (eigentlich eine Hierarchie der auslösenden Angstsignale) ist für die Verhaltenstherapie wichtig.

Im Gegensatz zur Generalisierung steht das *Differenzierungs-* oder *Diskriminationslernen:* Dies ist ein Unterscheidungslernen bezüglich ähnlicher Signale, so dass nur ein ganz spezifisches Signal die bedingte Reaktion auslöst, andere Signale nicht. Erreicht wird das Differenzierungslernen durch differentielle Bekräftigung des erwünschten Auslösereizes.

Konditionierbare Reaktionen: Dazu gehören in erster Linie vegetativ-humorale Reaktionen (Schweisssekretion, galvanischer Hautwiderstand, periphere Vasokonstriktion, Pupillenerweiterung) und psychovegetativ bzw. neuronal gesteuerte Organreaktionen (Drüsensekretion, Magen-Darm-Motilität, Herzfrequenz, Magensäureproduktion, sexuelle Reaktionen). Konditionierbar sind darüber hinaus unwillkürliche Reaktionen der Skelettmuskulatur: Schutzreflexe wie Lidschlagreflex, Muskeleigenreflexe, ferner emotionale Reaktionen (z.B. Angst), und zwar möglicherweise über die Korrelate Aktivierung, vegetative Erregung, Flucht- und Vermeidungsverhalten. Schliesslich können auch zentralnervöse Reaktionen (Arousalreaktionen, evozierte Potentiale) konditioniert werden.

Konditionierungslernen ist für das Verständnis *psychosomatischer Störungen* und von *Konversionsstörungen* sehr wichtig. Experimentell konnte gezeigt werden, dass Durchblutungs- und Motilitätsänderungen der Darmwand nicht nur durch wahrgenommene Autoritätspersonen und die damit erlebte Bedrohung auslösbar sind, sondern auch durch entsprechende Vorstellungen und verbale Signale (semantische Konditionierung). Heuschnupfen- und Asthmaanfälle, die als unbedingte Reaktion durch Kontakt mit Blütenpollen ausgelöst werden, sind besonders leicht auf neutrale Reize konditionierbar. Für die Psychosomatik speziell wichtig ist die Konditionierung von Organreaktionen auf innere Signalreize, insbesondere emotionale (Angst-) Reize (interozeptive Konditionierung); diese bedingten Reaktionen zeigen oft eine starke Löschungsresistenz (Tendenz zur Chronifizierung bei psychosomatischen Symptomen).

7.4. Operantes Lernen

Das *operante Lernen* (operante oder instrumentelle Konditionierung, Lernen am Erfolg) ist nicht – wie die klassische Konditionierung – auf angeborene organismische Reaktionen beschränkt, sondern erstreckt sich auf sämtliche, auch sehr komplexe, Verhaltensweisen. Es ist auch nicht lediglich Antwort auf äussere Reize, sondern der *Handlungserfolg* wird zur bestimmenden Variable des Lernprozesses. Operantes Lernen ist damit das Erlernen konsistenter Beziehungen zwischen eigenem Verhalten und den darauf folgenden Konsequenzen. Man lernt, das zu tun, was sich als erfolgreich erweist: Law of effect.

Wenn eine Katze in der Skinner-Box zufällig eine Taste niederdrückt, wird jedesmal sofort Futter gegeben. Diese Konsequenz des gezeigten Verhaltens wirkt als Belohnung. Nach mehreren Versuchen hat die Katze gelernt, dass Tastendruck zu Futter führt. Der durch Tastendruck ausgelöste Erfolg wirkt sich verstärkend auf das Verhalten aus, so dass dieses in der Folge wahrscheinlicher (häufiger) wird. Der Anblick der Taste signalisiert der Katze, dass Futter erreichbar ist, und wird so zu einem Hinweisreiz.

Wesentliche Komponenten des operanten Lernens: Wenn einem zufällig (inzidentell) ausgeführten Verhalten R eine positive Konsequenz C^+ folgt, welche als *Belohnung* empfunden wird, so wirkt sich dies als *Verstärkung* des gezeigten Verhaltens aus, es tritt künftig häufiger auf. Damit erfolgt zugleich eine Verhaltensauswahl oder -selektion: Aus einer Reihe von Verhaltensweisen setzen sich nur die durch, die belohnt und damit bekräftigt werden, also die erfolgreichen. Es wird damit ein Verhalten gelernt, das instrumentell auf die Umwelt einwirkt, um zum Handlungserfolg zu gelangen. Zugleich werden diejenigen Umweltreize, die regelmässig in Verbindung mit diesem Handlungsablauf auftreten, zu *Hinweisreizen* S^D (diskriminative Reize), welche die Erreichbarkeit eines Verstärkers anzeigen und einen Anreiz (Aufforderungscharakter) zum Handeln ausüben (Abb. 16).

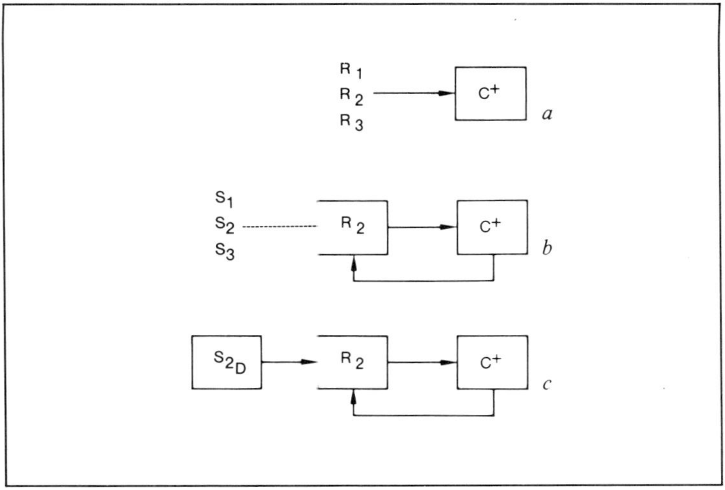

Abb. 16. Operantes Lernen. *a* Aus einer Anzahl von Verhaltensweisen führt nur R_2 zu einer positiven Konsequenz C^+. *b* Diese wirkt sich verstärkend auf das Verhalten R_2 aus. Aus einer Anzahl von Umweltreizen tritt nur S_2 immer gleichzeitig mit dem verstärkten Verhalten R_2 auf. *c* Dieser Reiz wird damit zu einem diskriminativen Hinweisreiz S_{2_D}, welcher signalisiert, dass über das Verhalten R_2 eine Belohnung C^+ zu erlangen ist.

Positive Verstärker C^+ sind unmittelbare Belohnungen: Befriedigung eines biologischen Bedürfnisses, Lustgefühle, oder sie beziehen sich auf erlernte Bedürfnisse: Geld, Prestige, Lob, Zuwendung (sogenannte sekundäre Verstärker). Von einer *negativen Verstärkung* sprechen wir, wenn ein aversiver, unlustbetonter Zustand (Angst, Schmerz) beendet und das Verhalten dadurch belohnt wird. Damit wird auch durch negative Verstärkung ein Verhalten bekräftigt und häufiger. *Bestrafungen* C^- sind dagegen negative Verhaltenskonsequenzen; sie bewirken, dass das gezeigte Verhalten seltener bzw. vermieden wird: *Vermeidungslernen.*

Wichtige Voraussetzungen des operanten Lernens:

1. Gelernt wird nach dem *Prinzip der Wirkung* oder des Erfolges.

2. Nur kontingente Verstärker oder Bestrafungen sind verhaltenswirksam. *Kontingenz* bedeutet, dass die Verhaltenskonsequenz dem Verhalten unmittelbar und mit gewisser Regelmässigkeit folgt.

3. Die Lernleistung nimmt mit der *Belohnungsgrösse* zu. Diese ist jedoch auf die Bedürfnisspannung, die damit befriedigt wird, zu beziehen. Im sozialen Bereich kann sich eine zu hohe Belohnung auch negativ auswirken, vermutlich weil sie als Bestechung empfunden wird. Ein Hinweisreiz (diskriminativer Reiz) ist gleichfalls nur dann wirksam, wenn eine ausreichende Motivation besteht oder aktivierbar ist: Ein oraler Hinweisreiz (gedeckter Tisch) hat nur dann einen Aufforderungscharakter, wenn eine Bereitschaft zum Essen besteht oder anregbar ist.

4. Die *Häufigkeit* der Verstärkung korreliert positiv mit der Dauerhaftigkeit des erlernten Verhaltens. Eine intermittierende, d.h. unregelmässige Verstärkung führt zu langsamerem Lernen, aber auch zu besonderer Löschungsresistenz des Verhaltens. Dies ist meist die Lernbedingung des Alltagslebens.

Auch beim operanten Lernen unterscheidet man die *Lernphase* (Akquisitionsphase) von der *Extinktionsphase* (Abschwächungs- oder Löschphase). Zur Abschwächung eines gelernten Verhaltens kommt es, wenn das Verhalten nicht mehr verstärkt wird: Nichtverstärkung bedeutet Löschungsbedingung, so dass das Verhalten immer seltener auftritt. Gelegentliche Verstärkung ist aber wieder voll verhaltenswirksam; wirklich gelöscht wird ein Verhalten deshalb nur bei totalem Verstärkerentzug.

Auch komplexe Handlungsabläufe können operant erlernt werden, und zwar durch schrittweises Vorgehen. Jedes Teilverhalten der Handlungskette wird gezielt verstärkt, bis man sukzessive das gewünschte Gesamtverhalten erreicht (Verhaltensformung, Shaping). Auf diese Weise können Dressurleistungen bei Tieren, aber auch Verhaltensänderungen beim Menschen erzielt werden. Beim Menschen wirkt auch die blosse Kentnis des Lernerfolges verstärkend (Informationsfeedback), besonders bei *intentionalem Lernen* (im Gegensatz zum zufälligen Lernen wie im Tierversuch) und bei Vorliegen eines bestimmten *Anspruchsniveaus* (selbstgesetzte Zielnorm für eine Leistung): Die eigenen Leistungsfortschritte haben eine selbstverstärkende Wirkung. Überhaupt spielen beim Menschen *innere Verstärker* (Genugtuung, innere Befriedigung) und *innere Bestrafungen* (Selbstvorwürfe, Versagensgefühl) eine bedeutsame Rolle; sie hängen eng mit der Motivationslage (z.B. Leistungsmotivation) zusammen.

Auch *verbales Verhalten* ist operant konditionierbar. Werden bestimmte Wörter vom Zuhörer mit einem freundlichen hmhm belohnt, dann werden diese Wörter künftig häufiger verwandt (Greenspoon-Effekt). Wahrscheinlich spielt *verbale Konditionierung* im psychotherapeutischen Prozess eine gewisse Rolle. Das bekräftigende oder ignorierende Verhalten des Therapeuten kann bestimmte Patientenäusserungen verstärken oder abschwächen und kann damit im Sinne einer Verhaltensänderung wirksam sein.

Vegetative Reaktionen und vegetativ gesteuerte Organfunktionen können ebenfalls durch Einsatz von Verstärkern modifiziert werden: Herzfrequenz, Blutdruck, periphere Durchblutung, Magen-Darm-Motilität. Ratten, die für die Verlangsamung ihrer Herzfrequenz belohnt werden, sterben zum Teil an hochgradiger Bradykardie (N.E. Miller). Dies kann für das Verständnis psychosomatischer Krankheiten wichtig sein.

Differentielles Lernen. Beim differentiellen Lernen wird die Unterscheidung von Reizen oder Situationen (als Hinweisreize bzw. Anlässe zu eigenem Verhalten) dadurch gelernt, dass selektiv verstärkt bzw. bestraft wird. Dieses Unterscheidungslernen ist beim sozialen Lernen des Menschen von grosser Bedeutung, und zwar beim Erlernen situations- und rollenspezifischer Verhaltensweisen, sozialer Anlässe und sozialer Verstärker. Zu *konflikthaftem Lernen* kann es kommen, wenn nach erfolgtem Unterscheidungslernen die zu unterscheidenden Reize einander immer ähnlicher werden und schliesslich nicht mehr diskriminiert werden können:

Hunde, die gelernt haben, zwischen einer kreisrunden und einer ovalen Figur zu unterscheiden, reagieren verstört und desintegriert, wenn die ovale Figur der kreisrunden soweit angenähert wird, dass sie nicht mehr unterscheidbar sind (experimentelle Neurose, Pawlow).

Von konflikthaftem Lernen sprechen wir aber auch dann, wenn ein bisher verstärktes Verhalten plötzlich bestraft wird (z.B. bei inkonsequenter Erziehung).

Wahrscheinlichkeitslernen. Beim Wahrscheinlichkeitslernen (probabilistisches Lernen) wird die Erwartung von Umweltereignissen gelernt, und zwar in sehr guter Annäherung an ihre reale Eintrittswahrscheinlichkeit.

Kognitives Lernen. Das Konzept des kognitiven Lernens erweitert die bisher besprochenen Lernvorgänge: Es werden nicht nur Reiz-Reaktion-Beziehungen und Verhalten-Konsequenz-Abfolgen erlernt, sondern *Zielerwartungen* und *Zielorientierungen;* diese werden verstärkt und steuern dann das Verhalten. Man lernt, welche Handlungen zu welchen Konsequenzen führen, und damit Mittel-Zweck-Erwartungen, so dass das konkrete Verhalten zielgerichtet und fehlervermeidend wird. Statt Einzelreize werden Reizmuster (Zeichen) und Konzepte gelernt: Die Umwelt ist nicht durch eine Summe von Reizen wirksam, sondern durch ihre Raum- und Ereignisstrukturen, also nicht atomar, sondern molar. – Hierher gehören auch die Konzepte *einsichtigen Lernens* und des *Lernens von Problemlösungsverhalten:* Hier werden in der Vorstellung, d.h. an einem inneren Modell, durch sogenanntes Probehandeln Lösungsmöglichkeiten ausprobiert, ehe sie realisiert werden.

7.5. Soziales Lernen

Die *Sozialisierung* des Menschen, seine soziale Anpassung und das wirkungsvolle Sichauseinandersetzen mit der sozialen Umwelt werden durch *soziale Lernprozesse* vermittelt. Soziales Lernen bedeutet dabei zunächst den Erwerb sozialer Verhaltensweisen und Verhaltensdispositionen, und zwar unter den Bedingungen der sozialen Umwelt und in Interaktion mit anderen Menschen. Speziell gehören dazu auch soziales Rollenverhalten, Rollendifferenzierung, Lösung von Rollenkonflikten. Die *primäre Lernumwelt* des Menschen ist die Familie.

Als *Besonderheiten des sozialen Lernens* sind hervorzuheben:

1. Die *Verstärker* sozialen Lernens sind *soziale Belohnungen* oder Rewards: Geld, Prestige, Anerkennung, Zuwendung, Macht. *Bestrafungen* sind – abgesehen von körperlichen Strafen – *soziale Sanktionen:* Rangverlust, Ausschluss, finanzielle Benachteiligung, Liebesentzug.

2. Das *Belohnungs- und Bestrafungssystem* ist an das jeweilige soziokulturelle System gebunden, es ist systemimmanent. So gibt es Kulturen ohne Autoritätsstruktur (Zuni), so dass hier soziales Prestige kein wirksamer Anreiz zum Erlernen neuer Verhaltensweisen darstellt.

3. Die *Bedeutung* sozialer Belohnungen und Bestrafungen muss während der Sozialisation selbst erst *erlernt* werden, um im Sinne von Verstärkung oder

Abschwächung verhaltenswirksam sein zu können. Für einen Zuni ist der Prestigeanreiz nicht verstärkend, weil er diese Belohnungsart nicht erlernt hat.

4. Es werden nicht nur Verhaltensweisen und -dispositionen gelernt, sondern auch *Motivationen*, sekundäre Bedürfnisse sowie Wert- und Normbezüge. So werden z.B. Ehrgeizhaltungen, das Bedürfnis zu rauchen, die soziale Bewertung von Fleiss und Sparsamkeit erlernt.

Soziales Lernen erfolgt in Form eines *Modell-Lernens:* Die Übernahme eines direkt oder über Film und Fernsehen beobachteten fremden Verhaltens. Aus der Beobachtung von Vorbildern (Modellpersonen) werden dabei nicht nur einzelne, isolierte Verhaltensweisen, sondern umfassende Verhaltenskomplexe und Verhaltensabfolgen und ihre kognitiven Entsprechungen, also Mittel-Ziel-Vorstellungen und Zielerwartungen, übernommen.

Beim Erlernen des erotisch-sexuellen Verhaltens wird ein hochkomplexes und in seiner Abfolge fein abgestuftes Annäherungsverhalten von anderen übernommen: erster sozialer Kontakt, werbendes Verhalten, sich steigernde Körperkontakte über Berührung, Küssen, Petting bis zum Geschlechtsverkehr. Dabei werden zugleich soziokulturelle Normierungen dieses Verhaltens, situative Differenzierungen (wann ist was möglich?), Bewertungen der Erfolgsaussichten und die richtige Einschätzung interkommunikativer Signale erlernt.

Nach ihrer Differenziertheit unterscheiden wir zwei Formen des Modell-Lernens: Imitationslernen und Beobachtungslernen.

Imitationslernen. Dieses ist die nachahmende Übernahme fremder Verhaltensweisen unter Verstärkung. Fremdes Verhalten wird dabei unmittelbar kopiert; *soziale Kontrollen* (Belohnungen und Bestrafungen) wirken auf die *Konformität* des Verhaltens hin. Von *unselbständigem Kopieren* sprechen wir, wenn man das Verhalten einer Autoritätsperson nicht aufgrund ihrer sachlichen Kompetenz imitiert, sondern aufgrund ihres Prestiges. Es handelt sich dabei oft um ein blindes Nachahmen mit mangelhafter Unterscheidung unterschiedlicher Verhaltensweisen und sozialer Auslöser. Das Repertoire der Verhaltensweisen, die durch Imitation übernommen werden, findet seine Begrenzung durch die soziale Schichtzugehörigkeit (man erlernt nur schichtspezifische Verhaltensweisen), durch soziale Rollen (man erlernt nur das Verhalten der eigenen Geschlechtsrolle) und durch Positionen in Gruppen (die Führungsrolle in einer Gruppe kann nur einer innehaben, sie kann deshalb nicht wirksam imitiert werden).

Beobachtungslernen. Dieses ist differenzierter. Hier wird zwar gleichfalls aus der Beobachtung fremden Verhaltens gelernt, im Unterschied zur Imitation jedoch 1. ohne unmittelbare Verstärkung, 2. ohne dass das gelernte Verhalten sofort ausgeführt wird. Es werden neue Verhaltensweisen zunächst latent erworben und erst später in entsprechenden Situationen gezeigt. Dementsprechend unterscheiden wir zwischen der *Akquisitionsphase,* während der nur kognitive Entsprechungen des Modellverhaltens gelernt werden, und der *Performanz-(Ausführungs-)Phase;* zwischen beiden können längere Zeiträume liegen. Das Beobachtungslernen ist dann am wirksamsten, wenn die Lerninformation über kognitiv-symbolische Prozesse (etwa sprachlich) vermittelt wird, weniger wenn das Verhalten schon während der Aneignungsphase motorisch geübt wird. Es werden vor allem solche Modellpersonen als Vorbilder gewählt, die soziale Verstärker austeilen, also soziale Macht verkörpern, und die als kompetent gelten und beliebt sind. Bezüglich der gewählten Modellpersonen ist das Beobachtungslernen also selektiv. Das Beobachtungslernen ist differentiell und diskriminativ: Es muss gelernt werden, Verhaltensweisen und soziale Anlässe nach ihrer Gleichwertigkeit zu klassifizieren und nach ihrer Verschiedenheit zu unterscheiden.

Ein wichtiges Beispiel dafür ist das Erlernen der männlichen bzw. weiblichen *Geschlechtsrolle.* Hier werden die sozial normierten geschlechtsspezifischen Verhaltensweisen erlernt und zugleich gegen die gegengeschlechtlichen Verhaltensweisen abgegrenzt. Bei mangelnder Differenzierung kann es, vor allem bei Reifungsstörungen in der Adoleszenz, zur Rollendiffusion kommen.

Das Modell-Lernen ist zur Erklärung *aggressiven Verhaltens* wichtig geworden. Entgegen der Annahme eines Aggressionstriebes wird aggressives Verhalten aus der Beobachtung aggressiver Modellpersonen übernommen, bei Jugendlichen durch Übernahme des Verhaltens von entsprechenden Prototypen in ihren Gruppen. Aggressionslernen findet aber auch statt, wenn man selbst Gegenstand der Aggression ist (Identifikation mit dem Aggressor). So werden Kinder häufig dadurch zur Aggression erzogen, dass sie aggressive Verhaltensstile in der Familie sehen und selbst aggressiv-strafend behandelt werden; in Mittelschichtfamilien aber auch dadurch, dass aggressives Verhalten ausserhalb der Familie bekräftigt wird. Das zunächst latent gelernte aggressive Verhalten wird später besonders leicht dann aktiviert, wenn man frustriert wird.

Die *Identifikation* beruht weitgehend auf emotionaler Orientierung und Anlehnung an eine Bezugsperson, deren Handlungs- und Überzeugungssysteme dann übernommen werden. Der entscheidende

Verstärker beim identifikatorischen Lernen ist die emotionale Zuwendung. Durch Identifikation übernommene Werte und Orientierungen werden *internalisiert,* das heisst durch Verinnerlichung zu eigen gemacht. Internalisierung bedeutet aber auch die Verinnerlichung verstärkender und bestrafender Momente: Äussere soziale Verstärker wie Lob und Zuwendung werden allmählich durch innere Selbstverstärker (wie die Genugtuung über eine Leistung), Bestrafungen durch unlustbetonte Gewissensregungen ersetzt. – In der Psychoanalyse bedeutet Identifikation auch einen *psychischen Abwehrmechanismus,* der Angst mindern soll; sie hat darüber hinaus aber auch eine erhebliche konstruktive Bedeutung für die psychosoziale Entwicklung:

Während der ödipalen Entwicklungsphase identifiziert sich der Knabe mit dem Vater, um die Angst vor dem Vater als Rivalen in der Gunst der Mutter zu bewältigen. Diese Identifikation mit dem Vater (zugleich ein Beispiel für die Identifikation mit dem Aggressor) bedeutet eine Orientierung am Verhalten des Vaters und ist damit eine wichtige Grundlage zum Erlernen der männlichen Geschlechtsrolle.

7.6. Bedeutung der Lernprozesse für die Medizin

In der Interaktion des Arztes mit dem Patienten kann sich das *ärztliche Verhalten* auf das Patientenverhalten im Sinne von Lerneffekten sowohl positiv als auch negativ auswirken. So können verbale Äusserungen des Patienten, insbesondere die Äusserung von Beschwerden, damit aber auch die Selbstwahrnehmung von Beschwerden, dadurch verstärkt und bekräftigt werden, dass der Arzt wohlwollende Genugtuung zeigt, aber auch durch tägliches Fragen nach Symptomen und Beschwerden bei der Visite (verbale Konditionierung). Bei manchen Menschen werden Krankheitssymptome durch die damit verbundene Belohnung, z.B. die Vorteile der Krankenrolle, speziell im Krankenhausmilieu, verstärkt, so dass es zu ihrer Fixierung kommen kann. Verstärkende Wirkungen auf das Verhalten von Patienten sind dem Arzt oft nicht bewusst, seine Signale an den Patienten können verbal oder nonverbal (Mimik, Tonfall, Gestik) sein. Wieweit sich Patienten am Arztverhalten im Sinne des Modell-Lernens orientieren, ist noch wenig bekannt. Es ist aber denkbar, dass ein fettsüchtiger, ständig Süssigkeiten naschender Arzt keine gute Modellperson für einen Diabetiker abgibt, der strenge diätetische Beschränkungen einhalten soll.

Für den *psychotherapeutischen Umgang* mit Patienten sind gezielt eingesetzte operant wirkende Verstärker von besonderer Bedeutung, z.B. um vermehrte Selbstsicherheit und soziale Kompetenz zu lernen. Für psychoanalytisch oder gesprächspsychotherapeutisch orientierte Behandlungen ist die Förderung der Introspektion (Selbstwahrnehmung, Selbstexploration) besonders wichtig, damit der Patient lernt, eigene Gefühle wie Ängste und Befürchtungen und ihre Anlässe, latente Wünsche und Konflikte, aber auch verborgene Kränkungen und Frustationen zu erkennen und zu verbalisieren. Diese Selbstexploration kann durch empathisch-interessiertes und wohlwollend-akzeptierendes Eingehen angeregt und verstärkt werden.

Für Verständnis und Therapie vieler psychischer, insbesondere *neurotischer Störungen* sind die Erkenntnisse der empirischen Psychologie sehr bedeutungsvoll geworden. So beziehen die modernen *Verhaltenstherapien* emotions- und kognitionspsychologische Momente ebenso ein wie lerntheoretische. Der lerntheoretische Ansatz geht davon aus, dass neurotische Symptome (und psychosomatische sowie Konversionssymptome) ein erlerntes Fehlverhalten sind, welches unter geeigneten Bedingungen auch wieder verlernt werden kann. So können Angstzustände und Phobien als unter operanten Bedingungen erlerntes Angstverhalten oder als klassische Konditionierung auf neue Angstsignale und (sekundär) als fixiertes Vermeidungsverhalten verstanden werden. Voraussetzung einer Verhaltenstherapie ist die genaue Verhaltensanalyse nach den verhaltenswirksamen Faktoren: auslösende Signalreize, verhaltenskontrollierende Hinweisreize, kontingente Verstärker einschliesslich selbstverstärkende Momente (Angstminderung durch das Symptom, durch verzerrte Kognitionen). Der Verhaltenstherapie selbst geht es im wesentlichen um das Verlernen unangepasster und das Lernen neuer Verhaltensweisen, und zwar in präzise definierten und kontrollierten Lernsituationen.

So wird bei der *systematischen Desensibilisierung* der Kranke schrittweise den angstauslösenden Reizen, oft beginnend mit dem schwächsten Reiz, real oder in der Vorstellung ausgesetzt unter gleichzeitigem Entspannungstraining. Die Entspannung hemmt dabei die Angstreaktion (reziproke Hemmung).

Kognitive Therapien nehmen Einfluss auf die kognitive und die emotionale Bewertung verhaltenswirksamer Reizsituationen und Zielerwartungen, aber auch auf neurotisch verzerrte Selbstkognitionen: z.B. bei der Selbstkognition «Ich bin unsicher und kann mich nicht behaupten» vermittels der verbalen Selbstinstruktion: «Ich bin von Tag zu Tag immer selbstsicherer».

Die *Verhaltensmedizin* gewinnt neuerdings an Bedeutung: Die Anwendung verhaltenspsychologischer Erkenntnisse, besonders der Lern- und der kognitiven Prozesse, auf medizinische Probleme: Rehabilitationsprogramme (z.B. bei Herzinfarkt- und rheumatischen Patienten), psychologisches Schmerzmanagement (speziell bei chronischen Schmerzpatienten), Behandlung von Störungen des Essverhaltens (Fettsucht), von funktionellen Atemstörungen, Angst- und Spannungszuständen, Führung schwieriger Patienten (z.B. mit mangelhaftem Einnahmeverhalten), psychologische Operationsvorbereitung.

8. Persönlichkeit

J. Brand-Jacobi, M. Gmür

8.1. Grundlagen der Persönlichkeitspsychologie

Wenn wir das Verhalten eines Menschen über längere Zeit beobachten, so stellen wir fest, dass gewisse Eigenarten, Handlungen, Denkweisen wiederholt auftreten, also stabil und überdauernd sind. Bei Vergleich mit einem anderen Menschen wird deutlich, dass wir beide in ihren stabilen Eigenschaften gut unterscheiden können. Mit dem Begriff der *Persönlichkeit* versucht man, die *Stabilität* und *Verschiedenartigkeit* menschlichen Verhaltens zu beschreiben. Persönlichkeit ist als *hypothetisches Konstrukt* nicht direkt beobachtbar; beobachten können wir nur tatsächliches Verhalten.

So beruht die Feststellung, Herr M. ist ein ängstlicher Mensch, auf der Beobachtung, dass ihm in vielen Situationen die Hände zittern, das Herz schneller schlägt, er über Beklemmungsgefühle klagt und sich nicht allein aus dem Hause traut. Ängstlichkeit an sich ist nicht beobachtbar.

Standorte der Persönlichkeitspsychologie. Die Persönlichkeitspsychologie kennt zwei gegensätzliche Vorgehensweisen: Einmal können wir einen einzelnen Menschen eher intuitiv erfassen und mit einer grossen Zahl von Eigenschaften möglichst umfassend beschreiben, um seiner individuellen Einzigartigkeit gerecht zu werden: *idiographisher Standpunkt.* Ihn nehmen alle biographischen und Charakterstudien, phänomenologisch orientierten Beschreibungen und auch die belletristische Literatur ein. Der *nomothetische Standpunkt* versucht dagegen, über die Beobachtung möglichst vieler Personen zu einigen wenigen bedeutsamen Eigenschaften und zu gesetzmässigen Aussagen zu gelangen, mit Hilfe derer das Verhalten von Menschen beschrieben und unterschieden werden kann. Diesen Standpunkt nimmt die empirische Persönlichkeitsforschung ein. Für eine gültige Persönlichkeitsbeschreibung sind beide Ansätze notwendig. Die empirisch abgestützte Kenntnis allgemeingültiger Persönlichkeitskonstrukte sowie ihres Vorkommens, ihrer Verteilung und Entstehungsbedingungen erlaubt eine angemessene Charakterisierung des Einzelfalles. Aus der phänomenologischen Beschreibung des Einzelfalles ergeben sich jedoch anderseits Hinweise und Hypothesen zur Erforschung weiterer, vielleicht allgemein bedeutsamer Persönlichkeitskonstrukte.

Die Erklärung der Verhaltensstabilität von Menschen mittels Persönlichkeitskonstrukten blieb nicht unwidersprochen. Fast alle Persönlichkeitstheorien (und auch die vorwissenschaftliche Menschenkenntnis) nehmen an, dass das Verhalten von den Eigenschaften eines Menschen bestimmt wird: *Eigenschaftstheorien.* Anderseits wird Verhalten aber auch wesentlich von Situationsbedingungen bestimmt: *Verhaltenstheorien.* Erklären die ersteren die Angstsymptome eines Menschen mit seiner Ängstlichkeit als Eigenschaft, so führen die letzteren diese auf angstmachende Reize in der Situation zurück.

Unter *Interaktionismus* verstehen wir schliesslich die Vorstellung einer Wechselwirkung zwischen der Person mit ihren Eigenschaften einerseits und bestimmten Situationsreizen anderseits.

Philosophisch orientierte psychologische Schulen. Sie fassen Persönlichkeit als ein funktionales System auf und sprechen eher von *Person* als einer leiblich-seelisch-geistigen Ganzheit, in der sich Anlagen, Verhaltensbereitschaften und Eigenschaften zusammenschliessen.

Den hierarchischen Aufbau dieser personalen Ganzheit beschreiben *Schichtenmodelle.* Entsprechend dem Bild übereinandergelagerter Erdschichten werden auch die Personbereiche als übereinandergeschichtet gedacht, wobei höhere Schichten die jeweils niederen voraussetzen, aber selbst einen eigenständigen und eigengesetzlichen Bereich bilden.

Auch die Neurophysiologie kennt die Vorstellung höherer und niederer integrativer Stufen und damit ein hierarchisches Modell neurophysiologischer Funktionen: spinales, basales (Stammhirn), subkortikales und kortikales Funktionsniveau.

Einige der bekannteren psychologischen Schichtmodelle:

Lersch: Die tiefste Schicht ist der organische, vorpsychische Bereich: leibseelischer *Lebensgrund.* Darüber liegt der Bereich der Stimmungen, Affekte, Triebe: *endothymer Grund.* Der personelle oder *geistige Oberbau* beinhaltet Denken und Wollen, das bewusste Ich.

Rothacker differenziert die Schichten stärker und unterscheidet: *Vitalschicht* mit vegetativen und einfachen affektiven Reaktionen, *Tiefenperson* als Träger der Triebe und des Unbewussten, *Personschicht* als eigentlich seelische Schicht, *Ich* als kontrollierende, steuernde Instanz.

Auch die Vorstellung Freuds von einem Triebbereich (Es), den das Ich und das Über-Ich überlagern, ist noch einem Schichtenmodell verpflichtet. Dieses kommt auch in der Bezeichnung «Tiefenpsychologie» zum Ausdruck.

Schichtenmodelle der Person beziehen sich mehr auf den Seinscharakter (die ontologische Struktur) menschlichen Seins und können für die Besinnung auf die anthropologische Eigenart des Menschen wertvoll sein. Für die empirische Persönlichkeitspsychologie sind sie aber nicht relevant. Schichtenvorstellungen bergen zudem die Gefahr in sich, einzelne Schichten zu absolut und vergegenständlicht zu nehmen, so dass es, eher vorwissenschaftlich, zu Unterscheidungen wie Triebmenschen – Gefühlsmenschen – Vernunftmenschen kommen kann, die psychologisch wertlos sind.

Empirische Persönlichkeitsbeschreibung. Bei der Beschreibung der Persönlichkeit eines Menschen bedienen wir uns verschiedener Merkmale und Eigenschaften. Unter einem *Trait* verstehen wir eine überdauernde Persönlichkeitseigenschaft, d.h. ein Merkmal mit situationsübergreifender Stabilität, das wir verschiedenen Menschen in unterschiedlicher Ausprägung zumessen können. So sind Ängstlichkeit, Aggressivität, Leistungsstreben im Sinne einer Angst-, Aggressions- oder Leistungsbereitschaft, die sich in unterschiedlichen Lebenssituationen zeigt, Traits, und zwar im Gegensatz zum akuten Zustand von Angst, Wut oder Arbeitseifer: *State.* Traits sind weiterhin Eigenschaften, die interpersonell unterschiedlich vorhanden sind und mit deren Hilfe wir Personen voneinander unterscheiden können.

Neben der Unterscheidung von Menschen mit Hilfe von Eigenschaften kennen wir noch andere Beschreibungseinheiten. Die *Rollentheorie* nimmt an, dass die Persönlichkeit eines Menschen durch die sozialen Rollen bestimmt ist, die er in Interaktion mit seiner Umwelt einnimmt. Auch *Motive* können als Beschreibungseinheiten verwendet werden, wenn die wesentlichen antreibenden Kräfte zur Kennzeichnung des Verhaltens herangezogen werden.

Für die Diagnostik der Persönlichkeit sind *Faktoren* als allgemeinere Beschreibungskonstrukte von besonderer Bedeutung. Es handelt sich um allgemeine Beschreibungsdimensionen, die mittels der Faktorenanalyse gewonnen werden.

Faktoren sind sozusagen Eigenschaften mit weitem Geltungsbereich, auf die unterschiedliches Verhalten bezogen werden kann. Sie liegen den meisten neueren Persönlichkeitsfragebogen zugrunde.

Typologischer Aspekt. Zwischen dem idiographischen Standpunkt, jeden Menschen als einzigartig zu nehmen und mit sehr vielen Merkmalen zu beschreiben, und dem nomothetischen, allgemeine Beschreibungsmerkmale zugrundezulegen, die für viele Menschen gültig sind, nehmen die *Typologien* eine Mittelstellung ein. Sie gehen von der Vorstellung aus, dass man Menschen nach bestimmten Merkmalen in Gruppen einteilen kann, für die dann ein bestimmter Typus kennzeichnend ist. Ein *Typus* ist eine spezifische Konfiguration einiger weniger Merkmale, die überzufällig häufig zusammen auftreten. Die Zuordnung eines Menschen zu einem Typus bedeutet dann im Idealfall eine Persönlichkeit, die diese Merkmalskombination, sonst aber keine anderen Merkmale besitzt. Die verschiedenen Typologien halten dabei ganz unterschiedliche Merkmale zur Beschreibung von Menschen für bedeutsam: Körperbau, Temperament, Werthaltungen, Residuen frühkindlicher Entwicklungsphasen.

Früher wurden Typen eher durch klinische Beobachtung und Intuition und durch gedankliche Abstraktion definiert, indem besonders prägnante Merkmale oder Merkmalskombinationen, in denen sich Individuen ähneln, abgehoben wurden. Heute werden zur *Typenanalyse* mathematisch-statistische Verfahren herangezogen: Faktorenanalyse, Clusteranalyse.

Eine klinisch-typologische Analyse erfolgt in drei Schritten: *1. Typenfindung,* indem Erscheinungen nach Ähnlichkeit geordnet werden; *2. Typenbeschreibung* durch Schilderung des Typischen unter vielen Fällen; *3. Typendiagnose* durch die Zuordnung jedes einzelnen Falles zu dem Typus, mit dem er die grösste Übereinstimmung zeigt.

Typen sind keine Personen, sondern lediglich prägnante Merkmalskonfigurationen; allerdings wird ein Typus oft als Individuum gedacht, und zwar als Idealfall, welcher eben diese Merkmalskonfiguration perfekt in maximaler Ausprägung aufweist. Ein Typus ist stets ein fiktives Konstrukt, ein Ordnungsbegriff, und die Frage ist nur, wieweit der Einzelfall diesem Konstrukt entspricht..

Ein Typus hat gewisse Beziehungen zu dem an sich logischen Ordnungsbegriff der *Klasse* und zu dem statistischen Ordnungsbegriff der *Verteilung* einer skalierbaren Eigenschaft. So können Klassen von Menschen (z.B. männlich/weiblich) nach den bestimmenden typologischen Merkmalskombinationen beschrieben werden. Anderseits können Typen durch die Position innerhalb einer statistischen Verteilung definiert werden: durch den Mittelbereich oder durch die Extrempositionen.

Typologien schaffen eine einfache Ordnung in der Komplexität menschlicher Erscheinungen und menschlichen Verhaltens und scheinen eine schnelle Beurteilung und Diagnose unserer Mitmenschen zu gestatten. Vielleicht deshalb sind Typologien von der Antike bis heute («Persönlichkeitstests» in Familienzeitschriften) sehr beliebt gewesen. Den vermeintlichen Vorteilen von Typologien stehen aber gewichtige *Einwände* gegenüber. Typologien handhaben Merkmale *kategorial:* Ein Menschen hat ein Merkmal X, oder er hat es nicht. Wir müssen jedoch davon ausgehen, dass die meisten Beschreibungsmerkmale nicht diskret, sondern *kontinuierlich* und ihre Messwerte *normalverteilt* sind.

So zeigt sich bei der Beschreibungsdimension Introversion-Extraversion, dass die wenigsten Menschen eindeutig introvertiert oder extravertiert sind, sondern in der Häufigkeitsverteilung dazwischenliegen. Introversion und Extraversion bezeichnen deshalb nur Extremausprägungen bzw. Endpunkte einer bipolaren Beschreibungsdimension. Es gibt dagegen nur wenige reale polare Typen, so die Geschlechtsmerkmale männlich und weiblich.

Der Typusbegriff legt weiterhin die Vorstellung nahe, dass verschiedene Merkmale immer zusammen auftreten. Auch wenn Merkmale miteinander *korrelieren,* so ist der Zusammenhang doch nur mehr oder weniger eng. So eng verknüpft, wie in Typologien unterstellt wird, sind sie in der Realität selten. Die Typendiagnose legt damit *typologische Wahrscheinlichkeitsschlüsse* nahe, welche Fehlerquellen bedeuten, indem aus der Zugehörigkeit zu einem Typus auf noch nicht eruierbare Merkmale geschlossen wird:

Im Rahmen der Lehre von Kretschmer über einen Zusammenhang von Körperbau und Charakter kann es zu einem solchen Fehlschluss kommen, wenn z.B. aus einem pyknischen Habitus ohne weiteres auf eine gemütvoll-stimmungslabile Temperamentform geschlossen wird.

Schliesslich zeigen empirische Untersuchungen, dass der in einer Typologie beschriebene Idealfall eines Typus selten auftritt. Die *Mischformen* sind eher der Regelfall. Auch können die postulierten Beziehungen zwischen Typenmerkmalen und dem zu erklärenden Verhalten selten empirischen Untersuchungen standhalten.

8.2. Typologien

Trotz der methodischen Probleme und Bedenken spielen Typologien für die psychologische Medizin immer noch eine bedeutsame Rolle. Einige klinische Typologien seien in ihren Grundzügen dargestellt.

Konstitutionstypologien. Der Begriff der Konstitution zielt auf die relativ stabilen, dauerhaften und habituellen Merkmale von Menschen ab und meint das Individuum als psychophysisch Ganzes. Erst in der näheren Aufgliederung dieser psychophysischen Konstitution kommen wir zu Teilbereichen wie der somatischen und der psychischen Konstitution. Während zunächst nur die feststellbaren Eigenschaften des Phänotyps gemeint sind, wird man den Konstitutionsbegriff darüber hinaus auch auf den Genotypus als Verankerung des Phänotyps beziehen müssen. Manche Autoren meinen mit Konstitution eine hinter den Merkmalausprägungen stehende Entität, deren Vorstellung aber nicht mehr anschaulich ist.

Die Beschreibung von Konstitutionstypen versuchte immer wieder eine systematische Ordnung in die Vielfalt körperlicher und psychischer Erscheinungsformen des Menschen zu bringen. Von praktischer Bedeutung – speziell für die Medizin – ist dabei der typologische Schluss auf nicht oder noch nicht identifizierbare Merkmale, z.B. der Schluss von Körperbautypen und Temperamenttypen auf Erkrankungswahrscheinlichkeiten, Reaktions- und Entwicklungsbereitschaften. Genauen Überprüfungen halten die früheren konstitutionstypologischen Untersuchungen, insbesondere diejenigen, die Korrelationen zwischen körperbaulichen und psychischen Merkmalen behaupten, nicht stand. Sie sind deshalb heute nur noch von historischem Interesse.

Kretschmer beschrieb den *pyknischen* (breitwüchsigen), *leptosomen* (hochwüchsigen) und *athletischen* (grobwüchsigen) *Körperbautyp* und ordnete diesen Typen bestimmte Temperamente, aber auch eine Anfälligkeit gegenüber bestimmten psychiatrischen Erkrankungen zu:

Pyknisch: kontaktfreudig-gemütvoll, himmelhoch jauchzend – zu Tode betrübt. Neigung zu Zyklothymie (manisch-depressive Krankheit);

Leptosom: schizoides, kühl-überempfindliches Temperament, Neigung zu Schizophrenie;

Athletisch: schwerflüssiges («visköses»), beharrliches Temperament, Neigung zu Epilepsie.

Psychoanalytische Typenlehre. Sie leitet sich von der psychoanalytischen Persönlichkeitstheorie ab. Diese versteht den Menschen, seinen Charakter und seine neurotischen Störungen in einem durchgehenden *lebensgeschichtlichen Zusammenhang* und basiert auf der Konzeption eines psychischen Apparates, der durch verschiedene psychische Instanzen: Es, Ich, Über-Ich (einschliesslich Ich-Ideal) und deren Funktion und gegenseitigen Bezug gekennzeichnet ist und der durch eine Triebenergie, die Libido, in Gang gehalten wird. Diese Triebenergie bestimmt die Entwicklung der Sexualtriebe von ihren frühkindlichen Anfängen an durch verschiedene Phasen: oral, anal, phallisch, genital. In der individuellen psychischen Entwicklung wirkt sich die Bewältigung dieser Entwicklungsphasen und ihrer spezifischen Probleme *strukturbildend* aus, so dass sich von daher die Entwicklung der *Charakterneurosen* und *Persönlichkeitsvarianten* erklärt. Der einzelne Charaktertyp beruht dabei weniger auf der Ähnlichkeit gemeinsamer Eigenschaften als vielmehr auf gemeinsamer Genese. Deshalb werden diese Charaktervarianten konsequent nach den entsprechenden frühkindlichen libidinösen Phasen benannt:

Oraler Charakter: anspruchsvolle, frustrationsintolerante Wesensart, Riesenansprüche wechseln mit rascher Enttäuschung;
Narzisstischer Charakter (nach dem Narzissmus der frühoralen Phase): selbstbezogen, kontaktgestört, Mitmenschen werden als Verlängerung des eigenen Selbst erlebt und instrumentalisiert;
Analer Charakter: geizig-retentiv, neigt zu Ordnungsdrang, Pedanterie, Aggressivität – für die Entstehung dieses Charaktertyps ist die *Reaktionsbildung* wichtig: die Abwehr analer Wünsche (mit Kot spielen und schmieren) durch Überbetonung und besondere Wertschätzung (Gegenbesetzung) von Reinlichkeit, Ordnung, kleinlicher Genauigkeit;
Phallischer Charakter: Exhibitionistisch-theatralisches Gehabe, Geltungsdrang, konkurrierender Ehrgeiz, zwischenmenschliches Agieren.

Da die Psychoanalyse stets das Wandelbare in der Persönlichkeit im Auge hat, kann man nicht von ein für alle Male feststehenden Typen sprechen, sondern muss diese Charaktertypen als relativer Natur betrachten. Neben den genetisch definierten Typen gibt es in der Psychoanalyse auch *klinische Charaktertypen,* die sich mit den genetischen nur teilweise decken und mehr auf gemeinsamer Phänomenologie des Verhaltens und Erlebens beruhen: depressiver Charakter, schizoider Charakter, Zwangscharakter und hysterischer Charakter.

Psychopathietypen. Psychopathische Persönlichkeiten sind abnorme Persönlichkeiten, die unter ihrer Abnormität leiden oder unter deren Abnormität andere leiden. Wesentlich für das Psychopathiekonzept ist der Begriff der *Anlage:* Die charakterliche Spielart soll auf der Erbanlage, eventuell auch auf zusätzlichen, früh erworbenen konstitutionellen Momenten beruhen. Manche Autoren berücksichtigen weiterhin seelische Prägungen während der Kindheit: Unifaktion ist Zusammenwirken von Ererbtem und Erworbenem, was die Anlage verfestigt.

Dieser Begriff der überwiegend anlagebedingten Psychopathie ist umstritten; auch ist der Ausdruck entwertend und deshalb verpönt.

Gegenüber der *Charakterneurose* als einer lebensgeschichtlich gewordenen Charakterstruktur ist das Psychopathiekonzept nur noch als *Grenzbegriff* brauchbar, und zwar für die Charaktervarianten, bei denen gegenüber dem Einfluss von Umwelt und Lebensgeschichte die Erbanlage das grössere Gewicht hat. Am ehesten trifft dies vielleicht für gesteigerte psychomotorische Aktivität (hyperthyme Persönlichkeiten) zu.

Die angloamerikanische Psychiatrie fasst unter dem Begriff der *Soziopathie* eher pragmatisch bestimmte asoziale Charaktermerkmale und einen bestimmten Verhaltensstil (mangelnde Impulskontrolle, sogenanntes Acting out) zusammen. Der Anlagebegriff tritt gegenüber der psychodynamischen Vorstellung eines Über-Ich-Defektes zurück.

Die *Einteilung* abnormer Persönlichkeiten geschieht beschreibend-unsystematisch. Einige der klassischen Psychopathietypen (nach K. Schneider) sind: hyperthyme (hypomanische), depressive, selbstunsichere, fanatische, geltungsbedürftige, gemütlose Persönlichkeiten.

8.3. Psychoanalytisches Persönlichkeitsmodell

Die *Psychoanalyse* ist eine Form der Psychotherapie, zugleich aber auch eine Krankheitslehre und eine Theorie der Entwicklung und Persönlichkeit. Die Grundannahmen des psychoanalytischen Persönlichkeitsmodells sind die Überzeugung, dass menschliches Verhalten nicht zufällig oder ungerichtet, sondern psychologisch *determiniert* ist und dass Persönlichkeit nicht statisch, sondern *dynamisch,* energetisch-triebhaft zu verstehen ist. Schliesslich wird Persönlichkeit als

Resultat einer *Entwicklung* gesehen: *genetischer Gesichtspunkt,* wobei den in der frühen Lebensgeschichte relevanten Triebvorgängen besondere Bedeutung zugemessen wird.

Im psychoanalytischen *Strukturmodell* der Persönlichkeit werden drei Instanzen angenommen: das *Ich,* das *Über-Ich* und das *Es.* Diese Instanzen sind jedoch nicht real vorhandene Strukturen, sondern hypothetische Konstruktionen, um psychische Vorgänge erklären zu können.

Das *Es* ist das Hauptreservoir psychischer Energie, der *Libido.* Es bildet den Triebpol der Persönlichkeit und beinhaltet die psychischen Repräsentanzen der Triebe. Der *Trieb* ist ein dynamischer, in einem Drang bestehender Prozess, der den Organismus auf das Ziel der Triebbefriedigung hinstreben lässt, aber im Gegensatz zum Instinkt noch keine dafür notwendigen Verhaltensweisen impliziert.

Die Funktionsweise des Es bezeichnen wir als *Primärprozess.* Dieser ist gekennzeichnet durch irrationales Denken, magische Wunscherfüllungen, durch Fehlen von Zeit (vorher und nachher finden gleichzeitig statt), Verwendung symbolhafter Anspielungen. Es sind Erlebensweisen, wie sie unserem *Traumerleben* entsprechen. Kennzeichnend sind Mechanismen der *Verschiebung* (Ersatz eines – möglicherweise bedrohlichen – Objektes durch ein anderes) und der *Verdichtung* (Zusammenziehen mehrerer Objekte oder Vorstellungen zu einem Bild oder Symbol). Das Es arbeitet nach dem *Lustprinzip:* Die unmittelbare Triebbefriedigung ist beherrschend. Die Vorgänge des Es sind uns nicht bewusst, sie können nur über Fehlleistungen, Träume oder eine psychoanalytische Behandlung erschlossen werden.

Das *Über-Ich* repräsentiert die Normen, Verbote und das Ich-Ideal. Es entsteht durch *Internalisierung* elterlicher Verbote und bildet sich insbesondere während der ödipalen Phase aus. Das Über-Ich kann als Aufsichtsorgan (Gewissen) verstanden werden, das die eigenen Regungen und Handlungen überwacht und als Gegenspieler des Es ein Anwalt der gesellschaftlichen Umwelt ist. Es spricht Selbstlob oder Bestrafung (schlechtes Gewissen) aus und stellt im Ich-Ideal die Ansprüche zur immer weitergehenden eigenen Vervollkommnung auf. Das Über-Ich ist dem Bewusstsein nicht vollständig zugänglich, es hat also bewusste und unbewusste Anteile.

Zwischen Es, Über-Ich und der Realität vermittelt das *Ich.* Es hat die Funktion, für die Befriedigung der Triebe zu sorgen und als Repräsentant der Realität dem *Realitätsprinzip* Geltung zu verschaffen. Unter Realitätsprinzip verstehen wir die Fähigkeit, Wunschtraum und Realität zu unterscheiden und eigene Bedürfnisbefriedigung mit den Gegebenheiten und Erfordernissen der Realität zu vereinbaren. Die Funktionsweise des Ich ist der *Sekundärprozess.* Er beinhaltet das bewusste, wache Denken und Urteilen und ist gekennzeichnet durch verbalen Denkmodus (im Gegensatz zu Bildern), durch Regeln der Logik und Zeit und durch die Fähigkeit zum Befriedigungsaufschub. Der Sekundärprozess trägt dem Realitätsprinzip Rechnung; im Laufe der Entwicklung löst er den Primärprozess ab, der dem Lustprinzip gehorcht.

Zur Auseinandersetzung mit der Realität stehen dem Ich die *Ich-Funktionen* zur Verfügung: motorische Kontrolle, Sinneswahrnehmung, formale Denkprozesse, Gedächtnis. Sie entwickeln sich autonom aufgrund von Erfahrung und Reifung. Um die Triebe zu beherrschen, verfügt das Ich über *Kontroll- und Abwehrmechanismen,* die ein Durchbrechen der Triebe verhindern. Abgewehrt werden dabei die psychischen Repräsentanzen der Triebe wie Wunschvorstellungen, Phantasien, Anreize. Die Abwehrmechanismen arbeiten meist zwanghaft-unveränderlich und rigide und sind nur teilweise bewusst. Die wichtigsten sind: Verdrängung, Projektion, Verschiebung, Reaktionsbildung und Ungeschehenmachen.

Nur die wenigsten psychischen Prozesse sind bewusst, unser Verhalten wird vielmehr im wesentlichen durch unbewusste Prozesse bestimmt. In einem *topografischen Modell* werden die Inhalte und Operationen der Psyche in drei Systeme eingeteilt, die sich mit den Instanzen Es, Ich und Über-Ich überschneiden: Im *Unbewussten* sind die psychischen Triebrepräsentanzen, die weder durch Anstrengung noch durch Konzentration bewusst gemacht werden können. Sie werden vom Bewusstsein durch eine Barriere ferngehalten, die sogenannte Zensur. Das Unbewusste deckt sich weitgehend mit dem Es, es gilt aber auch für Teile des Ich und des Über-Ich. Bloss latente psychische Inhalte, die jederzeit bewusst werden können, sind dagegen *vorbewusst.* Das *Bewusste* umfasst alles bewusst Wahrgenommene, es richtet sich auf die äussere Realität und auf innere Empfindungen.

Von besonderer Bedeutung für die Persönlichkeitsentwicklung ist die *frühkindliche Entwicklung* mit ihren *Phasen,* die durch die jeweils spezifische Weise der Triebbefriedigung voneinander unterschieden werden: orale, anale, phallische und genitale Phase. Mit ihren unterschiedlichen Triebausgestaltungen bedeuten diese Phasen zugleich unterschiedliche Konfliktmöglichkeiten. Die Verarbeitung dieser frühkindlichen Belastungs- und Konfliktsituationen, eventuelle Fixierungen auf infantile Erlebnismuster werden auch das *Triebschicksal* eines Menschen genannt; es ist für die Ausbildung spezifischer Persönlichkeitsmerkmale und psychischer Eigenarten ausschlaggebend.

8.4. Empirisch-statistische Modelle der Persönlichkeit

Ziel dieser Modelle ist es, grundlegende und objektivierbare Dimensionen aufzustellen, mit denen das Verhalten eines Menschen beschrieben und er damit von anderen unterschieden werden kann. Grundlage dafür sind alle beobachtbaren Verhaltensdaten. Wir unterscheiden: L-Daten (life data: objektive Erhebungen oder Fremdangaben, z.B. über Anzahl der Geschwister, Schulbesuch, Arbeitslohn), T-Daten (test data: direkte Leistungs- oder Verhaltensmessungen) und Q-Daten (questionnaire data: Fragebogendaten). Mittels der mathematischen Technik der Faktorenanalyse können wir diese Fülle von erhobenen Daten auf einige wenige Faktoren reduzieren. Diese Faktoren stellen dann die zur Charakterisierung und Unterscheidung von Menschen wesentliche Dimensionen dar.

Dimensionen der Persönlichkeit. Die faktorenanalytisch gewonnenen Dimensionen der Persönlichkeit sind zunächst rein beschreibende hypothetische Konstrukte. Sie können jedoch durch weitere empirische Untersuchungen untermauert und in ihrer Bedeutung näher bestimmt werden. In der empirischen Persönlichkeitsforschung haben sich einige solcher Konstrukte als bedeutsam bestätigt und gelten damit als wesentliche Dimensionen der Persönlichkeit.

In dem Persönlichkeitsmodell von Eysenck werden vier grundlegende Faktoren (Faktoren 2. Ordnung) beschrieben: Introversion/Extraversion, Neurotizismus, Psychotizismus und Intelligenz. Die Bedeutung von *Introversion/Extraversion* ist durch die darin repräsentierten Eigenschaften und Verhaltensweisen, aber auch durch genetische Studien und psychologische Experimente, am besten gesichert.

Introvertierte zeichnen sich durch soziale Gehemmtheit, Nachdenklichkeit, Besorgtheit, Extravertierte dagegen durch soziale Spontaneität, Selbstbewusstsein, Aktivität aus.

Unter Neurotizismus wird die Dimension emotionale Labilität (gegenüber emotionaler Stabilität) verstanden. Neurotizismus als Persönlichkeitsdimension ist zu unterscheiden vom psychiatrisch-psychotherapeutischen Begriff der Neurose. Im Persönlichkeitsmodell von Eysenck werden diese grundlegenden Beschreibungsdimensionen mit lerntheoretischen Vorstellungen zu Sozialisation und Entwicklung verknüpft.

Cattell geht von der Überlegung aus, dass alle in der Sprache existierenden Eigenschaftsbegriffe ausreichen müssten, Persönlichkeit hinlänglich zu beschreiben. Aufgrund dieser Datenmatrix gewann er 16 Faktoren, die den Gesamtbereich der Persönlichkeit abdecken sollen. Aus diesen kann man nun in einer erneuten Faktorenanalyse (Faktorenanalyse 2. Ordnung) sechs Hauptdimensionen gewinnen: Ängstlichkeit, Extraversion/Intraversion, Gefühlsbestimmtheit, Unabhängigkeit der Meinungsbildung sowie Kooperationsbereitschaft und Willenskontrolle. Für das Modell von Cattell liegt ein Fragebogen vor (Sixteen Personality Factors Test). Hervorzuheben ist, dass sich in verschiedenen Modellen und unterschiedlichen Faktorenanalysen die Dimensionen Extraversion/Introversion und Ängstlichkeit-Neurotizismus immer wieder bestätigt finden.

Ein anderes Mehrfaktorenmodell der Persönlichkeit stammt von Guilford. Er bezieht neben Eigenschaften (traits) auch physiologische und morphologische Daten mit ein und kommt so zu einer sehr grossen Zahl von Faktoren (im Temperamentbereich 14 Faktoren).

Neben diesen Mehrfaktorenmodellen haben sich weitere spezifische Persönlichkeitskonstrukte als bedeutsam erwiesen: Leistungsmotivation (vgl. pp. 166f.), Ängstlichkeit, Vermeidung, Interferenz.

Ängstlichkeit (als Trait) ist die habituelle Angstbereitschaft, und zwar unterschieden vom aktuellen Angstzustand (als State). Viele Untersuchungen sowohl im klinischen als auch im pädagogischen Bereich belegen die zentrale Bedeutung dieses Konstrukts. Zur Messung von Ängstlichkeit gibt es Fragebogen (z.B. Manifest Anxiety Scale von Taylor). Cattell und seine Mitarbeiter beschreiben einen Angstfakor, der durch grosse Triebspannung, Neigung zu Schuldgefühlen und Ich-Schwäche bestimmt ist. Auf diesem Faktor haben Angstneurotiker sehr hohe Werte.

Unter *Vermeidung/Sensibilisierung* versteht man die Art und Weise, wie Menschen bedrohliche Reize wahrnehmen: Vermeider bewältigen angstmachende Situationen durch Abwehr, Flucht und Abwendung, Sensibilisierer dagegen, indem sie sich auf die Reize einstellen und sich für Verteidigung und Veränderung bereitmachen (siehe pp. 49, 66).

Nach ihrer *Interferenzneigung* kann man Menschen danach unterscheiden, wie schwer oder wie leicht ihnen die Entscheidung oder

Umstellung zwischen Reaktionsalternativen im Wahrnehmungs- oder Handlungsbereich fällt. Es ist somit ein Mass für die Flexibilität beim Umbau von Reaktionsgewohnheiten und eingeschliffenen Verhaltensweisen (siehe pp. 50, 85).

8.5. Persönlichkeitsdiagnostik

Um die Persönlichkeit eines Menschen verlässlich beschreiben zu können, bedient man sich psychologischer Testverfahren. Zweck der Persönlichkeitsdiagnostik ist die Prognose zukünftigen Verhaltens, wie etwa bei der Personalauslese, aber auch die genauere Abklärung psychischer Störungen und der Indikation für eine Psychotherapie.

Persönlichkeitstest und standardisierte Fragebogen. Diese beruhen grösstenteils auf den empirischen Persönlichkeitsmodellen. Patienten werden dabei gebeten, für eine Reihe von Einstellungen, Verhaltensweisen, Gefühlen oder Symptomen anzugeben, ob diese auf sie zutreffen bzw. mehr oder weniger zutreffen oder nicht. Aus diesen Einzelangaben werden Summen- bzw. Faktorenwerte errechnet, die dann auf die Verteilungen in der Normalbevölkerung bezogen werden, die bei der Eichung des Tests festgestellt wurden. Jedem Untersuchten wird auf der gerade untersuchten Dimension sein individueller Ort in der Verteilung zugeordnet. Man kann dann etwa aussagen, ob ein Patient im Vergleich zu anderen Menschen seines Alters und Geschlechts eher ängstlich oder weniger ängstlich, eher kontaktfreudig oder kontaktgehemmt ist. Die Persönlichkeits- bzw. Fragebogentests sind objektiv: Sie können durch den Untersucher oder Auswerter nicht verzerrt werden; sie sind meist ausreichend reliabel, und ihre Validität ist bezüglich unterschiedlicher Kriterien belegt.

Ausgangspunkt der Messung ist dabei stets die Selbstdarstellung, die subjektive Sicht des Befragten. Deshalb erhebt sich die Frage nach Verfälschungen und *systematischen Fehlern.*

Die Tendenz zur *sozialen Erwünschtheit* kann dazu führen, unangenehme, peinliche oder sozial missbilligte Verhaltensweisen abzustreiten; dadurch können sich in den Persönlichkeitsdimensionen falsche Messwerte ergeben. Verschiedentlich wird versucht, diese Tendenz durch Kontrollskalen (Lügenskala, Offenheitsskala) zu erfassen und damit die Ergebnisse des Tests zu korrigieren. Die *Jasagetendenz* meint, dass Fragen wahllos bejaht und damit als zutreffend beantwortet werden. Bei abgestuften Antwortmöglichkeiten können die *Tendenz zur extremen Antwort* (es werden nur die Endpunkte der Antwortskala angekreuzt) oder die *Tendenz zur zentralen Antwort* (Ankreuzen der mittleren Antwortmöglichkeit oder der Weder-noch-Antwort) sich verfälschend auswirken. Das Auftreten solcher Verfälschungstendenzen hängt in hohem Masse von der Untersuchungssituation, der Motivation des Untersuchten und dem Zweck der Untersuchung (Begutachtung, Personalauslese) ab.

Persönlichkeitsstrukturtests sind standardisierte Fragebogenverfahren, die in einem Test mehrere Persönlichkeitsdimensionen erfassen und in einer Struktur darstellen.

Der *MMPI* (Minnesota Multiphasic Personality Inventory) ist ein für den psychiatrischen Bereich konzipiertes Testinstrument, mit dem z.B. das Ausmass hypochondrischer Tendenzen, Depressivität und Hysterie messbar sind. Trotz seiner grossen Verbreitung genügt der MMPI zeitgemässen Standards psychologischer Testverfahren nicht mehr.

Im deutschen Sprachraum hat sich das *FPI* (Freiburger Persönlichkeitsinventar) durchgesetzt. Es erfasst eine Reihe unterschiedlicher Persönlichkeitsbereiche, die sich aber nicht an klinisch-psychiatrischen Diagnosen orientieren. Dennoch kann das FPI zur klinischen Diagnostik, zur Therapieindikation und zur Therapiekontrolle gut verwendet werden. Dieser Test ist hinsichtlich Objektivität, Reliabilität und Validitätsbelegen ein brauchbares Standardverfahren der Persönlichkeitsdiagnostik.

Auf dem Eysenckschen Persönlichkeitsmodell beruhen der *MMQ* (Maudsley Medical Questionnaire) und der *MPI* (Maudsley Personality Inventory). Mit ihnen werden die Dimensionen Extraversion/Introversion, Neurotizismus sowie eine Tendenz zum Nichtzugeben von Problemen und Schwierigkeiten («Lügenskala») erfasst. Am psychoanalytischen Persönlichkeitsmodell orientiert ist der *Giessen-Test*. Er erfasst die Dimensionen soziale Resonanz, Dominanz, Kontrolle, Grundstimmung und soziale Potenz.

Standardisierte Fragebogen erfassen im Gegensatz zu den Strukturtests nur eine spezifische Dimension der Persönlichkeit. So gibt es zur Messung der Ängstlichkeit die *MAS* (Manifest Anxiety Scale) oder zur Erfassung des Leistungsstrebens verschiedene Inventare (Leistungsmotivationstests).

Explorative Verfahren und klinische Einschätzskalen. Die *halbstandardisierten Verfahren* zur Exploration erlauben eine Erfassung sehr vieler Persönlichkeitsbereiche: Lebensgeschichte, Einstellungen, Interessen, habituelle Verhaltensweisen. In ihnen sind die Fragen und Gebiete bereits vorformuliert, jedoch erlauben sie eine freie Antwort des Untersuchten. Es werden aber keine Messwerte errechnet, die dann auf Populationsverteilungen bezogen werden können. Der Vorteil liegt in der grossen Bandbreite der erfassten Bereiche; dafür muss jedoch das Fehlen eigentlicher Messwerte und damit eine geringe Reliabilität in Kauf genommen werden.

Beispiele für völlig *freie Exploration* sind die Anamneseerhebung im ärztlichen Gespräch oder das psychoanalytische Erstinterview. Die Güte der Informationsgewinnung hängt hier im wesentlichen von der Erfahrung des Untersuchers ab, seine Subjektivität beeinträchtigt jedoch die Verlässlichkeit und Vergleichbarkeit der so gewonnenen Informationen.

Klinische Einschätzskalen dienen der Erfassung relativ eng umschriebener Symptom- oder Verhaltensbereiche. Sie werden entweder durch einen Fremdbeobachter (Pflegepersonal) ausgefüllt oder als subjektive Einschätzskalen vom Patienten selbst.

Im psychiatrischen Bereich liegen sowohl subjektive Einschätzskalen zur Depression (Depressionsskala nach v. Zerssen) als auch Fremdbeobachtungsskalen (Hamilton Depression Scale, Brief Psychiatric Rating Scale) vor.

Projektive Verfahren. Diese Verfahren erheben den Anspruch, die grundlegende, «verborgene» Persönlichkeit eines Menschen und seine Triebkräfte zu diagnostizieren. Sie gehen von der Annahme aus, dass bei der Wahrnehmung von unstrukturierten oder mehrdeutigen Bildern (Farbkleckse, Fotos), die die Imagination anregen, Eigenarten der eigenen Person, Wünsche und Strebungen mit eingehen und in das Bild *projiziert* werden. Mit Projektion ist die Tendenz gemeint, die innere Eigenwelt in die Realität zu verlegen, wobei dieser Vorgang nicht oder kaum der Kontrolle des Probanden unterliegt. Aus den Antworten des Probanden, also was er in den Farbklecksen sieht oder was ihm zu den Bildern einfällt, werden vom Untersucher Schlüsse auf die Persönlichkeit des Untersuchten abgeleitet. Hieraus ergibt sich, dass das Ergebnis eines solchen Persönlichkeitstests in hohem Masse vom Untersucher und seiner Interpretation abhängt, also wenig objektiv ist. Ebenso sind diese Verfahren meist wenig reliabel und in ihrer Validität unzureichend abgesichert. Als alleiniges Verfahren zur Psychodiagnostik sind sie unzureichend; sie können allenfalls zur Hypothesengewinnung oder bei sonst schwer zugänglichen Patienten eingesetzt werden.

Ein unstrukturiertes projektives Verfahren ist der *Rorschach-Formdeutungsversuch:* Zu Farbklecksen soll der Proband sagen, was sie bedeuten können. Die Antworten werden nach unterschiedlichen Kategorien signiert und anschliessend interpretiert. Beim *TAT* (Thematischer Apperzeptionstest nach Murray) werden zu Bildern und Fotos Geschichten erfunden. Man geht bei der Interpretation davon aus, dass die Untersuchten sich mit dargestellten Personen identifizieren und dass deren Erlebnisse und Eigenschaften somit Rückschlüsse auf die Person des Untersuchten zulassen. Etwas stärker standardisiert ist der *Picture-Frustration-Test* (Rosenzweig). Verschiedene Bilder stellen soziale Belastungssituationen dar; die Versuchsperson soll die Reaktion der dargestellten Figur auf das frustrierende Ereignis in eine offengelassene Sprechblase eintragen. Die Antworten werden nach vorgegebenem Schema klassifiziert und in mehreren Dimensionen skaliert und verrechnet. Dieser Test versucht die Grundannahme der Projektion und Identifikation mit methodischen Testanforderungen zu vereinbaren.

In der Persönlichkeitsdiagnostik stehen sich *klinisch-intuitive* und *statistisch-psychometrische Methoden* gegenüber. Bei der klinisch-intuitiven Methode formt sich der Diagnostiker ein Bild aus den vorliegenden Daten, Eindrücken und Informationen, die er auf seine «klinische Erfahrung», sein Wissen, aber auch auf sein subjektives Menschenbild bezieht. Ein Sonderfall ist die psychoanalytische Diagnostik, die einen fortwährenden Erkenntnisprozess während der psychoanalytischen Behandlung bedeutet. Hier werden Erlebnis- und Verhaltensdaten (unter Bezugnahme auf das psychoanalytische Persönlichkeitsmodell) auf ihre unbewusste Bedeutsamkeit und ihre Beziehung zu den wichtigsten psychischen Strukturen und Mechanismen sowie bezüglich ihrer Herkunft (genetisch) gedeutet und interpretiert. Die Einsicht des Therapeuten in seine Gegenübertragung, die durch Verhalten und Übertragung des Patienten aktiviert wird, hat dabei diagnostische Funktion. – Die statistisch-psychometrischen Methoden versuchen dagegen, möglichst viele Persönlichkeitsdimensionen hinreichend objektiv und verlässlich zu erfassen, um für bestimmte Fragestellungen (Prognose, Therapieindikation) eine Entscheidung mit hoher Wahrscheinlichkeit treffen zu können. Gegenüber den Verzerrungs- und Fehlermöglichkeiten des klinisch-intuitiven Vorgehens haben diese Methoden unbezweifelbare Vorteile.

9. Entwicklung

J. Brand-Jacobi, H. Feldmann, M. Gmür

Unter *Entwicklung* verstehen wir die Veränderungen einer biologischen oder psychischen Struktur über die Zeit, wobei die Struktur selbst erhalten oder zumindest erkennbar bleiben muss. Je nach Länge des zeitlichen Betrachtungsraumes kann man drei Veränderungsreihen unterscheiden: die *Phylogenese* als Entwicklung der Arten und artspezifischen Verhaltens über die Generationen, die *Ontogenese* als Entwicklung von Individuen in ihrer Lebenszeit, die *Aktualgenese* als Zustandekommen aktueller Handlungsabfolgen oder psychischer Prozesse. Für die medizinische Psychologie steht die Ontogenese im Vordergrund des Interesses.

Die *Entwicklungspsychologie* beschäftigt sich mit den *zeitabhängigen Veränderungen* des Verhaltens und Erlebens. Ihr Ziel ist einmal die Beschreibung und Analyse von *Entwicklungsbedingungen:* Nachweis von Vorgängen und Ereignissen, die für das Ingangkommen und Fortschreiten von psychophysischen Veränderungen verantwortlich sind (einschliesslich erbbiologischer Ursachen). Zum anderen ist ihr Ziel der Nachweis von *Gesetzmässigkeiten der Entwicklung:* die Suche nach regelhaften Zusammenhängen in der Entwicklung.

Die chronologische Zeit an sich ist kein Entwicklungsfaktor. Es sind immer die während bestimmten Zeitabschnitten oder Zeitphasen wirkenden Bedingungen, die für die Entwicklung verantwortlich sind.

9.1. Methoden und Modelle der Entwicklungspsychologie

Methodologisches. Die *Methoden* der Entwicklungspsychologie lassen sich unterscheiden nach dem Grad der Kontrollierbarkeit der Untersuchungsbedingungen. *Unkontrollierte Beobachtungen* erfassen das Verhalten unter weitgehend natürlichen Bedingungen, etwa das Spielverhalten auf dem Spielplatz oder in einem Beobachtungsraum hinter der Einwegscheibe. Dabei kann der Untersucher als *teilnehmender Beobachter* mit in das Spiel einbezogen sein oder – mit Hilfe der Einwegscheibe – verborgen bleiben. Zu den *kontrollierten Beobachtungen* zählen entwicklungspsychologische Experimente und Entwicklungstests.

Um zu prüfen, ob ein Kind in seiner Motorik, Sensorik, im geistigen Leistungsverhalten, Lernvermögen, Kontaktverhalten und in seinen sozialen Fähigkeiten dem für sein chronologisches Alter zu erwartenden Entwicklungsstand entspricht, wurden gestaffelte Prüfreihen, sogenannte *Entwicklungstests* entwickelt. Dabei wird der tatsächliche Entwicklungsstand in der Form des Entwicklungsalters gemessen und in Beziehung gesetzt zum Lebensalter. Der Quotient aus beiden wird als Entwicklungsquotient bezeichnet. Er ist ein Mass dafür, ob ein Kind dem durchschnittlichen Entwicklungsstand seines Alters entspricht, ob es weiter entwickelt (Akzeleration) oder verlangsamt ist (Retardierung). Entwicklungstests finden insbesondere als Schulreifetests und in der Kinderheilkunde Anwendung. Neben der Beobachtung und Testung von Probanden kommt auch der Beobachtung und Testung von *Kontaktpersonen* als entwicklungspsychologische Methode Bedeutung zu. So ist die Analyse der Mutter-Kind-Interaktion auf eine Erfassung des kindlichen *und* des mütterlichen Verhaltens angewiesen. Auch die Erziehungsstilforschung beruht grossenteils auf der Verhaltensbeobachtung der Eltern als den wesentlichen Kontaktpersonen.

Zum wissenschaftlichen Nachweis von Entwicklungsveränderungen dienen sowohl Quer- als auch Längsschnittuntersuchungen. Bei der *Querschnittuntersuchung* werden zum gleichen Zeitpunkt Stichproben verschiedenen Alters unter möglichst gleichen Bedingungen untersucht. Finden sich Unterschiede zwischen den Gruppen, so werden diese als Entwicklungseffekte interpretiert. Bei der *Längsschnittuntersuchung* wird eine Stichprobe zu mehreren Zeitpunkten über einen langen Zeitraum untersucht. Finden sich hierbei Veränderungen, so gelten diese als entwicklungsbedingt. Die *Kohortenanalyse* ist eine Kombination beider Vorgehensweisen und erlaubt differenzierte Aussagen über Entwicklungsprozesse. *Zwillingsstudien* (besonders eineiige Zwillinge, getrennt oder gemeinsam aufgewachsen) sind eine wichtige Methode zur Erfassung des Einflusses von Anlagebzw. Umweltfaktoren. Beobachtungen der *vergleichenden Kulturanthropologie* sind sehr bedeutsam zur Abgrenzung soziokultureller Einflussgrössen von biologischen: z.B. zur Frage, ob das für unseren Kulturkreis typische psychische Pubertätssyndrom allgemeingültig oder kulturabhängig ist.

Anlage-Umwelt-Problem. Eine Grundfrage der Entwicklungspsychologie ist die Frage nach dem Einfluss von Anlage (Erbe) und Umwelt auf die Verhaltensentwicklung. Der Vorstellung, dass sich ererbte Anlagen autonom und eigengesetzlich entfalten müssten, also *Entwicklung als Reifung,* steht die Ansicht gegenüber, dass Entwicklung auf das Wirken von Umwelteinflüssen wie Erziehung, Milieu, Erlebnisse, Förderung oder Vernachlässigung zurückgeht, also im weitesten Sinne *Entwicklung als Lernen.* Zur Klärung dieser Frage wurden schon früh Experimente durchgeführt, in denen man das Wirken äusserer Bedingungen auszuschalten versuchte, um zu prüfen, ob sich bestimmte Funktionen auch ohne Umweltreize entwickeln (Kaspar-Hauser-Versuche).

Bei einem eineiigen Zwillingspaar wurde ein Zwilling beim Üben motorischer Fähigkeiten (Treppesteigen, Turmbauen) unterstützt, der andere am Üben gehindert. Dieser unterlegene Zwilling holte später den Übungsfortschritt des anderen in weniger als 2 Wochen ein. Dieser Befund ist auf die Reifung neuronaler Strukturen zu beziehen, während Lernen und Üben die Entwicklung dieser Fähigkeiten weniger bedingen.

Auch ist das Erlernen der Sphinkterbeherrschung von Blase und Mastdarm während des Sauberkeitstrainings des Kleinstkindes von der neuromuskulären Reifung der Sphinkterkontrolle abhängig und kann vorher nicht erzwungen werden.

Die Reifung biologischer und vor allem neuronaler Funktionen ist also eine wichtige Voraussetzung für unsere Aktions- und Reaktionsfähigkeit. Auf der anderen Seite sind fördernde Umweltbedingungen, besonders im Sinne eines differenzierten sensorischen, aber auch emotionalen Reizangebotes, unerlässlich für die Ausbildung von Fähigkeiten und Verhaltensweisen.

Friedrich II. von Hohenstaufen liess neugeborene Kinder von Pflegepersonen aufziehen, die mit ihnen nicht sprechen durften und den Kontakt auf ein Minimum begrenzen mussten. Bei diesen Kindern fanden sich später schwere emotionale Störungen, Krankheitsanfälligkeit und Entwicklungsretardierung, also Störungen, die wir heute im Sinne eines Hospitalismus interpretieren.

In der Entwicklungspsychologie geht es jedoch nicht mehr um die Frage nach Anlage *oder* Umwelt. Vielmehr steht die spezifische *Wechselwirkung* beider Faktorengruppen zur Ausbildung von Verhalten und Erleben im Vordergrund des Interesses. Viele Anlagen können sich nur in der Auseinandersetzung mit den Anforderungen der Umwelt realisieren. Bei speziellen Verhaltensweisen und Funktionen kann dabei die Bedeutung von Erbfaktoren (bzw. sonstiger biologischer Faktoren) oder Umweltbedingungen jeweils recht unterschiedlich sein.

Aufgrund von Zwillingsuntersuchungen nimmt man für die Ausbildung von Motorik und Sensorik, aber auch für die Intelligenz, einen relativ grossen Einfluss des Erbes an; für die Persönlichkeitsdimensionen Neurotizismus und Selbstvertrauen und insbesondere für Interessen und Werthaltungen ist er erheblich geringer.

Für die Entwicklung ist bedeutungsvoll, dass bestimmte Lernerfahrungen nur gemacht werden können, wenn der psychophysische Organismus einen gewissen Reifungsstand erreicht hat. Der *zeitlichen Koordination* von – weitgehend erbbedingtem – Reifestand und – weitgehend lernabhängigen – Erfahrungen kommt erhebliche Bedeutung zu.

So ist die Ausbildung und Übung von heterosexuellen Kontakt- und Interaktionsfähigkeiten vom biologischen Reifungsstand abhängig: Ausbildung männlicher bzw. weiblicher sekundärer Geschlechtsmerkmale, Geschlechtstrieb, Stimmbruch, Körpergrösse.

Entwicklungsmodelle. Zur systematischen Beschreibung ontogenetischer Entwicklungsverläufe wurden *Entwicklungsmodelle* aufgestellt, welche Gesetzmässigkeiten der zeitlichen Entwicklungsabläufe beim Menschen allgemeingültig erfassen sollen. Die *Phasenmodelle* teilen den Lebenslauf eines Menschen in zeitlich begrenzte Abschnitte ein, für die jeweils unterschiedliche Inhalte charakteristisch sind. Die einfachste Einteilung ist die in Säuglingsalter, Kleinkindalter, Schulalter, Jugendalter, Erwachsenenalter, Alter und Greisenalter. Differenzierteren Modellen liegt die Annahme zugrunde, dass Entwicklung nicht kontinuierlich-additiv abläuft, sondern dass sich jede Stufe gegenüber der vorangegangenen durch qualitativ neuartige Phänomene auszeichnet. Die Reihenfolge der Stufen ist dabei nicht beliebig, die jeweils vorangegangene Stufe ist vielmehr notwendige Bedingung für die nachfolgende. Auf einer Stufe kann es zu einem relativen Stillstand der Entwicklung kommen, wohingegen der Übergang zur nächsten Stufe durch eine Periode plötzlichen Wechsels (Entwicklungssprung) mit Labilisierung, Konflikt- und Krisenhaftigkeit gekennzeichnet ist (Abb. 17).

Bei einigen Phasenmodellen wird ein Wiederkehren von Entwicklungsstadien und -inhalten auf immer höheren Ebenen angenommen: Spiralmodelle.

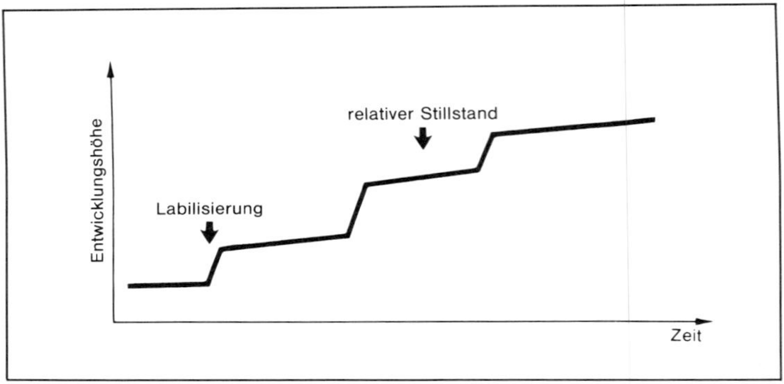

Abb. 17. Phasenmodell der Entwicklung.

Die psychoanalytische Entwicklungslehre ist das verbreitetste Phasenmodell. Orale Phase, anale Phase und phallische Phase sind als solche Entwicklungsstufen mit qualitativ verschiedenen Inhalten und Funktionen zu verstehen.

Bekannt geworden ist auch die *Phasenlehre* von Kroh:

---

1. Stufe: frühe Kindheit
   1. Phase: biologische Funktionen der Selbsterhaltung
   2. Phase: gefühlshafte Steuerung des Kontaktes
   3. Phase: Spracherwerb

2. Stufe: eigentliche Kindheit
   1. Phase: phantastisch-analogisierender Realismus
   2. Phase: naiver Realismus
   3. Phase: kritischer Realismus

3. Stufe: Reifezeit
   1. Phase: Wandlung nach innen
   2. Phase: Übernahme fester Werte, Idealismus
   3.Phase: erneute realistische Umweltzuwendung

Obwohl die Phasenmodelle der Entwicklung sehr verbreitet sind, werden sie dem heutigen entwicklungspsychologischen Wissen nicht mehr gerecht. Ihnen liegt das Postulat eines inneren, präformierten Entwicklungsantriebes zugrunde, wohingegen die Umweltbedingungen zu sehr in den Hintergrund treten. Auch hält die Annahme einer strengen zeitlichen Abfolge der Phasen empirischen Untersuchungen nicht stand. So sind Entwicklungsschübe von einer Phase zur nächsten selten und bei verschiedenen Individuen auch zu sehr unterschiedlichen Zeitpunkten zu beobachten. Auch ändern sich verschiedene Funktionen beim einzelnen Individuum eher asynchron. Insgesamt ist zu fragen, wieweit das Anlegen einer chronologischen Zeitachse differenzierteren Entwicklungsphänomenen überhaupt gerecht wird. Reduziert man die Phasenlehren auf eine didaktisch sinnvolle, rein deskriptive Einteilung von Entwicklungsverläufen in zeitliche Abschnitte, so haben sie dennoch für die Praxis weiterhin Bedeutung.

Den entwicklungspsychologischen Tatsachen eher gerecht werden *Differenzierungsmodelle.* Sie gehen von der Annahme aus, dass Entwicklung in einem Prozess der immer grösseren und verfeinerten Mannigfaltigkeit einer Struktur besteht, verbunden mit der Entfaltung von Funktionen, Organen oder Organsystemen für spezielle Aufgaben.

So entwickelt sich die Motorik von anfänglich groben Massebewegungen über gezielte, abgestufte Greifbewegungen bis hin zum differenzierten Gebrauch der Hände beim Erwachsenen. *Altersdifferenzierung der Intelligenz* bedeutet zunehmende kognitive Komplexität und Differenziertheit intellektuellen Verhaltens (vgl. pp. 93, 95).

Der Differenzierung gegenüber steht die Annahme einer *Zentralisierung.* Damit ist gemeint, dass mit fortschreitender Entwicklung übergeordnete zentrale Instanzen mit Steuerungs- und Koordinationsaufgaben für die einzelnen differenzierten Funktionen ausgebildet werden. Differenzierung und Zentralisierung sind gegenläufige Prozesse, die aber immer zusammenwirken und eine Einheit im Entwicklungsgeschehen bilden.

Eher biologisch orientiert sind die *Anpassungsmodelle* der Entwicklung. Unter Anpassung versteht man die Beziehung eines Organismus zu seiner Umwelt mit dem Ziel der Herstellung von Stabilität und Optimierung der Zustände. Bei der Anpassung sind mit Piaget zwei Prozesse zu unterscheiden: *Akkommodation* ist die aktive Anpassung des Menschen an seine Umwelt und bedeutet Veränderung der bisherigen Denk- und Handlungsschemata bei neuen Anforderungen. *Assimilation* ist die Veränderung der Umweltstruktur, um sie dem jeweils gegebenen Entwicklungsstand anzupassen: Übertragung gewohnter Denk- und Handlungsschemata auf neue Situationen und Probleme. Angemerkt sei, dass die aus der Biologie und Physiologie bekannten Modelle des kybernetischen Regelkreises und des Reafferenzprinzips (siehe p. 42) im Rahmen der Anpassungsmodelle auch zur Beschreibung psychischer Entwicklungsveränderungen angewandt werden.

Normen. Wenn wir sagen, ein Entwicklungsstand oder ein Verhalten sei normal, so messen wir dieses an einem bestimmten Standard, einer *Norm.* Man muss sich aber darüber klar sein, dass es sehr verschiedene Normvorstellungen gibt: Eine *statistische Norm* bezieht sich auf den Durchschnitt einer empirischen Verteilung, die durch Mittelwert und Streuung gekennzeichnet ist. Nach dieser Norm ist das normal, was häufig vorkommt. Eine *Idealnorm* bedeutet dagegen einen wünschenswerten oder optimalen Standard, eine Sollensnorm. Eine Idealnorm ist meist soziokulturell bedingt: Was die Familie, Berufsgruppe oder Religionsgemeinschaft als wünschenswert ansehen. Eine *funktionale Norm* ist auf die individuellen Realisierungsmöglichkeiten bezogen, also auf Wohlbefinden, Leistungen, psychophysiologisches Funktionieren. Normal ist das, was dieser Funktionalität voll entspricht.

Die meisten Kleinkinder werden um das 2. bis 3. Lebensjahr herum sauber (statistische Norm). Wenn eine Mutter sich aber darauf versteift, den Säugling schon mit 1 Jahr trocken zu bekommen, so beruht dies auf einer Idealnorm der Mutter. Diese widerspricht aber der funktionalen Norm, da der Säugling bei diesem Stand der neuromuskulären Reifung die Sphinktere noch gar nicht beherrschen kann.

9.2. Entwicklung der Ich-Umwelt-Beziehungen

Das Neugeborene ist als «physiologische Frühgeburt» ganz auf die Pflege durch die Umwelt angewiesen. Seine Beziehungen zur menschlichen Umwelt entwickeln sich stufenweise: In den ersten Monaten lautliche und mimische Reaktionen auf die Umwelt. Das Antwortlächeln (2.–8. Woche) ist noch unspezifisch und durch Gesichtsattrappen mit stark vereinfachten Merkmalen auslösbar. Die Mutter reagiert ihrerseits auf das «Kindchenschema» instinktiv mit emotionaler Zuwendung. Ab 8. Monat individuelles Mimik-Erkennen; bei Trennung von der Mutter Angstreaktion (8-Monats-Angst). Das Erleben des Säuglings ist ganz auf die *Bedürfnisbefriedigung* und auf die *Mutter* bzw. den Muttterersatz (Pflegeperson) zentriert, die Gefühle der Geborgenheit vermittelt. Er erlebt die Mutter zunächst noch als *Teil seines Selbst,* z. B. die Brustwarze als Teil seines Mundes.

Gegen Ende des 1. Jahres lernt das Kind, die Mutter als getrenntes Objekt mit eigener Individualität zu erleben (Ich-Aussenwelt-Trennung). Zunehmendes Wartenkönnen (Frustrationstoleranz) setzt voraus, dass das Kind anfängt, in sich eine Vorstellung von der Mutter zu haben, welche zurückkehren wird.

Die *Ich-Aussenwelt-Trennung* ist Voraussetzung dafür, die *Umgebungsstruktur* mehr und mehr kognitiv aufzufassen und sich ein eigenes Vorstellungsbild (internes Modell) davon zu bilden. Dieses *interne Modell* weicht anfangs von der tatsächlichen Umgebungsstruktur noch weit ab: Erste Bilder, die Kinder von anderen Menschen zeichnen, stellen stets «Kopffüssler» dar (Kopf mit Extremitäten, aber noch ohne Rumpf). Erst allmählich wird durch *strukturierendes Lernen* ein adäquateres Bild der Umwelt erworben, und zwar durch aktives Erkunden immer neuer Reize und Situationen, welche mit den gewohnten inkongruent sind: *Inkongruenzprinzip.*

Im 2. bis 3. Lebensjahr wird die Mutter zur *Reinlichkeitserzieherin;* ihre Haltung (geduldig, pedantisch, ängstlich, fordernd, streng oder nachlässig) prägt die Persönlichkeitsentwicklung ebenso wie ihre Einstellung zum fortlaufenden und wieder zurückkommenden Kind (ob sie es liebevoll, freudig, ängstlich, missgelaunt empfängt). Paradoxe Kommunikationen durch die Mutter (z.B. verbal freundlich, im Tonfall und mimisch aber abweisend) begründen *Double-bind-Situationen,* d.h. spezifische Beziehungskonflikte. Ihnen ist das Kind hilflos ausgeliefert, da es einem Zwang zum Handeln unterliegt, den Widerspruch aber nicht aufdecken kann. Bei Häufung wirken solche Situationen pathogen und fördern schwere Neurosen und Psychosen.

Im 3. bis 4. Lebensjahr Selbständigkeitsdrang und *soziale Konflikte* durch die Triade Kind-Mutter-Vater (ödipale Konstellation) und durch Geschwisterrivalität. Stärkere Zuneigung zum andersgeschlechtlichen Elternteil, evtl. von sexuellen Wünschen begleitet (Heiratsfantasien). Das Kleinkind beginnt sich mit dem gleichgeschlechtlichen Elternteil zu identifizieren. Zeit des Fragealters, der lustbetonten Wiederholungen.

Erstes Trotzalter: Getrotzt wird vor allem dann, wenn Erwachsene sich anders verhalten, als es den kindlichen Ordnungsvorstellungen und Wünschen entspricht.

Die Zeit vom 2. bis 6. Lebensjahr ist auch das *Spielalter.* Spielen ist für die motorische, psychosoziale und emotionale Entwicklung des Kindes sehr wichtig. So werden Funktionen wie Klettern, Sichverstecken, Krabbeln geübt (Funktionsspiele), soziale Rollen beim Spiel mit Puppen und bei Kaufmanns-, Friseur-, Heiratsspielen imitiert (Fiktionsspiele), aber auch fantasievolles Konstruieren geübt (z.B. mit Bauklötzen, Farbstiften, Knetmaterial).

Im 5. bis 7. Lebensjahr (Vorschulalter) Vorrang der *kognitiven* und *sozialen Entwicklung:* Erweiterung des Aktionsraumes über die Familie hinaus (Kindergarten, Spielgefährten), Beachtung von Regeln im Spiel; Fantasie auf Märchen konzentriert (gut/böse). Im Denken noch magische Wenn-dann-Beziehungen und Wunschdenken: Wenn ich rasch bis drei zähle, dann geht alles gut. Dieses Denken wird allmählich von analytischem Denken abgelöst.

Ab 7. Lebensjahr (Schulalter) verlangt die *Schule* Leistung und Einordnung, Anpassung an neue Autoritäts- und Rivalitätspersonen. Für die Schulreife ist eine gewisse Konzentrations- und Anpassungsfähigkeit Voraussetzung; es gibt spezielle Schulreifetests.

In der *Vorpubertät* (11. bis 12. Lebensjahr) beginnt Opposition gegen kindliche Objektbindungen, Auflehnung gegen Autoritätspersonen. Die Geschlechter gehen sich aus dem Weg. Jungen schliessen sich zu Gruppen (häufig mit strengen Regeln, Riten, Mutproben) zusammen, Mädchen neigen zu intensiven geheimnistuerischen Freundschaften. Diese Gruppenbildungen haben deutliche homoerotische Färbung.

In der *Pubertät* (12. bis 16. Lebensjahr) oft noch Unsicherheit des genitalen Triebzieles; es kann zu mutueller Onanie und homosexuellen Versuchen kommen, der sogenannten Entwicklungshomosexualität, die nur ein Durchgangsstadium bedeutet. Masturbation als Ventil für Triebspannungen. Heterosexuelle Annäherungen mit Petting und erstem Geschlechtsverkehr. Die Ablehnung der alten Autoritäten, das Infragestellen überkommener Werte, Streben nach Selbständigkeit oder Anderssein, Orientierung an neuen Leitbildern, passives Sichzurückziehen oder aktiver Abenteuerdrang sind verschiedene Formen derselben Grundtendenz: zu einer eigenen *Identität* zu gelangen. Viele als typisch pubertär geltende Erscheinungen (Trotz, Überempfindlichkeit, sexuelle Beunruhigung, Rückzugstendenzen, übersteigerte Backfischfreundschaften) sind sozialisations- und kulturbedingt und nicht zwangsläufige Folge der biologischen Reifung. Das haben kulturanthropologische Untersuchungen an fremden Kulturen gezeigt, wo sich ein völlig anderes pubertäres Syndrom finden kann.

Der Begriff *Pubertät* wird auf die biologische Reifezeit bezogen: Längenwachstum, Kräftezuwachs, Gestaltwandel, Entwicklung der primären und sekundären Geschlechtsmerkmale, Menarche. Die psychosoziale Reifezeit wird dagegen als *Adoleszenz* bezeichnet, sie reicht bis über das 20. Lebensjahr hinaus.

9.3. Psychoanalytisches Entwicklungsmodell

Die *psychonanalytische Entwicklungslehre* geht von der Entwicklung der Libido (psychosexuelle Entwicklung) und des psychischen Apparates (Es, Ich, Über-Ich/ Ich-Ideal) aus und unterscheidet die orale, die anale, die phallische und nach der Latenzphase die genitale Phase. Diese *Phasen* bedeuten zugleich wichtige Stadien in der Entwicklung emotionaler Grundbedürfnisse (siehe p. 166), darüber hinaus aber auch in den Objektbeziehungen, im Niveau der Angst und der Abwehrmechanismen und in der Realitätsbewältigung. Damit ist die psychoanalytische Entwicklungslehre über ihre frühere rein triebdynamische Konzeption hinausgewachsen. Das Stellen einer Entwicklungsdiagnose (z.B. bei neurotischen Patienten) bedeutet deshalb heute nicht nur, genetische Verbindungslinien zu einer der frühkindlichen Entwicklungsphasen herzustellen, sondern im einzelnen das erreichte Niveau in den Objektbeziehungen, der Angst und der Abwehrmuster sowie der strukturbildenden Internalisierungsprozesse und der Adaptationsfähigkeit festzustellen. Die frühkindlichen Entwicklungsphasen sind dennoch bedeutsam geblieben. Sie beinhalten vor allem auch unterschiedliche Problemlagen und Konfliktmöglichkeiten, die bei gestörter Verarbeitung zu späteren Schwierigkeiten führen können: frühe (orale und anale) Störungen unter anderem zu Depressionen und Charakterneurosen, späte (phallisch-ödipale) Störungen z.B. zu Symptomneurosen.

Orale Phase (1. Lebensjahr): Extreme Abhängigkeit von der Umwelt, insbesondere von der Regelmässigkeit und Zuverlässigkeit der Zuwendung und der Befriedigung der Grundbedürfnisse. Lustgewinn durch den Mund und die Haut (Zärtlichkeit), Allmachtsfantasien (primärer Narzissmus). Erste Objektbeziehungen zur Mutter mit Spaltung in gut und böse: Die liebevolle «gute» und die sich entfernende und frustrierende «böse» Mutter werden noch getrennt aufgefasst. Primitive Abwehrmechanismen: Introjektion, Projektion. Die Fixierung auf die orale Konstellation führt zu oralen Charakterzügen: Gier, Ungeduld, Riesenerwartungen, bei Hemmung zu depressiver Anspruchslosigkeit und Opferwilligkeit.

Anale Phase (2. bis 3. Lebensjahr): Erlernen von Sphinkterkontrolle von Blase und Darm, damit Erlernen von Selbstkontrolle und erste Anpassung an soziale Normforderungen. Anale Reize sind lustbetont, der Stuhl ist libidinös geschätztes Objekt. Die Sphinkterkontrolle wird zur Waffe gegen die Beziehungsperson (Hergeben oder Zurückhalten) und ist damit interaktionell wichtig. Zunehmende Kontrolle der Körpermotorik, erste Separations- und Annäherungserfahrungen: Fortlaufen von der Mutter und Zurückkommen. Reifere Objektbeziehungen durch

Fusion der guten und bösen Objekteigenschaften und durch Symbolfunktion der Sprache. Abwehrmechanismen: Ungeschehenmachen, Isolierung, Reaktionsbildung. Kulturgebundene Ideale der Reinlichkeit und Sparsamkeit, Entwicklung von Scham- und Ekelgefühlen, aber auch der anale Charakter (zwanghafter Ordnungs- und Sauberkeitsdrang, Pedanterie) spiegeln die anale Problematik (als Reaktionsbildung) wider.

Phallisch-ödipale Phase (3. bis 6. Lebensjahr): Penis und weibliches Genitale werden für Geschlechtsunterschied und für persönliche Selbsteinschätzung wichtig und als Quelle sexueller Reize erlebt. Spielerisches Vorzeigen der Genitalien («exhibitionistisches Imponiergehabe», Doktorspiele). Sexuell getönte Bindung an den gegengeschlechtlichen Elternteil mit Besitzanspruch und Angst vor rivalisierendem Elternteil (Kastrationsangst): Ödipuskomplex. Lösung durch Verdrängung der Triebwünsche und identifikatorische Unterwerfung unter den konkurrierenden Elternteil. Wichtig für das Erlernen der eigenen Geschlechtsidentität und -rolle. Objektvorstellungen (Objektrepräsentanzen) werden mit Werten ausgestattet. Abwehrmechanismen: Verdrängung, Identifikation, Sublimierung (Verschiebung des Triebzieles auf sozial geschätzte Werte). Die Angst vor Strafe wird abgelöst durch Gewissensangst, und zwar durch Internalisierung von Normen und Über-Ich-Bildung.

Latenzphase (6. bis 11. Lebensjahr): Zeit der Triebberuhigung, bis es in der Pubertät zum erneuten Triebschub kommt (zweizeitige Sexualentwicklung). Dies bedeutet aber nur einen relativen Vorrang der kognitiv-intellektuellen und auf Schulleistung bezogenen Entwicklung, wahrscheinlich aufgrund unserer soziokulturellen Bedingungen. Es gibt Kulturen, die eine solche Triebberuhigung in dieser Altersphase nicht kennen. Deshalb ist die Latenzphase als eigene libidinöse Entwicklungsphase fraglich, und man spricht besser von Schulalter.

Genitale Phase: In der Adoleszenz allmähliche Entwicklung zur reifen Sexualität des Erwachsenen mit Ablösung von frühkindlichen Beziehungspersonen und Identifikationsobjekten, Entwicklung einer eigenständigen, selbstverantwortlichen und bindungsfähigen Persönlichkeit.

Erikson hat die psychoanalytische Entwicklungslehre um psychosoziale Gesichtspunkte erweitert. Jede Entwicklungsphase bedeutet neue Aufgaben in der Auseinandersetzung mit der sozialen Umwelt und kann durch bestimmte *psychosoziale Grunderfahrungen* charakterisiert werden, welche für die Entwicklung einer gesunden Persönlichkeit wichtig sind:

Orale Phase:	*Urvertrauen* (gegen Urmisstrauen)
Anale Phase:	*Autonomie* (gegen Scham und Zweifel)
Phallisch-ödipale Phase:	*Initiative* (gegen Schuldgefühl)
Schulalter:	*Werksinn* (gegen Minderwertigkeitsgefühl)
Genitale Phase (Adoleszenz):	*Identität* (gegen Identitätsdiffusion)

9.4. Kognitive und motivationale Entwicklung

Sensomotorik und Denken. Die Entwicklungslehre von Piaget beruht weitgehend auf einem Modell der Reifung. Die einzelnen Entwicklungsstufen bedeuten Strukturniveaus der Reifung. Nach anfänglicher «sensomotorischer Intelligenz» (Wahrnehmung und Motorik) entwickelt sich zunächst ein noch stark handlungsgebundenes, konkretes Denken und schliesslich ein Denken in formalen Denkoperationen.

1. bis 4. Monat: Ausbildung einer körperbezogenen motorischen Aktivität, z.B. Strampeln aus blosser Funktionslust (primäre Kreisreaktion).

4. bis 7. Monat: Objektbezogene motorische Aktivität, z.B. Strampeln, um eine Rassel ertönen zu hören (sekundäre Kreisreaktion).

8. bis 11. Monat: Koordination der erworbenen Handlungschemata (gleichzeitiges Anblicken und Greifen nach einem Gegenstand) und Anwendung auf neue Situationen. Entdeckung der Objektpermanenz: Ein Gegenstand existiert auch dann, wenn man ihn nicht sieht.

12. bis 15. Monat: Entdeckung neuer Handlungschemata durch aktives Experimentieren: statt Strampeln gezieltere Bewegungen und Beobachten der Auswirkungen (tertiäre Kreisreaktion).

15. Monat bis 2. Lebensjahr: Übergang von der sensomotorischen zur vorstellenden Intelligenz.

2. bis 3. Lebensjahr: Phase des konkreten Denkens, des vorbegrifflichen Denkens. Allmacht der Gedanken, Egozentrismus. Spracherwerb.

Ab 4. Lebensjahr: Anschauliches Denken: innerliches Experimentieren mit Vorstellungen.

Ab 8. Lebensjahr: Logisch-konkretes Denken, logische Operationen. Begriff von Zahl, Gewicht, Zeit, Geschwindigkeit wird erlernt.

Ab 12. Lebensjahr: Formales, abstrahierendes Denken. Entwicklung der Fähigkeit, sich noch nicht verwirklichte, aber mögliche Erfahrungen vorzustellen und sie zu koordinieren. Schlussfolgerungen werden formal, d.h. ohne Abstützung auf konkrete Operationen, gefunden.

Sprachentwicklung. Reaktion auf Stimme schon in den ersten Wochen. Bis zum 4. Monat lallende, schreiende, gurgelnde Lautproduktion. Nachlassen der Lallmonologe bis zum 8. Monat, dann präzisere Lautgebung und Nachahmung der Intonationsmuster der Erwachsenen (Plappern). Mit Beginn des 2. Lebensjahres erste Worte, dann Differenzierung über Ein-Wort- und Zwei-Wort-Sätze zu Mehr-Wort-Sätzen, Entwicklung der Grammatik bis zu komplexen Sätzen. Zunehmende symbolische Funktion der Sprache (vgl. Kommunikation).

Motivationale Entwicklung. Das Verhalten des Säuglings ist anfangs weitgehend von biologischen Antrieben und Bedürfnissen bestimmt. Im Laufe der Entwicklung werden erlernte, vor allem soziale Antriebe immer wichtiger. Wesentliche Einflussfaktoren sind *Erziehungsfaktoren* und *Aufforderungsgehalt* (Verhaltensanreize) der Umwelt. Lob und Tadel haben im Sinne des operanten Lernens Bedeutung: Im Rahmen der Leistungsmotivation wird bei überwiegendem Lob eher Hoffnung auf Erfolg, bei überwiegendem Tadel eher Furcht vor Misserfolg erlernt. Wichtige soziale Motive, die während der Kindheitsentwicklung erlernt werden und die für die Sozialisation bedeutsam sind: Streben nach Selbständigkeit, nach Unabhängigkeit, das Leistungsmotiv, die Motivation zum Helfen, das Anschlussmotiv, Aggressivität.

9.5. Sozialisation

Sozialisation ist das allmähliche Hineinwachsen des einzelnen in soziale Rollen mit ihren spezifischen Verhaltenserwartungen, in soziale Normsysteme und in zwischenmenschliche Interaktionen mit ihren Spielregeln. Sie bedeutet insbesondere das Erlernen sozialer Motive, Verhaltensweisen, Normen und Belohnungssysteme, welche das Leben in menschlichen Gemeinschaften möglich machen.

Prägung nennen wir die Übernahme und allmähliche Festlegung auf bestimmte Verhaltensmuster unter dem Einfluss der Umwelt (nicht zu verwechseln mit Prägung im ethologischen Sinn). *Enkulturation* ist die Übernahme tradierter kultureller Werte, Überzeugungen, Sitten.

Prägung und Enkulturation bedeuten aber keine definierten Prozesse der Aneigung; Sozialisation vollzieht sich vielmehr innerhalb von bestimmten Lernfortschritten und zwar unter fördernden oder hemmenden Umwelteinflüssen.

Primäre Lernumwelt des Menschen ist die Kernfamilie (Triade Eltern und Kind). In ihr vollzieht sich während der ersten Lebensjahre die *primäre Sozialisation:* Erwerb früher sozialer Kompetenzen, der Geschlechtsrolle, der Fähigkeit, verbal und nonverbal zu kommunizieren, emotionale Beziehungen aufzubauen.

Die *sekundäre Sozialisation* bezieht Aussenkontakte (Spielgefährten, Kindergarten, Nachbarn, Schule) als neue Lernumwelt mit ein, wobei sich die sozialen Anforderungen und die sozialen Rollen erweitern.

Grundlegende Probleme der familiären Sozialisation sind:

1. Schutzprobleme: Die Art der Fürsorge für das Kind (Nahrungsrhythmus, Schutz vor Wärme und Kälte, Vernachlässigung oder Verzärtelung), wie Hilfen gegeben oder verweigert werden, schafft bereits während der ersten Lebensmonate entscheidende Lernbedingungen für spätere Verhaltensstile und für die Perzeption der Umwelt.

2. Emotionale Probleme: Schon bei der Nahrungsaufnahme, beim Hochnehmen und beim Blickkontakt erlernt der Säugling grundlegende Vorgänge der emotionalen Zuwendung oder Zurückweisung. Orale Befriedigung (einschliesslich Berührungsempfindungen über die Haut) oder aber Versagung gewinnen bald die Bedeutung emotionaler Befriedigung oder Versagung. Säuglinge, deren (uneheliche) Mütter beim Stillen ungeduldig herumzerren, reagieren vermehrt psychosomatisch mit Speien (R. Spitz). Von Bedeutung für das Erleben emotionaler Zuwendung der Eltern ist auch die Geschwisterrivalität.

3. Fertigkeiten: Motorische Fertigkeiten wie Sitzen, Stehen, Gehen, die neurophysiologisch reifen, aber auch unterstützt werden müssen, ebenso auch kognitive Fertigkeiten, Übertragung von Erfahrungen auf neue Situationen, Erlernen von Kulturtechniken wie Lesen und Schreiben.

4. Selbstkontrolle: Beginn mit dem Sauberkeitstraining und der Kontrolle der Körpermotorik bis zur Bildung von Gewissensinstanzen; Fähigkeit zum Ertragen von Frustrationen, zum Aufschub von Triebbefriedigung bzw. zum Triebverzicht. Hierher gehört auch das Erlernen der Fähigkeit, sich selbst zur Leistung zu motivieren (statt Fremdmotivation), und der Fähigkeit der Selbststeuerung aufgrund von Selbstbewertungen. Viele sehen im Erwerb von Selbstkontrolle das wesentliche Endziel der Sozialisation: äussere Sanktionen und äusseren Druck zur Konformität durch innere Kontrollen zu ersetzen und Handlungsfolgen antizipieren zu können.

Wichtige *Determinanten der Sozialisation* sind die Familie, die soziale Schichtzugehörigkeit, die Geschlechtszugehörigkeit:

Familie. Sie ist zunächst *Vermittler* sozialer, kultureller und epochaler Einflüsse. So bestehen offenbar Zusammenhänge zwischen familiärer Erziehung zu Selbständigkeit, Unabhängigkeit und hoher Leistungsmotivation und dem soziokulturellen Einfluss protestantischer Ethik und kapitalistischer Erfolgsideologie. Der *Familiencharakter* (z.B. demokratische und autoritäre Haltungen als familiäres Gruppenmerkmal) und die *Persönlichkeit* einzelner Beziehungspersonen (z.B. eine infantile, abhängige, sich anklammernde Mutter) haben wesentlichen Einfluss und drücken sich im elterlichen Erziehungsstil und in den *Sorgetechniken* aus. Der *Erziehungsstil* hat zwei Aspekte:

Die *Erziehungseinstellung* bedeutet Bejahung oder Verneinung bestimmter erzieherischer Grundsätze: z.B. bezüglich körperlicher Strafen, der Dominanz von Vater oder Mutter in der Erziehung, der Bedeutung von Strenge und Verwöhnung, der Sexualerziehung.

Die *Erziehungspraxis* beinhaltet dagegen, welche Verhaltensweisen tatsächlich belohnt, welche bestraft werden, in welcher Regelmässigkeit und Konsequenz (oft entgegen der erzieherischen Überzeugung). Hierher gehört auch, wie Eltern sich als Vorbilder (als Modellpersonen für soziales Lernen) verhalten, ob konform mit eigenen Grundsätzen oder nicht.

Faktorenanalytisch wurden zwei *Hauptdimensionen* des Erziehungsstils gefunden: *1. Autonomie* gegenüber Kontrolle; *2. Zuwendung* gegenüber Zurückweisung.

Spezielle soziokulturell und persönlich verankerte erzieherische Tendenzen, die fragwürdig sind und sich auf die Entwicklung des Kindes ungünstig auswirken können:

Zu frühes und *forciertes Sauberkeitstraining,* statt geduldig abzuwarten. Die Beherrschung der Sphinkterfunktionen ist zudem an die entsprechende *neuromuskuläre Reifung* gebunden und kann vorher nicht erzwungen werden. Sobald Geschwister geboren werden, kann es vorübergehend zu erneutem Einnässen kommen, ohne dass dies bereits eine (krankhafte) Enuresis ist. Im forcierten Sauberkeitstraining drückt sich oft ein neurotischer Perfektionsdrang der Mutter aus; sie empfindet Genugtuung und Stolz über das Sauberbekommen des Säuglings, als ob es ihre eigene Leistung sei.

Motorische Einengung (im Säuglingsalter oft mit Hautausschlag oder Wundwerden begründet) statt Gewährenlassen von Krabbeln, Erkunden, Greifen, Klettern, Sichverstecken. Solche Einengungen bedeuten zugleich Beschränkungen *kindlichen Explorationsverhalten.*

Erziehung zu *aggressiven Auseinandersetzungsformen,* speziell bei Jungen aufgrund des vorherrschenden Männlichkeitsstereotyps.

«Brechens des Willens» während der Trotzphasen statt verstehenden Eingehens, notfalls Ignorierens von Trotzanfällen und geduldigen Aufzeigens von Grenzen.

Dagegen ist frühe *sexuelle Aufklärung* nicht schädlich. Sie sollte in völliger Offenheit geschehen. Kein Abspeisen mit Halbwahrheiten, auf Fragen des Kindes nicht ausweichen, sondern stets antworten. Man sollte alters- und reifungsbedingte Grenzen des Verstehens beachten; zu frühe detaillierte Aufklärung schadet aber nicht, sie wird vom Kind meist «vergessen». Eltern sollten ihren Kindern nicht – wie bei uns noch weitgehend üblich – das Bild vermitteln, dass sie selbst asexuell seien. Ehrlichkeit bedeutet auch, Sexualität nicht nur als Fortpflanzungsgeschäft darzustellen, sondern auch die Lustkomponente (die Kindern aus autoerotischen Praktiken meist nicht fremd ist) und die Bedeutung der Sexualität für emotionale Bindungen anzusprechen. Sexuelle Aufklärung sollte nicht blosse Informationsvermittelung sein, sondern Teil einer umfassenden *Sexualerziehung.*

Von erheblicher Bedeutung für die Sozialisation ist auch die *Familienstruktur und -konstellation:* Besonders zu nennen sind gestörte und unvollständige Familien (broken home) mit Ausfall von Modellpersonen (z.B. fehlender Vater oder Ausfall des Vaters infolge Trunksucht), die für das soziale Lernen und zur Identifikation wichtig sind. Ferner die *Geschwisterposition:* Erstgeborene zeigen mehr Abhängigkeit, konformes Verhalten und Ängstlichkeit als Nachgeborene, sie sind aber auch sprachbegabter.

Soziale Schicht. In niederen sozioökonomischen Schichten findet sich vorwiegend ein *autoritärer* (machtorientierter) *Erziehungsstil,* welcher Unterwerfung fordert. Er vermittelt Anpassung an vermeintlich unabänderliche Situationen und belohnt eher Handlungsfolgen als Handlungsabsichten. In mittleren und höheren Schichten findet sich dagegen ein eher *demokratischer* (liebesorientierter) *Erziehungsstil,* der Selbständigkeit, Motivation zur Leistung und Kreativität fördert und Lob und Zuwendung als Belohnung, Liebesentzug (statt körperlicher Strafe) als Bestrafung einsetzt.

Nach der *Sprachbarrierentheorie* (Bernstein) wird in niederen sozioökonomischen Schichten vorwiegend ein *restringierter Sprachcode* (und entsprechend eingeschränkte Denkschemata) erlernt: einfache, verkürzte Aktivsätze, wenig differenzierende Konjunktionen und Adverbien; in höheren Schichten dagegen ein *elaborierter Sprachcode* mit komplexeren Satzstrukturen, logisch differenzierenden Konjunktionen, reicherem Wortschatz. Durch Verhaftung an den eingeschränkten Sprachcode soll niederen Schichten der soziale Aufstieg verbaut sein (Defizittheorie). Dagegen betont die neuere *Differenztheorie,* dass jeder Mensch unterschiedliche Sprachcodes beherrscht und dass er je nach Handlungsfeld und Kommunikationspartner zwischen ihnen wechseln kann. Die Sprechhandlung ist immer auf den jeweiligen Handlungskontext bezogen. So erfordern manuell-handwerkliche Arbeit, symbolisch-geistige Tätigkeit, Sport, Einkaufen, erotische Beziehungen jeweils einen anderen Verständigungscode; das trifft aber auch für unterschiedliche Sprechhandlungen wie Bericht, Aufforderung, Befehl, Frage zu.

Rollen. Bereits das Kind hat unterschiedliche *Sozialrollen* inne, und es muss die darin zusammengefassten Verhaltenserwartungen, ihre Abgrenzungen gegeneinander, aber auch die Reziprozität vieler Rollen erlernen: Generationsrolle (Kind gegenüber Eltern), Geschlechtsrolle, Geschwisterrolle, Rolle als Kindergarten- und als Schulkind. Besonders wichtig für die Sozialisation ist die eigene *Geschlechtsrolle,* da mit ihr unterschiedliche Stereotype (was männlich, was weiblich bedeutet) und Erziehungsstile verbunden sind. Das geschlechtsspezifische Verhalten (männlich: aktiv, aggressiv-zupackend, erobernd; weiblich: passiv, abwartend-rezeptiv) beruht fast ausschliesslich auf unterschiedlicher Sozialisation, weniger auf biologischen Unterschieden. So zeigen kulturanthropologische Beobachtungen, dass männliches und weibliches Rollenverhalten in anderen Kulturen ganz anders definiert sein kann.

9.6. Entwicklungsstörungen

Somatische Ursachen. Angeborene oder früh erworbene Hirnschäden im Zusammenhang mit Stoffwechselanomalien, Chromosomenabweichungen, Sauerstoffmangel während der Geburt, entzündlichen Einwirkungen während der Schwangerschaft (Röteln) oder der ersten Lebenszeit (Enzephalitis) können die körperlich-psychische Entwicklung verzögern und beeinträchtigen. Besonders zu nennen sind Mängel der intellektuellen Leistungsfähigkeit, auch Teilleistungsschwächen (z.B. Legasthenie), bei leichteren zerebralen Schädigungen (minimale zerebrale Dysfunktion) aber auch psychosoziale Fehlentwicklungen, z.T. beruhend auf Frustrations- und Belastungsintoleranz, ungenügender Verhaltenskontrolle, mangelnder Fähigkeit zur Generalisierung und Übertragung von Lernfortschritten auf neue Situationen.

Psychosoziale Ursachen. Bereits in den ersten Lebenswochen und -monaten können sich fehlende Geborgenheit und Sicherheit (Urvertrauen), emotionale Entbehrungen (wenn keine konstante Beziehungsperson vorhanden und keine ausreichende Zuwendung erfolgt), mangelnde Lernerfahrungen (wenn Lächeln, Lallen, Blickkontakt unbeantwortet bleiben und somit nicht verstärkt werden) sowie ein Über- oder Unterangebot an fördernden Reizen (Reizüberflutung oder Reizdeprivation) auf die Entwicklung ungünstig auswirken. Vorübergehende Trennung von der Bezugsperson (Mutter) führt zur «anaklitischen» Depression, längere Trennung (über 5 Monate) zu schwersten, kaum mehr reversiblen psychosozialen Schäden: *Hospitalismus* mit passiver Teilnahmslosigkeit, Zurückgezogensein, fehlenden Gefühlsäusserungen, umfassendem Entwicklungsrückstand.

In der *Erziehung* des Kindes sind Verwöhnung ebenso wie Härte, aber auch Wechsel zwischen beiden Extremen und mangelnde Eindeutigkeit der Situation, wenn ein Verhalten einmal belohnt, das andere Mal bestraft wird (inkonsequente Erziehung), schädigende Momente. Konsequente Erziehung bedeutet also: erwünschtes Verhalten stets belohnen, unerwünschtes dagegen stets ignorieren oder – z.B. mit vorübergehendem Liebesentzug – bestrafen. In bestimmten Altersphasen sind altersentsprechende Frustrationen entwicklungsfördernd, z.B. in entsprechenden Situationen ein entschiedenes Nein gegenüber dem Kind. Überprotektive Eltern behindern durch übermässige Kontrolle und direktives Verhalten die Entwicklung zur Selbständigkeit, Selbstsicherheit und Autonomie. Triebunterdrückung (Genussfeindlichkeit) wirkt sich ebenso ungünstig aus wie vorzeitige Triebstimulation.

Isolierte *psychische Traumen* (z.B. das Sehen des elterlichen Geschlechtsverkehrs, sogenannte Urszene) sind für die Entwicklung neurotischer Störungen entgegen älterer Auffassung weniger bedeutsam als ein anhaltend ungünstiges *erzieherisches Klima* während der Kindheitsentwicklung.

Eine geglückte Sozialisation bedeutet einen Ausgleich zwischen gesellschaftlichen Verhaltenserwartungen (besonders der wichtigsten Bezugsgruppen) einerseits und der Bedürfnisbefriedigung und Selbstverwirklichung des einzelnen andererseits. Von einem *Sozialisationsdefizit* sprechen wir, wenn Normen unzureichend internalisiert und die innere Verhaltenskontrolle ungenügend ausgebildet wurden, aber auch, wenn infolge mangelnder emotionaler Zuwendung in früher Kindheit die Fähigkeit zum Aufbau vertrauensvoller und tragender Beziehungen nicht erlernt wurde. Die Folge sind häufig soziale Konflikte. Es kann zu soziopathischen Entwicklungen bis hin zu deviantem, dissozialem (abweichendem) oder aber delinquentem bzw. asozialem (gesellschaftsschädigendem) Verhalten kommen. Wurden soziale Normen dagegen zu rigide, streng und perfekt internalisiert (strenges, unnachsichtiges Über-Ich), so führt dieses zu *neurotischer Beeinträchtigung* von Selbstverwirklichung und Lebensgenuss.

Dissozialität (abweichendes Sozialverhalten) beruht oft auf mehreren Faktoren und deren Wechselwirkungen: zerebrale Dysfunktion (möglicherweise mit Teilleistungsschwächen wie Lese-Rechtschreib-Schwäche), Überforderungssituationen. Bei Jungen kommt es eher zu aggressiver Dissozialität, bei Mädchen eher zu sexueller Verwahrlosung (als Ausdruck von Wünschen nach emotionaler Zuwendung und Bindung, Versuch des Überstiegs in die Erwachsenenwelt).

9.7. Kritische Lebensphasen

Die menschliche Entwicklung endet nicht mit der Adoleszenz, sie ist ein *lebenslanger Prozess.* Jeder neue Lebensabschnitt bedeutet neue Anforderungen, neue Reifungsaufgaben und Anpassungsprobleme und damit auch erneute Wandlungs- und Reifungsprozesse. Diese lebenslange Entwicklung verläuft – ebenso wie die kindliche Entwicklung – nicht kontinuierlich, sondern diskontinuierlich: Phasen rascher Veränderungen wechseln ab mit ruhigeren, stabileren Phasen. Nachdem bereits die ödipale Übergangsphase in der Kindheit einen krisenhaften Charakter hatte, trifft dieses in besonderem Masse für die Adoleszenz und für einige Abschnitte des Erwachsenenalters zu.

Unter einer *Krise* verstehen wir stark affektbesetzte, konflikthafte Zuspitzungen des Erlebens und Verhaltens in bestimmten Lebensabschnitten oder in belastenden Lebenssituationen. Neue Lebensaufgaben oder die Bewältigung neuer Anforderungen können zu vermehrter psychischer Spannung und Instabilität führen; bisherige Lösungsmöglichkeiten oder Lebenskonzepte werden fragwürdig oder reichen nicht mehr aus. Eine Krise bedeutet deshalb oft einen Wendepunkt im Lebensvollzug: Man kann daraus mit neuen Zielsetzungen, neuer Selbstgewissheit, neuen Verhaltensweisen und Einstellungen im Sinne eines Reifungsschrittes hervorgehen, man kann aber auch in der Entwicklung stagnieren oder auch scheitern. Schwere Krisen, die der einzelne nicht mehr selbst bewältigen kann, bedürfen psychotherapeutischer Behandlung oder – wenn die Krise situativ verursacht wurde (z.B. viele suizidale Situationen) – einer Krisenintervention.

Adoleszenz. Wesentliche Reifungsaufgabe der Adoleszenz ist es, eine eigene *Identität* zu finden. Das bedeutet, sich selbst in seiner eigenen, autonomen Personalität zu finden (statt nur Kind seiner Eltern zu sein), es heisst, eine selbstgewisse Konsistenz und Einheitlichkeit des eigenen Ich-Erlebens und Verhaltens zu finden und darauf vertrauen zu können. Es ist die Antwort auf die Frage: Wer bin ich?

Das *Selbstkonzept* steht in enger Beziehung zur Ich-Identität: Es ist das Bild, das sich jeder von sich selbst macht, es ist eine «Theorie über sich selbst». Inhaltlich bezieht sich das Selbstkonzept auf den eigenen Körper (mit seinen geschlechtlichen Manifestationen), auf eigene Fähigkeiten und Kompetenzen, spezifische erlernte Verhaltensweisen (z.B. männlich/weiblich), auf die sozialen Gruppen, denen man angehört. Bedeutsam ist dabei der Gruppeneffekt in Gleichaltrigengruppen im Sinne eines sogenannten «looking glass self»: Man lernt sich selbst aus den Reaktionen der anderen besser kennen. Das Idealkonzept der Person berührt sich eng mit dem Ich-Ideal, ist aber stärker sozial ausgerichtet: Wie man gern sein, wie man (im Blick der anderen) gern erscheinen möchte. Die Übereinstimmung zwischen Real- und Ideal-Ich ist wesentliche Grundlage des *Selbstwertgefühls*.

Das Finden einer eigenen Identität und Ich-Autonomie geschieht unter Ablösung von kindlichen Beziehungs- und Identifikationsobjekten, aber noch mit Orientierung an selbstgewählten Vorbildern und Leitbildern. Es bedeutet Prüfung überkommener Werte, Übernahme von Rollen des Erwachsenenlebens einerseits, Autoritätskonflikte, Kompromisslosigkeit, Rollenkonflikte andererseits. Dem Protest gegen etablierte und institutionalisierte Lebensformen steht eine starke Gruppensolidarität in der Gleichaltrigengruppe (peer group) gegenüber, auch mit Konformismus in gemeinsamer Kleidung und Haartracht. Bedeutsam ist die *Statusunsicherheit* dieser Altersphase: einerseits relativ autonome Entscheidungsmöglichkeiten und Konsumgewohnheiten, andererseits häufig sehr lange finanzielle Abhängigkeit. Zugespitzte Schwierigkeiten in dieser Altersphase nennt man *Reifungskrisen* (Adoleszentenkrisen). *Identitätsdiffusion* ist die Unfähigkeit zur Selbstfindung und damit zur psychosozialen Selbstintegration.

Reifungsthemen des Erwachsenenalters. Einige grundsätzlich bedeutsame Entwicklungs- und Reifungsthemen des Erwachsenenalters, die in den verschiedenen Lebensaltern unterschiedliches Gewicht haben, sind folgende:

Intimität und *Partnerschaft* mit dem anderen Geschlecht, Eingehen einer intensiven dauerhaften Beziehung. Wesentliche Reifungsaufgaben sind dabei: die eigene Identität in der Partnerbeziehung zu bewahren, eine Balance zwischen gegenseitigen Bedürfnissen und eine Einstellung des Gebens und Nehmens zu finden, die Fähigkeit, temporäre Enttäuschungen und Versagungen auf der Grundlage eines wechselseitigen Vertrauens zu ertragen.

Schwangerschaft und *Entbindung* sind im Leben der Frau über den biologischen Vorgang hinaus ein psychosozial bedeutsames Ereignis. Die Schwangerschaft ist ein neuartiger und affektiv stark besetzter Erlebnis- und Erfahrungsbereich, der sich auf das Selbstkonzept und auf das Selbstverständnis der Frau auswirkt. Das Bewusstsein des unmittelbaren reproduktiven Geschehens im eigenen Körper, das veränderte Körperbild und Körpererleben, das Erleben der Kindsbewegungen als Ausdruck der Eigenaktivität des erwarteten Kindes sind dabei ebenso wichtig wie die Neuorientierung von Einstellungen und Werthaltungen: Finden einer Identität und Verantwortung als Mutter, einer neuen Solidarität mit dem Partner, innere Vorwegnahme der künftigen Aufgabe als Mutter, aktualisierte Ablösungsproblematik in bezug auf die eigene Mutter. Wichtig ist dabei, ob das Kind erwünscht (geplant oder akzeptiert) oder unerwünscht ist. Die neue Identitätsfindung gelingt oft erst nach der Entbindung, wenn das Kind als realer Anknüpfungspunkt da ist. Die *Empfängnisverhütung* kann – besonders bei inneren Triebkonflikten – zwiespältig erlebt werden. Ausdruck dieser Ambivalenz sind manchmal pharmakodynamisch nicht erklärbare «Unverträglichkeiten» und Nebenwirkungen der Ovulationshemmer oder Minderung der sexuellen Appetenz unter Kontrazeption (s. p. 189).

Elternschaft: Erweiterung der partnerschaftlichen Dyade durch Kinder, die Gründung einer Familie bedeutet neue Erfahrungen und adaptive Aufgaben, Reorganisation des Lebensstils, Einstellung auf eigenständige Bedürfnisse der Kinder. Schwierigkeiten können entstehen, wenn Kinder zum allein haltgebenden Fokus der elterlichen Beziehung werden, wenn Eltern ihre Kinder – statt sie als eigenständige Wesen zu nehmen – aus narzisstischem Bedürfnis übermässig an sich binden oder wenn die Kinder im Sinne einer *Delegation* mit ihrem eigenen Lebensvollzug untergründige Wünsche der Eltern befriedigen sollen. Für die Frau ergeben sich aus der Elternschaft spezifische Probleme, da ihr unter heutigen gesellschaftlichen Bedingungen die Hauptlast der Kinderaufzucht und -erziehung zufällt und sie damit auf die Bestätigung und emotionale Unterstützung des Ehepartners besonders angewiesen ist.

Arbeit und *Beruf* mit ihren unterschiedlichen sozialen und ökonomischen Aspekten und den (vorhandenen oder fehlenden) Möglichkeiten der Selbstbestätigung und Selbstverwirklichung, des Erfüllens von Funktionen in Berufsrollen, aber auch den unterschiedlichen Interaktionsmöglichkeiten mit Arbeitskollegen (solidarisch-kooperativ oder konkurrierend, vgl. p. 191), stellen einen wesentlichen Lebensbereich des Erwachsenenalters dar.

Lebensmitte. Im Alter um 40 Jahre wird vielen bewusst, die Lebensmitte und damit den Höhepunkt des Lebens überschritten zu haben. Mit der Unausweichlichkeit des eigenen Todes, der bisher als Realität ausgeblendet oder überspielt wurde, rückt die Begrenztheit des eigenen Lebens in den Blick. Es kommt damit zur Reaktualisierung unbewusster frühkindlicher Einstellungen: Vorstellung eines unwandelbaren, unsterblichen Objektes, aber auch eigener Unsterblichkeit als Abwehr von Vernichtungsangst. Bei einer *Krise der Lebensmitte* (midlife crisis) kommt es zu untergründigen Ängsten, Verunsicherung und Depression, zum Brüchigwerden der bisherigen Illusion von Sicherheit und des Überspielens der Todesgewissheit durch Aktivität. Aus dieser Krise geht man gereifter hervor, wenn es gelingt, um den vorweggenommenen eigenen Tod zu «trauern» und ihn in das Lebenskonzept so einzubeziehen, dass man eine neue Selbstgewissheit und ein vertieftes Gefühl für Lebenskontinuität, Realität und Selbstverwirklichung gewinnt.

Klimakterium, Rückbildungsalter. Die Bezeichnung Klimakterium bezieht sich primär auf den Beginn der Menopause bei der Frau, Rückbildungsalter (Involutionsalter) dagegen auf die überholte und verschwommene Vorstellung altersbedingter körperlich-seelischer Rückbildungsvorgänge (im Gegensatz zu Evolution). Heute verstehen wir darunter das 5. und 6. Lebensjahrzehnt, wobei für die Frau das 5., für den Mann erst das 6. Lebensjahrzehnt kritisch sein kann. Für die Frau ist das Ende der Fortpflanzungsfähigkeit belastend, und zwar vor allem in ihrer Erwartungshaltung: Befürchtungen des Älterwerdens, als Sexualpartnerin für den Mann nicht mehr attraktiv zu sein. Sobald die Menopause eingesetzt hat, treten reale soziale Belastungsmomente gegenüber den mehr körperbezogenen Befürchtungen in den Vordergrund: Probleme in Beruf und Ehe, Konkurrenz jüngerer Frauen. Für den Mann ergibt sich in diesem Alter kein vergleichbarer biologischer Einschnitt, die sozialen Probleme der beruflichen Konkurrenz Jüngerer werden für ihn erst im 6. Lebensjahrzehnt bedeutsam.

Ruhestand. Berentung und Pensionierung wirken sich bei Männern belastender als bei Frauen aus, da der Verlust der beruflichen Rolle von ihnen stärker als soziale Funktionseinbusse erlebt wird. Es kann zu einer existentiellen Krise, zum «Pensionierungsbankrott», ja zum Pensionierungstod kommen. Frauen geben ihre Berufstätigkeit dagegen häufiger als Männer freiwillig auf. Zu einer Anpassung an die neue Lebenssituation kommt es am besten, wenn man sich auf die Problematik des Ruhestandes innerlich antizipatorisch eingestellt hat; erst in zweiter Linie ist wichtig, dafür auch konkret vorzuplanen (Hobbies usw.).

Alter. Wenn das Alter auch vom 70. Lebensjahr an datiert wird, so sind die Alterssymptome doch nicht an ein festes chronologisches Alter gebunden. *Körperlich* ist neben einem Nachlassen der vitalen Kräfte, erhöhter Ermüdbarkeit, motorischer Verlangsamung und dem Wandel der äusseren Erscheinung die *Multimorbidität* des Alters von grosser Bedeutung: z.B. Herzinsuffizienz, Altersdiabetes und Prostatahyperplasie gleichzeitig. Die körperliche Alterung hängt stark vom allgemeinen Gesundheitszustand, vom Trainingszustand, aber wohl auch von anlagebedingten Faktoren ab. *Psychisch* können eine allgemeine Verlangsamung und Schwerfälligkeit, Nachlassen des Neugedächtnisses und eine Akzentuierung früherer Charakterzüge (aus Sparsamkeit wird Geiz) Alterserscheinungen sein, sie treten aber nicht zwangsläufig auf. Das frühere Defizitmodell des generellen Intelligenzabbaues ist überholt; es kommt vielmehr zu einer Umstrukturierung der Intelligenzleistungen mit Nachlassen der flüssigen Fähigkeiten und Konstantbleiben oder Zunahme der kristallisierten Fähigkeiten (vgl. pp. 98f.). *Subjektive Alternssymptome:* Man fühlt sich im Alter weniger begeisterungsfähig, eher ernüchtert, erotisch-sexuell resigniert, man empfindet die entrinnende Zeit, vergleicht sich resignativ mit Jüngeren, leidet unter Nachlassen der Kräfte und der Elastizität und unter zunehmenden körperlichen Beschwerden, unter der zunehmenden Abhängigkeit von anderen. Das Gefühl von Isolierung hängt stark von den eigenen Erwartungen über Kontakte und familiäre Beziehungen ab. Sexuelle Aktivität ist grundsätzlich bis ins hohe Alter möglich; wenn sie aufgegeben wird, kann das Altersstereotyp der Gesellschaft mitspielen, wonach Sexualität im Alter als ungehörig gilt. Die subjektiven Alterssymptome sind überhaupt stark von Erwartungsnormen, ab wann man sich alt fühlt, und vom vorherrschenden Meinungsbild des Alters abhängig.

Das *Meinungsbild des Alters* ist in unserer Gesellschaft überwiegend negativ und bedeutet: sozial hilflos, nutzlos, inkompetent; körperlich verlangsamt, kraftlos, sexuell inaktiv; psychisch abgebaut, langsam, starrsinnig. Mit diesem gesellschaftlichen Image des Alters muss sich der Alternde auseinandersetzen und zugleich sein Selbstbild eines jungen Menschen aufgeben. Dabei kann es zur Abwehr und Verleugnung des Alterns kommen und damit auch zur Verleugnung körperlicher Krankheit. Alte Männer gehen mit zunehmendem Alter immer seltener zum Arzt. Auf der anderen Seite kann es aber auch zu Resignation und Verbitterung kommen.

Die *Disengagement-Theorie* stellt den Rückzug aus sozialen Funktionen und Verpflichtungen, die Einschränkung der Aktivitäten als positiv für das Alter heraus. Die *Aktivitätstheorie* fordert dagegen, im Alter möglichst aktiv und tätig zu bleiben und soziale Funktionseinbussen durch neue Kontakte und Beschäftigungen auszugleichen (kompensatorisches Engagement). Für ein *erfolgreiches Altern* gilt heute: Entlastung von sozialen Funktionen und Kontakten ist bei eher passiven und kontaktarmen Menschen vorteilhaft, fortgesetzte Aktivität dagegen bei Menschen, die immer betont aktiv waren. Wichtig erscheint auch, dass der Alternde sich von dem negativen Stereotyp «alt» freimacht und zu einem realistischen altersgemässen Selbstbild kommt, das mit positiven und sinnvollen Lebensäusserungen verbunden ist.

Altenheime können die negative Selbsteinschätzung als «alt» verstärken, infolge weiterer Funktionseinbussen die soziale Anpassungsfähigkeit verringern, die Kontakte und die Zukunftsperspektive einengen. Allerdings können auch diejenigen, die in Altenheime gelangen, bereits eine vorgealterte Auslese sein. Bei zu geringer Stimulierung durch geistige Reize und Reizabwechslung und bei zu geringer Rhythmisierung des Tagesablaufs kommt es zu Institutionalisierungseffekten, z.B. in Form eines vorzeitigen Intelligenzabbaues.

10. Motivation und Konflikte

Unter *Antrieben* oder *Motiven* verstehen wir die antreibenden Kräfte, die ein Verhalten aktivieren und auf ein Ziel ausrichten. Sie sind nicht unmittelbar beobachtbar, sondern sind hypothetische Konstrukte, die zur Erklärung und Voraussage *zielgerichteten Verhaltens* verwandt werden. So schliessen wir aus einem bestimmten Verhalten wie Essen oder Trinken auf eine zugrundeliegende Motivation (Hunger oder Durst): Hunger und Durst bewirken als biologische Antriebe eine *Aktivierung,* eine bestimmte *Handlungsbereitschaft* und ein emotionales Beteiligtsein und setzen sich in ein zielgerichtetes *instrumentelles (Appetenz-)Verhalten* und schliesslich in die konsummatorische *Endhandlung* (consummatio = Ausführung) um. Hunger und Durst werden dabei auch subjektiv sehr deutlich als *Bedürfnis* empfunden.

Der Zusammenhang zwischen Hunger/Durst und dem Endverhalten Essen/Trinken könnte auf eine eindeutige Zuordnung von Antrieb und Verhalten hindeuten. Tatsächlich trifft dies zumeist nicht zu. So kann das Essverhalten auch durch andere Antriebe ausgelöst werden: Man isst aus Langeweile, weil Mittagszeit ist, weil die Speisen verlokkend aussehen und duften. Selbst bei sehr zwingenden biologischen Antrieben wie dem Harndrang besteht keine strikte Eins-zu-eins-Zuordnung zwischen Harndrang und Blasenentleerung: Man entleert die Blase vor dem Schlafengehen auch ohne aktuelles Bedürfnis, um einem später in der Nacht zu erwartenden Harndrang antizipatorisch zuvorzukommen. Komplexere Verhaltensweisen, besonders im sozialen Bereich, können sehr unterschiedlich motiviert sein: Arbeitseifer durch Leistungsstreben, Gelderwerb, Machtstreben oder Geltungsdrang. Dieses Beispiel zeigt zugleich, dass viele Verhaltensweisen auch durch mehrere bewusste oder unbewusste Antriebe gleichzeitig motiviert sein können: *mehrfache Determination des Verhaltens.*

Motivation spielt nicht nur für das Ingangsetzen und die Zielgerichtetheit eines Handelns eine Rolle, sondern auch für die *Beendi-*

gung des Verhaltens. So kann man fragen: Was motiviert einen, mit dem Essen oder Trinken aufzuhören? Auch hier ist die Zuordnung zur Bedürfnisbefriedigung und Sättigungsempfindung nicht eindeutig, da begleitende Lustgefühle und äussere Anreize dazu motivieren können weiterzuessen oder weiterzutrinken, der Wunsch nach Schlanksein dagegen aufzuhören.

Die Antriebskräfte unseres Verhaltens liegen einmal innerhalb der Person, und zwar in der Bedeutung von Motiven im engeren Sinn, Dispositionen, Eigenschaften: *Personfaktoren.* Zum anderen liegen sie in der Situation begründet und bedeuten den positiven oder negativen Anreiz, der von Objekt oder Situationen ausgeht und zum Handeln auffordert: *Situationsfaktoren.* Innerhalb der Motivation eines Verhaltens müssen deshalb beide Faktoren berücksichtigt werden, besonders auch ihre Wechselwirkung: Motive sind auf Ziele gerichtet, die mit dem Handeln angestrebt werden; zugleich übt das angestrebte Ziel eine motivierende Kraft aus, die wir *Valenz* oder *Aufforderungscharakter* nennen. Dieses trifft auch für biologische Antriebe zu: So ist das Essverhalten sowohl von Innenfaktoren als auch von Aussenreizen (Uhrzeit, Anblick, Geruch und Geschmack der Nahrung, visuelle Kontrolle der verzehrten Nahrungsmenge) abhängig. In die Anreizwirkung, die von einem Zielobjekt ausgeht, geht neben dem Wert des Objekts auch die subjektive Erfolgserwartung, die erwartete Chance, das Zielobjekt zu erlangen, mit ein (Erwartung-mal-Wert-Modell).

Auch bei der Verhaltensbeurteilung im Alltagsleben tendieren wir dazu, ein Verhalten entweder mehr Personfaktoren oder aber mehr Situationsfaktoren zuzuschreiben: *kausale Attribution.* Wenn sich jemand aggressiv verhält, ist der Beobachter geneigt, dieses eher einer persönlichen Aggressionsbereitschaft zuzuschreiben; der Handelnde selbst wird es dagegen eher situativen Ursachen (Provoziertsein, Frustration) zuordnen. Im ersteren Fall handelt es sich um eine internale Attribuierung, im zweiten um eine externale. zugleich wird daran die unterschiedliche *Beobachterperspektive* deutlich, je nachdem, ob wir eigenes oder fremdes Verhalten beobachten und beurteilen. Eigenes Verhalten wird eher situativen Umständen, Fremdverhalten dagegen eher persönlichen Eigenschaften zugeschrieben.

Neben den motivierenden Kräften, den Person- und den Situationsfaktoren, müssen wir auch die konkreten *Realisierungsmöglichkeiten* eines Verhaltens, den konkreten Verhaltensspielraum, besonders berücksichtigen. Hier sind vor allem die Beschränkungen wichtig, die unserem Handeln durch die Bedingungen des sozialen Feldes auferlegt werden: So stehen die Gegebenheiten unserer sozialen Umwelt einer beliebigen und ungehemmten Befriedigung des Sexualtriebes entgegen und beschränken die Realisierung sexuellen Verhaltens auf bestimmte situative Bereiche.

10.1. Personfaktoren der Motivation (Innenfaktoren)

Bei *willkürlichen Aktivitäten* ist man sich bewusst, ein Ziel zu verfolgen; man handelt absichtlich und hat eigene Kontrolle über das Verhalten. Hier kann man von *bewussten Motiven* sprechen. Ähnlich ist der soziologische Begriff der *Handlung* zu verstehen, der von triebbezogenen Verhaltensweisen abgesetzt wird: Jedes Handeln ist mit einem Sinn verbunden, der es verstehbar macht.

Um *unwillkürliche Aktivitäten* handelt es sich beim Träumen, bei neurotischen Symptomhandlungen (Bettnässen, Blinzeltick, Zähl- oder Waschzwang) und bei neurotischen Fehlhandlungen (wenn ein Redner im Reichstag statt des beabsichtigten «rückhaltlos» versehentlich «rückgratlos» sagte; Freud). Hier wird man nach latenten, verborgenen oder *unbewussten Antrieben* fragen.

Die Reichweite unbewusster Motive geht nach den Erkenntnissen der *Psychoanalyse* allerdings weit darüber hinaus. Eine wichtige Grundannahme der Psychoanalyse ist es, dass verborgene, insbesondere aus der Kindheit stammende Triebwünsche auch unser bewusstes Handeln weitgehend mitbestimmen. Da diese Antriebe vielfach unerwünscht sind, sind sie infolge starker Ich-Kontrolle (Zensur) nicht unmittelbar erlebbar und setzen sich auch nicht direkt in Handeln um, sondern nur in umgewandelter, verschlüsselter oder symbolischer Form. Unbewusste bzw. ins Unbewusste verdrängte Wunschvorstellungen und Fantasien stellen also starke motivierende Kräfte dar.

Wenn wir einen Patienten danach befragen, weshalb er sich in einer Situation so oder so verhalten habe (Warum-Frage), so muss uns stets bewusst bleiben, dass wir damit nur den bewussten Anteil an der Motivation erfassen. Verborgene Antriebe, z.B. ein oral-infantiles Bedürfnis nach Anlehnung, Abhängigkeit und Versorgtwerden, wird er uns nicht mitteilen können. Auch wird er uns aufgrund von Attribuierungsvorgängen eher Situationsfaktoren, die sein Handeln bestimmten, mitteilen als persönliche Motive.

Unbewusste Antriebe sind speziell für das psychoanalytische Verständnis *neurotischer Symptome* von Bedeutung. Wenn die innere Konflikthaftigkeit zwischen verdrängten Triebimpulsen und kontrollierenden und verdrängenden Kräften durch eine spezifische auslösende Situation (z.B. Versuchungs- oder Versagungssituation) erneut aktualisiert wird, so kommt es zu einer neurotischen Symptombildung. Diese ist dann als Kompromiss zwischen den konflikthaften Antriebskräften aufzufassen.

Zwischen Motivation und *emotionalen Vorgängen* bestehen enge Zusammenhänge. Viele Verhaltensweisen und Handlungen haben eine Gefühlstönung oder sind in Emotionales eingebettet: Ärger, Wut, Zuneigung, Ausgelassenheit. Oft geht Emotionales dem eigentlich motivierten Handeln voraus, oder aber dem Handeln wird nachträglich Emotionales zugeschrieben. Lustgefühle, Gefühle der Freude und Befriedigung können aber auch wesentliche Verhaltensziele sein, deren Erreichung sich belohnend und damit verstärkend auf das Verhalten auswirkt.

Bei der Beurteilung anderer Menschen, besonders auch in der Persönlichkeitsdiagnostik, sind weniger *Einzelmotive,* die zu einem bestimmten Verhalten geführt haben, von Interesse als vielmehr *überdauernde Motive* oder *Handlungsdispositionen.* Wenn wir bei einer Person ein bestimmtes Verhalten immer wieder feststellen können, z.B. Arbeitseifer, so werden wir auf eine überdauernde Motivation (Leistungsmotivation) schliessen und die Person selbst als leistungsorientiert beurteilen. Wichtige Voraussetzungen für die Annahme einer Motivation als dominantes und stabiles Personmerkmal:

1. Das Verhalten ist in den verschiedensten Lebenssituationen, also situationsübergreifend, festzustellen;
2. es ist ein zeitlich stabiles Verhalten;
3. die Person unterscheidet sich darin von anderen.

Handlungsdispositionen machen die *Voraussage* zielgerichteten Verhaltens möglich. Dominante Motive oder Motivationssysteme haben somit eine prognostische Valenz: Wenn sich jemand immer wieder in verschiedensten Situationen betont aggressiv verhalten hat, so lässt dies auf eine erhöhte Aggressionsbereitschaft schliessen, mit der auch in Zukunft zu rechnen sein wird.

Das Spektrum innerer Antriebe reicht von angeborenen *biologischen* bis zu *sozialen Antrieben,* die erlernt werden. Maslow hat eine

Rangreihe menschlicher Bedürfnisse nach ihrer biologischen, psychologischen und sozialen Relevanz aufgestellt:

1. physiologische Bedürfnisse;
2. Sicherheitsbedürfnisse (Schutz vor Schmerz, Angst, Bedrohung);
3. Bedürfnis nach Zuwendung und sozialer Bindung;
4. Bedürfnis nach sozialer Anerkennung und Selbstachtung;
5. Bedürfnis nach Selbstverwirklichung.

Diese Rangreihe ist hierarchisch geordnet, das jeweils niedrigere Bedürfnis hat Vorrang vor den nachfolgenden.

Biologische Antriebe (Triebe). Zu den biologisch begründeten Antrieben gehören: Hunger, Durst, Atem-, Schlaf-, Wärmebedürfnis, Sexualtrieb, Harn- und Stuhldrang, Bedürfnis nach Reizvariation, vielleicht auch Bewegungsdrang und Bemutterungstrieb. Ausserdem rechnen dazu angeborene Vermeidungsmotive wie das Bedürfnis nach Schmerz- und nach Bedrohungsvermeidung. Viele dieser biologischen Antriebe sind unmittelbar auf einen *physiologischen Bedarf* (Wasser, Nahrung, Sauerstoff, Konstanthalten der Körperwärme) bezogen und garantieren die Bedarfsdeckung.

Der physiologische Bedarf setzt sich in ein *Bedürfnis* (Durst, Hunger, Atembedürfnis, Wärmebedürfnis) um; dieses ist die subjektiv erlebte Antriebskraft, die dann in das zielgerichtete Handeln einmündet, welches sowohl die Bedürfnisspannung behebt als auch den physiologischen Bedarf deckt.

Wegen dieses Zusammenhanges vieler biologischer Antriebe mit physiologischen Bedarfslagen und deren Regulation sprechen wir auch von *homöostatischen Antrieben.* Diese dienen dem Überleben des Organismus.

Das *innere Milieu* von Stoffwechsel, Hormonen, Wärmehaushalt, Elektrolyt-, Gas- und Wasserhaushalt muss zur Aufrechterhaltung des Lebens innerhalb enger Grenzen konstant gehalten werden. Dieses innere Gleichgewicht und die Regulationsprozesse zu seiner Konstanthaltung nennt man *Homöostase.* Biologische Systeme verfügen über eine Selbstregulation lebenswichtiger Funktionen, welche im Sinne von Regelkreisen (vgl. p. 42) verstanden werden können. Erst wenn innere Regelmechanismen nicht ausreichen, kommt es zu biologischen Mangelzuständen und zu biologisch bedingten Antrieben und Handlungsbereitschaften (Hunger, Durst), um über die Bedarfsdeckung den Mangelzustand zu beheben. Dieses trifft aber nicht für jeden physiologischen Bedarf zu: Vitamin- und Eisenmangel führen beim Menschen zumeist nicht zu einem entsprechenden Bedürfnis, um das Defizit auszugleichen. Die Regulationszentren für biologische Antriebe liegen im Zwischenhirn.

Der *Sexualtrieb* ist dagegen ein *nichthomöostatischer Antrieb:* Er dient keiner lebensnotwendigen Bedarfsdeckung und ist an keine homöostatische Selbstregulation gebunden.

Wird ein biologisches Bedürfnis einige Zeit nicht befriedigt, so wird es vorübergehend zu einem sehr *dominanten Motiv,* welches das Gesamtverhalten stark bestimmt und auch die Wahrnehmungsbereitschaft auf Triebobjekte einengt. Die Auswahl der Antriebsziele erfolgt weniger selektiv: Bei starkem Hunger oder Durst werden auch weniger bevorzugte Speisen und Getränke akzeptiert.

Motivationszyklus nennt man die charakteristische Abfolge bei einem homöostatischen Antrieb: Triebzustand – Appetenzverhalten – Endhandlung – Triebreduktion.

Dieses Modell ist aber nur auf innere motivierende Faktoren bezogen und lässt die Wirksamkeit äusserer Motivationsfaktoren und belohnender Konsequenzen ausser acht. Es trifft deshalb nur für das Trinkverhalten des Säuglings zu, ist sonst aber psychologisch unzureichend. So haben gerade beim Ess- und Trinkverhalten Lustgefühle und äussere Anreize eine erhebliche motivierende Bedeutung. Sie spielen für die Entscheidung, ob man mit dem Essen oder Trinken aufhören soll, oft eine grössere Rolle als die Triebreduktion (Sättigung). Deshalb ersetzen wir den einfachen Motivationszyklus durch ein komplexeres *Motivationsmodell* (Abb. 18).

Schliesslich werden Triebhandlungen auch durch Lerneffekte stark überformt:

Während die Befriedigung des Schlafbedürfnisses einem physiologischen Mangelzustand gerecht wird, ist die Bevorzugung des gewohnten Bettes auf keinen körperlichen Bedarfs- oder Mangelzustand zu beziehen. Hier macht sich ein erlerntes Motiv geltend.

Wir essen und trinken nicht erst dann, wenn Hunger und Durst übermächtig werden, sondern bereits vorher, meist zu bestimmten und konventionell festgelegten Zeiten.

Viele Autoren unterscheiden noch zwischen *primären Antrieben* und *sekundären Antrieben.* Unter primären Antrieben versteht man die angeborenen biologischen Triebe, sekundär sind alle anderen, insbesondere auch die sozialen Motive. Dieser Unterteilung liegt die Auffassung zugrunde, dass sich die sekundären Antriebe aus den pri-

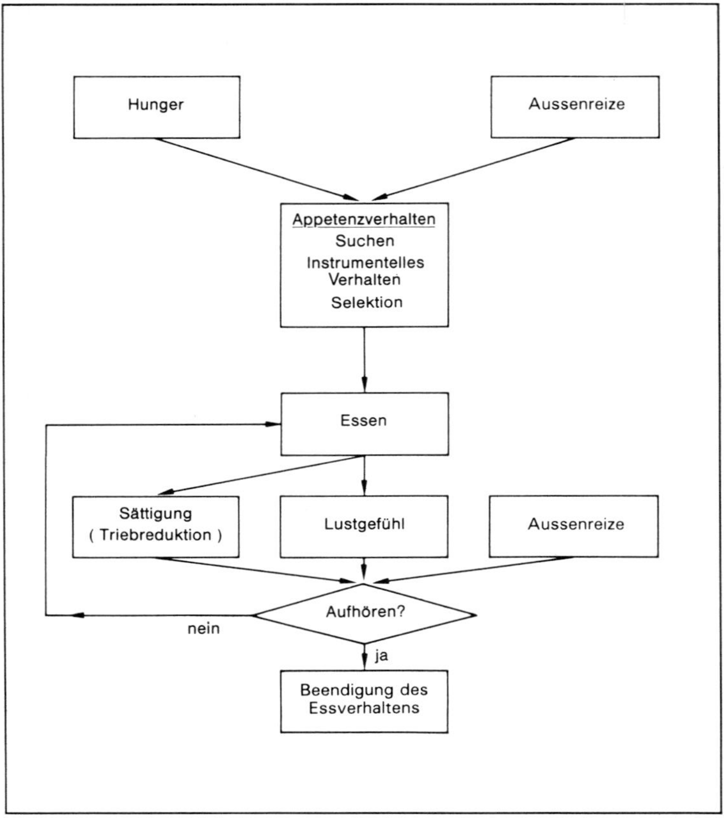

Abb. 18. Motivationsmodell des Essverhaltens. Bei der Motivation zum Essen und zur Beendigung des Essverhaltens spielen Innenfaktoren (Hunger, Sättigung) ebenso eine Rolle wie Aussenfaktoren (positive wie negative Anreize).

mären ableiten lassen, da sie während der Triebbefriedigung durch Lernen entstehen. Beispiele:

Wenn man stets im gleichen Raum und Bett schläft, erlernt man ein Bedürfnis nach dieser Umgebung. Diese wird zu einem sekundären Antriebsziel, welches angestrebt wird und dessen Erreichung oft erst den Eintritt des Schlafes ermöglicht.

Der Säugling wird zum Stillen, d.h. zur Befriedigung eines primären Bedürfnisses, stets hochgenommen. Das Hochgenommenwerden wird schliesslich zu einem eigenen Antriebsziel, und der Säugling schreit auch ohne Hungergefühl, um dieses zu erreichen und damit einen sekundären Antrieb zu befriedigen. Man spricht von funktionaler Autonomie, die die sekundären Antriebe gewinnen können.

Die Unterscheidung zwischen primären und sekundären Bedürfnissen hat nur begrenzte Bedeutung und wird der Eigenständigkeit vieler psychologischer und sozialer Antriebe nicht gerecht. So können Kontakt- und emotionales Bedürfnis des Säuglings nicht als blosses Derivat des Hunger-Durst-Triebes gewertet werden. Sie haben eigene Relevanz, bei Nichtbefriedigung kommt es zu schweren psychosozialen Schädigungen.

Manche erlernten Antriebe können allerdings primären ähnlich werden: Bei Medikamenten-, Alkohol- und Drogensucht wird das Suchtmittel zum Zielobjekt, das mit imperativem Bedürfnis – wie bei einem starken biologischen Antrieb – angestrebt wird; bei Nichtbefriedigung kommt es zu einem «Mangelzustand» mit Entzugssymptomen, der nur durch Gabe des Suchtmittels behoben werden kann.

Für die Psychoanalyse hat der *Triebbegriff* eine wesentliche Bedeutung. Mit Trieben sind hier aber vorwiegend psychische Grundantriebe und ihre vorstellungsmässigen Repräsentanzen (Bedürfnisse, Wunschfantasien) gemeint, die allerdings eine somatische Triebquelle haben. Die psychoanalytische Lehre geht von *Sexualtrieben* (Libido) und *aggressiven (destruktiven) Trieben* aus. Am besten definiert sind die libidinösen Antriebe. Unter der *Triebquelle* der Libido werden vorwiegend körperliche Reizzustände (z.B. des Genitales) verstanden, die psychisch als Triebwunsch (nach sexuellem Vollzug) repräsentiert werden. Die wichtigsten Körperregionen, die spezifische Reizzustände von frühester Kindheit an vermitteln (und deshalb erogene Zonen genannt werden), sind der Mund, der Bereich des Afters und der Genitalbereich. Die diesen Körperregionen zugeordneten Reizzustände und Lustmöglichkeiten sind das Differenzierungsmerkmal, wonach sich die *libidinösen Antriebe* als *oral, anal* oder *phallisch-genital* darstellen. Der Begriff Sexualtrieb ist also viel weiter gefasst als nur partnerbezogene Genitalität. Der Bedeutungsgehalt von oral, anal und phallisch-genital erschöpft sich auch nicht in den spezifischen Triebqualitäten (oral = Einverleiben, anal = Hergeben bzw. Zurückhalten, phallisch-genital = phallisches Vorzeigen, genitales Sichvereinigen), sondern bezieht *psychosoziale Motive* und grundlegende *emotionale Bedürfnisse* mit ein, und zwar in folgender Zuordnung:

Oral	Zärtlichkeits- und Geborgenheitswünsche
Anal	Besitzwünsche, Selbstbehauptungs- und Durchsetzungswünsche
Phallisch-genital	Geltungswünsche, Bindungswünsche

Dies hängt damit zusammen, dass orale, anale und die phallisch-genitale Entwicklungsphase über ihre Triebbezogenheit hinaus eine bestimmte psychosoziale Entwicklungsstufe bedeuten, wo sich die genannten Antriebe und Bedürfnisse entwickeln und auch entsprechende frühe soziale Kompetenzen erworben werden.

Vorwiegend soziale Antriebe. Nachdem in der Psychoanalyse Triebe bereits einen «Grenzbegriff zwischen Seelischem und Somatischem» (Freud) bedeuten, trifft dies möglicherweise auch für das Bedürfnis nach *explorativem Verhalten* (Neugierverhalten, Erkundungsverhalten) zu: Einerseits wird damit das elementare Bedürfnis nach Reizvariation befriedigt (vgl. Reizdeprivation), zum anderen ist es aber auch ein eigenständiges und sehr früh ausgeprägtes kognitives Bedürfnis, und Erkundungsanreize stellen bereits im Tierversuch starke Belohnungen mit Verstärkerwirkung dar.

Das *Leistungsmotiv* ist der während der Sozialisation erlernte Antrieb, sich um Erfolg zu bemühen und eigenes Leistungsverhalten so zu steigern, dass es einem vorgegebenen Leistungsstandard oder einem selbstgesetzten Leistungsstandard (Anspruchsniveau) entspricht. Die Motivationsstärke wird dabei mitbestimmt von der Erfolgserwartung, dem speziellen Erfolgsanreiz und von der Überzeugung, für Erfolg bzw. Misserfolg persönlich verantwortlich zu sein oder nicht.

Die Leistungsmotivation umfasst zwei unterschiedliche Sachverhalte, die aber aufeinander bezogen sind: *Hoffnung auf Erfolg* und *Furcht vor Misserfolg.* Beide aktivieren die Leistungsbereitschaft. Erfolgsorientierte Menschen schätzen ihre Erfolgschancen realistisch ein und verlassen sich auf eigenes Können und auf eigene Anstrengung (internale Kontrollorientierung). Misserfolgsängstliche Menschen haben dagegen ein unrealistisches Anspruchsniveau und strengen sich an, um Misserfolg zu vermeiden. Sie schieben Erfolge eher dem Glück (externale Kontrollorientierung), Misserfolge aber eigenem Versagen zu.

Das *Anschlussmotiv* ist das Bedürfnis nach Kontakt, Zusammenschluss, Interaktion mit anderen. Hier besteht eine Reziprozität zu den Bedürfnissen der Anschlusspersonen, mit denen eine Bindung angestrebt und von denen Akzeptiert- und Bejahtwerden erwartet wird. Der äussere Anreiz zum Anschluss geht von anderen aus: Er löst entsprechendes Verhalten wie Kontaktsuche und sprachlich-gestisches Anknüpfen aus. Auch hier müssen zwei Grundtendenzen unterschieden werden: *Hoffnung auf Anschluss* und *Furcht vor Zurückweisung.*

Aggression. Zur Erklärung aggressiven Verhaltens spielen einmal *Triebtheorien,* die einen angeborenen Aggressionstrieb annehmen (vgl. p. 38), zum anderen *soziale Lernprozesse* (vgl. p. 114) eine besondere Rolle.

Die moderne Aggressionsforschung wurde durch die *Frustrations-Aggressions-Hypothese* stark belebt. Sie besagt, dass einer Aggression stets eine Frustration (Vereitelung oder Behinderung zielgerichteten Handelns, Fortnahme von Zielobjekten, Beeinträchtigung lustbetonter Zielzustände) vorausgeht und dass Frustration regelmässig zu Aggression führt. In dieser Verallgemeinerung ist die Hypothese aber nicht zu halten. Wenn die Frustration als unbeabsichtigt empfunden wird, muss es nicht zwangsläufig zur Aggression kommen. Als zusätzliche verhaltenswirksame Variablen können eine Ärger-Emotion, die stark erregend wirkt, und auslösende Anreize (z.B. Anblick von Waffen) gelten.

Man kann zwischen *impulsiver (expressiver) Aggression,* die abrupt und unkontrolliert durchbricht, und *feindseliger Aggression,* bei der die Schädigung des anderen intendiert wird, unterscheiden. Insbesondere bei der ersteren Form kann im Strafprozess die Frage der Schuldfähigkeit des Täters aufkommen; diese bedarf psychologischer oder psychiatrischer Begutachtung.

Soziokulturelle Normen spielen für aggressives Verhalten eine grosse Rolle. Die unterschiedliche Aggressionsbereitschaft des männlichen bzw. weiblichen Geschlechts und unterschiedlicher Kulturen beruht auf unterschiedlicher Sozialisation bzw. Bewertung aggressiven Handelns. Innerhalb unseres Normensystems hat die Regel besondere Bedeutung, auf eine erlittene Aggression mit angemessener Gegenaggression zu antworten (Vergeltungsnorm). Unter Konformitätsdruck und aus Gehorsam sind überraschend viele Menschen bereit, sich auf entsprechende Instruktion hin massiv aggressiv zu verhalten und vermeintlichen Opfern schwere elektrische Schocks zu verabfolgen, auch wenn sie deren Schreie hören können (Milgram-Studie).

10.2. Situationsfaktoren der Motivation (Aussenfaktoren)

Situationsfaktoren der Motivation sind alle äusseren Anreize zu einem Verhalten. Zielobjekte und Situationen haben einen Aufforderungscharakter; sie üben entweder eine anziehende Kraft auf uns aus, sie motivieren uns zum Handeln, zum Annäherungsverhalten (z.B. die Verlockungen der Werbung): *positive Valenz.* Oder sie haben eine abstossende, aversive Wirkung und motivieren uns zum Vermeidungsverhalten (hohe Kosten eines angepriesenen Objektes, die zu erwartenden Schmerzen beim Zahnarzt): *negative Valenz.*

Zu den motivierenden Aussenreizen gehören auch alle *Hinweisreize,* die uns die Erreichbarkeit einer Belohnung oder die Erwartung einer Bestrafung signalisieren und deren Bedeutung wir durch Lernen am Erfolg erlernt haben:

Wenn eine Katze in der Skinner-Box gelernt hat, dass Niederdrücken der Taste zu Futter führt, und der Anblick der Taste zu einem entsprechenden Hinweisreiz geworden ist, so hat die Taste selbst einen Aufforderungscharakter zum Handeln gewonnen. Sie signalisiert der Katze, dass Futter (Belohnung) erreichbar ist und fordert sie zum instrumentellen Handeln auf.

Unser Motiviertsein hängt immer sowohl von Innen- wie von Aussenfaktoren ab, und zwar im Sinne einer Wechselwirkung: Aussenreize haben nur dann eine motivierende Wirkung, wenn aufgrund eines (inneren) Bedürfniszustandes eine Ansprechbarkeit und Sensibilität für Aussenreize besteht:

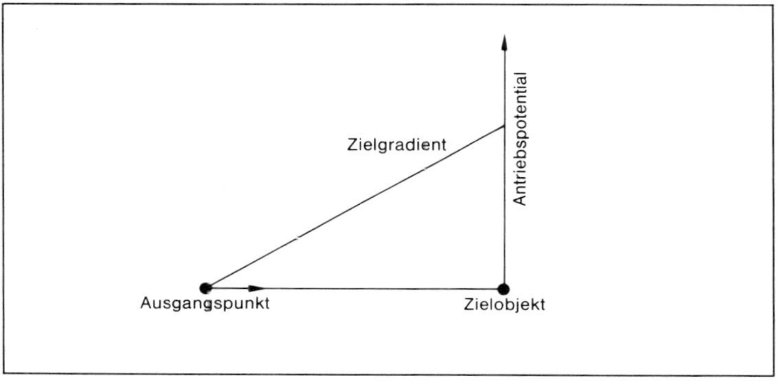

Abb. 19. Zielgradient eines Annäherungsverhaltens. Das Antriebspotential nimmt mit der Annäherung an das angestrebte Zielobjekt zu.

Im übersättigten Zustand haben auch die verlockendsten Speisen keine Anziehungskraft. Umgekehrt ist dieses Motiv bei sehr starkem Hunger oder Durst so dominant und ausschliesslich, dass z.B. erotische Stimuli keinen Aufforderungscharakter haben.

Zielgradienten dienen der Veranschaulichung situativer Kräfte, die unser Handeln bestimmen. Damit wird graphisch dargestellt, wie die Antriebsstärke, die Tendenz zum Aufsuchen oder zur Annäherung, mit Annäherung an ein begehrtes Zielobjekt zunimmt. Umgekehrt nimmt die Tendenz zur Vermeidung, das aversive Antriebspotential, zu, je mehr wir uns einem gemiedenen oder gefürchteten Objekt annähern (Abb. 19).

Bei Ratten wurde als Korrelat des Antriebspotentials die Laufgeschwindigkeit gemessen, mit der sie auf Futter zulaufen. Mittels eines vorher angelegten Geschirrs konnte man sie an den einzelnen Punkten der Laufstrecke abstoppen und mittels einer Federwaage jeweils die kinetische Energie beim Laufen bestimmen. Mit Annäherung an das Futter nimmt diese zu.

Die Steilheit eines Zielgradienten hängt ab 1. von der Antriebsstärke (Innenfaktor) und 2. von der positiven oder negativen Valenz des Zielobjektes (Aussenfaktor).

10.3. Realisierungsmöglichkeiten des Verhaltens

Nicht jedes Verhalten kann, auch wenn es ausreichend motiviert ist und eine Handlungsbereitschaft besteht, verwirklicht werden. Es gibt konkrete Beschränkungen bei der Realisierung unseres Handelns:

1. *Auf Personebene:* Leistungseinschränkungen durch körperliche oder geistige Behinderung, durch Lerndefizite, neurotische Arbeitsstörung; Einschränkungen sexuellen Verhaltens durch Impotenz und Kontaktängste; Einschränkungen der Nahrungsaufnahme infolge Diabetes oder Gebissschäden.
2. *Auf Situationsebene:* Hierher gehören alle realen Gegebenheiten unserer Lebensumwelt, besonders der sozialen, welche uns Beschränkungen auferlegen, einschliesslich soziokultureller Normierungen und Restriktionen (z.B. des Sexualverhaltens, des aggressiven Verhaltens, des besitzergreifend-kaptativen Verhaltens).

Der Gegensatz zwischen Triebbefriedigung und Realisierungsmöglichkeiten wird besonders von der Psychoanalyse herausgestellt: Die Triebbefriedigung gehorcht primär dem *Lustprinzip;* im Laufe der Kindheitsentwicklung setzen sich zunehmend die einschränkenden Ansprüche der Realität durch, und man lernt, zwischen Wunsch und Realität zu unterscheiden: *Realitätsprinzip.* Die Anpassung an die Realität ist eine Leistung des Ich; sie bedeutet aber auch, dass die unmittelbare und sofortige Triebbefriedigung des Säuglingsalters jetzt nicht mehr möglich ist und dass das Ich instrumentell in die Umwelt hineinwirken muss, um die Triebbefriedigung zu garantieren: z.B. durch Gelderwerb, Einkaufen, Zubereitung der Nahrung. Der Übergang vom Lustprinzip zum Realitätsprinzip ist eine wichtige Voraussetzung der menschlichen Sozialisation.

Umgrenzte und zumeist sozial definierte Handlungsspielräume nennen wir *Handlungsfelder:*

So ist die ärztliche Sprechstunde ein spezielles, auch räumlich festgelegtes Handlungsfeld, dem eine bestimmte Klasse von Verhaltensweisen auf seiten des Arztes, seiner Mitarbeiter und des Patienten zugeordnet ist. Diese situationsspezifischen Verhaltensweisen kann man auch als Rollenverhalten verstehen. Andere Verhaltensweisen (Nahrungsaufnahme, Schlafen, Bewegungsdrang) sind aus diesem Handlungsfeld ausgegrenzt und gelten in der ärztlichen Sprechstunde als unangemessen. Psychotische Patienten können ihr Verhalten häufig nicht mehr auf den Kontext der jeweiligen Situation einrichten.

10.4. Konflikte

Interpersonelle Konflikte. Sie spielen sich im sozialen Nahfeld zwischen Personen, Gruppen, innerhalb von Gruppen (z.B. Familie) ab, in grösseren sozialen Zusammenhängen aber auch zwischen Tarifpartnern, Organisationen, Parteien. Grundformen *sozialer Konflikte* sind die Gegensätzlichkeiten zwischen den Generationen, zwischen den Geschlechtern, zwischen sozioökonomischen Schichten und zwischen der Gesellschaft und Minderheiten. Unter Konflikten sind alle Kollisionen und Gegensätze von Interessen und Bedürfnissen zu verstehen. Der Begriff Konflikt bedeutet also nicht aggressive Auseinandersetzung, sondern lediglich Interessengegensatz. So bedeutet soziales und politisches Handeln weitgehend Umgang mit Konflikten. Die Lösung solcher Konflikte kann erfolgen durch Interessenausgleich und Kompromisse, aber auch durch einfache Machtausübung, die den Konflikt beendet. Weitere Möglichkeiten, mit interpersonellen Konflikten umzugehen, sind: Verleugnen des Konfliktes (Herunterspielen), Aus-dem-Felde-Gehen (sich der konflikthaften Situation entziehen, Ablenken auf weniger problematische Bereiche), Suchen nach einem Sündenbock (Ablenken vom eigentlichen Konflikt durch Personalisierung und Schuldzuweisung). – Interpersonelle Konflikte spielen auch im ärztlichen Berufsfeld eine grosse Rolle: zwischen Arzt und Mitarbeitern (sowohl in der Praxis als auch im Krankenhaus), innerhalb der Standesorganisationen und der kassenärztlichen Vereinigung. In Praxis und Krankenhaus sind die Gruppenstrukturen (einschliesslich Gruppenklima, Gruppenkohäsion), Gegensätze zwischen jeweiligen In- und Out-groups sowie Führungsstile (demokratisch, autoritär, laissez-faire) für Entstehung und Lösung von Konflikten bedeutsam (vgl. Gruppendynamik).

Intrapsychische Konflikte. Sie sind in erster Linie *Konflikte der Motivation:* bei gegensätzlichen und unvereinbaren Verhaltenstendenzen, Verhaltensbereitschaften bzw. Handlungsintentionen, bei gegensätzlichen und widerstreitenden Wünschen und Bedürfnissen. Ein Sonderfall sind *Rollenkonflikte:* Jeder hat eine Vielzahl sozialer Rollen inne, und in der konkreten Situation können sich Konflikte aus miteinander unvereinbaren Rollenerwartungen ergeben. So ist es unvereinbar, gleichzeitig Psychotherapeut und Ehepartner eines anderen Menschen zu sein. Von Konflikten sprechen wir aber auch bei *gegensätzlichen* (ambivalenten) *Gefühlen* (z.B. Furcht und Zuneigung gegenüber einem Elternteil), besonders wenn diese zugleich Handlungsbereitschaften (Vermeiden/Annäherung) bedeuten, und bei *widerstreitenden Informationen* (kognitive Dissonanz), wenn diese in einem Zusammenhang mit einer getroffenen oder noch bevorstehenden Verhaltensentscheidung stehen (z.B. vor oder nach einem Autokauf die divergierenden Informationen über konkurrierende Marken und Modelle).

Innerseelische Konflikte und ihre Bearbeitung und Lösung haben für die psychosoziale Entwicklung und die Persönlichkeitsbildung eine weitreichende Bedeutung. Die psychoanalytisch beschriebenen Entwicklungsphasen der Kindheit bieten spezifische Konfliktmöglichkeiten, die Auseinandersetzung mit ihnen ist für die weitere Entwicklung des Menschen (im Sinne einer umfassenden Lerngeschichte) wegweisend: Es bilden sich bestimmte Persönlichkeits- und Erlebnisstrukturen aus, die für die künftige erlebnismässige Integration und Verarbeitung von Ereignissen, für die zwischenmenschlichen Beziehungen und für spätere Konfliktlösungen massgebend bleiben.

Im engeren Sinne spielen intrapsychische Konflikte bei der Entstehung neurotischer und psychosomatischer Störungen eine wesentliche Rolle (Psychodynamik).

Unmittelbarer auf das aktuelle situative Nahfeld bezogen sind verhaltenspsychologische Konfliktmodelle: Hier geht es um den Widerstreit motivierender Kräfte in einer gegebenen Situation. Aber auch von dieser Warte aus ergeben sich Ansätze zur Erklärung überdauernder und dominanter Verhaltensmuster: Werden bestimmte Konfliktlösungen (z.B. Verleugnung) durch kontingente Belohnungen (z.B. das Wohlwollen der Erziehungspersonen) immer wieder verstärkt, so wird Verleugnen durch operantes Lernen zur bevorzugten Konfliktstrategie werden.

10.5. Verhaltenspsychologisches Konfliktmodell

Innerhalb des situativen Feldes sind wir unterschiedlichen Innen- und Aussenkräften (Motiven und situativen Antriebskräften) ausgesetzt, die uns zum Handeln motivieren. Dabei setzen sich bestimmte Antriebskräfte durch und determinieren unser Verhalten, andere treten zurück. Es kann dabei zu einem Gegeneinander divergierender

Antriebe, zum *Konflikt* zwischen verschiedenen Verhaltenstendenzen, kommen. Wir unterscheiden modellhaft drei Typen von Konflikten.

Konflikttypen. 1. *Annäherungs-Annäherungs-Konflikt* (Appetenz-Appetenz-Konflikt): Zwei Zielobjekte sind annähernd gleich attraktiv und üben gleich starken positiven Anreiz auf unser Verhalten aus: Ein Kind soll sich zwischen zwei Bonbons entscheiden, ein Mann zwischen zwei Frauen. Klassisches Beispiel: Buridans Esel, der sich zwischen zwei Heuhaufen nicht entscheiden konnte und verhungerte. Für die Konfliktlösung ist oft entscheidend, ob ein Zielobjekt leichter erreichbar oder räumlich näher ist, das heisst: ob die psychologische Distanz zu einem der konkurrierenden Zielobjekte etwas geringer ist als zum anderen.

2. *Vermeidungs-Vermeidungs-Konflikt* (Aversions-Aversions-Konflikt): Darunter verstehen wir die Entscheidung zwischen zwei Übeln, die gleichermassen aversiv sind und die man meiden möchte: Wenn uns Zahnschmerzen motivieren, zum Zahnarzt zu gehen, so steht dem die Befürchtung entgegen, dass er uns noch mehr Schmerzen zufügen wird.

3. *Annäherungs-Vermeidungs-Konflikt* (Appetenz-Aversions-Konflikt): Wenn Annäherungs- und Vermeidungsverhalten gleichzeitig aktiviert werden, wenn vom Zielobjekt gleichzeitig positive und negative Anreize ausgehen, kommt es zu diesem Konflikttyp: Dem Wunsch nach einem neuen Auto steht der hohe Kaufpreis und der hohe Benzinverbrauch entgegen; das Staatsexamen wird zugleich angestrebt und gefürchtet. Diese häufigste Konfliktart nennen wir auch *Ambivalenzkonflikt.* Er ist emotional besonders beunruhigend, wenn einer Versuchung eine Gefährdung gegenübersteht: Wenn dem Wunsch nach einer sexuellen Beziehung die Furcht vor Zurückweisung oder die Furcht vor sexuellem Versagen gegenübersteht.

Die *Konfliktlösungen* beim Ambivalenzkonflikt können unterschiedlich sein:

1. *Verschiebung* des Antriebes auf ein Ersatzziel, welches weniger aversiv ist: So kann man sich beim Autokauf für ein weniger kostspieliges, ein sparsameres Modell entscheiden. Das Ersatzziel wird meist innerhalb eines Ähnlichkeitskontinuums gewählt, das dem ursprünglichen Verhaltensziel entspricht (Abb. 20).

2. *Verleugnung* des aversiven Anteils: Hineingehen ins Staatsexamen unter Verleugnung bzw. Beschönigung des Risikos.

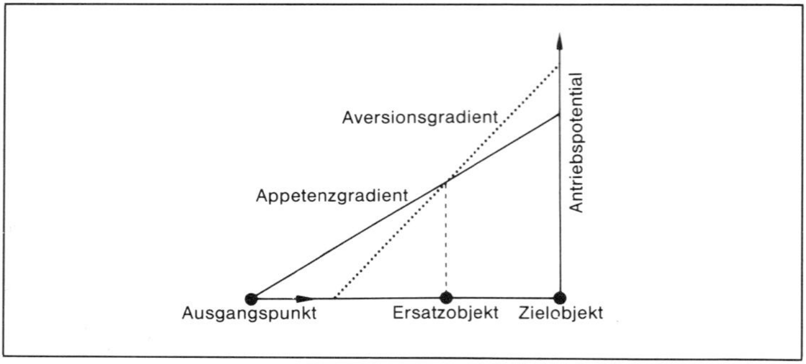

Abb. 20. Konflikt von Appetenz und Aversion. Dem Appetenzgradienten (= Annäherung) steht ein steilerer Aversionsgradient (= Vermeidung) gegenüber. Der Konflikt kann durch Ausweichen auf ein Ersatzobjekt mit geringerem Aversionsanteil gelöst werden.

3. *Fluchtverhalten* (Aus-dem-Felde-Gehen): sich der Situation und damit dem Konflikt zwischen den verschiedenen Antriebskräften entziehen.
4. *Senkung des Aversionsgradienten:* bei Angst z.B. Antrinken von Mut oder Einnahme eines angstlösenden Psychopharmakons, um den aversiven Anteil des Konfliktes zu mindern.

Frustration. Eine Frustration (Versagung) ist kein eigentlicher Konflikt, sondern eine reale Einschränkung durch Vereitelung von Verhaltensintentionen. Sie kann unterschiedlich *beantwortet* werden:

1. *Kompensation:* wenn ein unerfüllter Kinderwunsch durch Tätigkeit in einem Kindergarten kompensiert wird.
2. *Ersatzhandlungen:* Masturbieren bei mangelnder Möglichkeit zur sexuellen Betätigung; Lesen von Krimis, um Reizhunger ersatzweise zu befriedigen; übermässiges Essen (Hyperphagie) als Ersatz für frustriertes Kontakt- und Anlehnungsbedürfnis (Kummerspeck); Ersatzbefriedigung irrealer Wunschvorstellungen durch Tagträumen.
3. *Verleugnung* der Frustration.
4. *Saure-Trauben-Reaktion:* Bei einem nicht erreichbaren Antriebsziel werden die aversiven Momente überbetont (die Trauben sind zu sauer), um das Gefühl von Frustration zu mindern.
5. *Aggression,* besonders wenn die Verantwortung für die Frustration bei einer anderen Person gesehen wird.

6. *Suizidhandlungen* mit Autoaggression, Appell an andere, Setzen einer Zäsur im Erleben (Bewusstlosigkeit durch Schlafmittel) können als spezielles Problemlöseverhalten in subjektiv auswegloser Situation gesehen werden.

Frustrationsintoleranz bedeutet das Nichtertragenkönnen bereits leichter Versagungen und Einschränkungen, so bei neurotischen Menschen mit leicht enttäuschbaren Riesenerwartungen (Fixierung auf Probleme der oralen Phase, Ich-Schwäche). Frustrationsintoleranz kann aber auch bei hirnorganisch beeinträchtigten Patienten auftreten.

10.6. Psychoanalytisches Konfliktmodell (Psychodynamik)

Die Konfliktlehre der Psychoanalyse beruht auf einigen wichtigen *Grundannahmen:*

1. Die wesentlichen Konflikte sind unbewusst.
2. Diese Konflikte sind vor allem Triebkonflikte.
3. Unzureichend verarbeitete Konflikte führen zu *neurotischen Symptomen, Charakterneurosen* oder *psychosomatischen Krankheiten.*
4. Für Konflikte des Erwachsenenalters sind oft *frühkindliche Konflikt- und Belastungssituationen* massgebend.

Unbewusste Konflikte. Intrapsychische Konflikte, also Konflikte zwischen einander widerstreitenden psychischen Antrieben, die besonders verhaltens- und erlebenswirksam sind und die krank machen können, sind *unbewusst:* Durch Verdrängung ins Unbewusste sind sie im Bewusstsein nicht mehr präsent, daran kann man sich auch nicht mehr erinnern. Die *Verdrängung* dient dem Ich als Abwehrmechanismus, und zwar zur Abwehr von Angst, wenn bestimmte Antriebe und Wünsche (z.B. aggressiv zu sein) unerwünscht oder unvereinbar sind, weil sie persönlichen Wert- und Normforderungen (Über-Ich) widersprechen oder weil sie mit der Vorstellung des Ich-Ideals unvereinbar sind. Verdrängte Impulse und Wunschvorstellungen bleiben aber weiterhin wirksame Kräfte; es bedarf eines ständigen Verdrängungsaufwandes, um sie zurückzuhalten. Es kann zu ihrer *Wiederkehr* (in verschlüsselter, symbolischer, verhüllter Form) in Fantasien, Träumen, aber auch in Symptomen kommen.

Triebkonflikte. Die eigentlich krankmachenden Konflikte sind *Triebkonflikte:* Konflikte zwischen Triebwünschen und entsprechenden Wunschfantasien und den entgegenstehenden Normforderungen oder der entgegenstehenden äusseren Realität. Dabei bedeutet *Trieb* nicht nur sexuelle oder aggressive Antriebskraft, sondern ganz wesentlich auch die begleitenden Affekte und Vorstellungen. Triebkonflikte führen zu Angst und innerer Spannung, zu deren Minderung oder Beseitigung das Ich Abwehrmechanismen wie die Verdrängung einsetzt.

Die *Angst* hat in der Konfliktdynamik besondere Bedeutung. Freud unterscheidet drei Formen von Angst:

Realangst ist die Angst vor etwas Wirklichem, was einen bedroht, z.B. die Angst vor elterlicher Strafe, vor Verlassenwerden.

Neurotische Angst ist die Angst vor eigenen unerwünschten Triebimpulsen und ihrem Durchbrechen.

Über-Ich-Angst ist die Gewissensangst (schlechtes Gewissen), mit der man sich selbst für verpönte Wunschvorstellungen oder Handlungen bestraft.

Die neurotische und die Über-Ich-Angst stehen in engem Zusammenhang, wenn nämlich strenge Über-Ich-Forderungen bestimmte Triebwünsche unerträglich und brisant machen.

Symptombildung. Wenn die Verdrängung unerträglicher Wunschvorstellungen, Affekte oder Antriebe auf die Dauer misslingt oder nicht ausreicht, kommt es zur Ausbildung eines neurotischen Symptoms. Das *Symptom* ist als *Kompromiss* innerhalb des gesamten konflikthaften Motivationszusammenhanges aufzufassen, also als Kompromiss zwischen Triebwünschen, Über-Ich-Forderungen, Ich-Adaptation an die äussere Realität und Ich-Abwehr (Abb. 21).

Beispiel: Aggressive Impulse und Vorstellungen erzeugen im Ich Angst, und zwar als Gefahrensignal, weil entgegenstehende Idealvorstellungen, Gewissensnormen und die äussere Realität es nicht zulassen, diese Impulse zu verwirklichen und ungehemmt auszuleben. Das Ich verdrängt die aggressiven Wunschvorstellungen, etwa den Vorgesetzten tätlich anzugreifen, ins Unbewusste. Erst wenn die Verdrängung – z.B. unter anhaltender beruflicher Stressbelastung – nicht mehr ausreicht, kommt es zu einem Krankheitssymptom. Bei der geschilderten Konstellation tritt typischerweise ein Kopfschmerz auf.

Das Symptom stellt eine missglückte und unzureichende, eine *neurotische Konfliktlösung* dar. Es bedeutet andererseits eine innere Entlastung, da es zur Reduktion von Triebspannung kommt: Trieb-

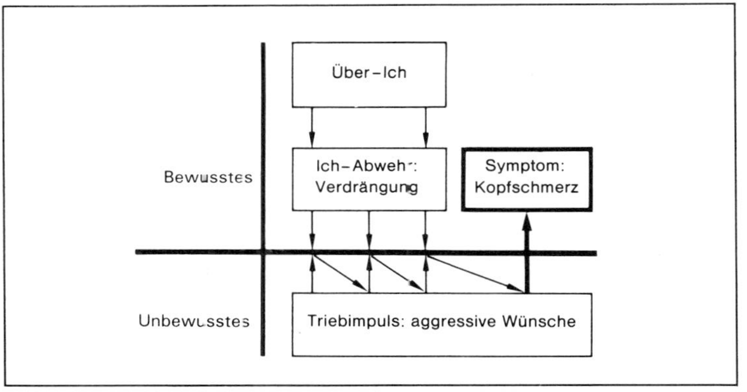

Abb. 21. Psychoanalytisches Modell der Symptombildung.

abfuhr im Symptom. Diese innere Entlastung nennt man *primären Krankheitsgewinn;* unter *sekundärem Krankheitsgewinn* verstehen wir dagegen die vorwiegend sozialen Folgen einer Krankheit, die belohnend wirken: Rücksichtnahme, Krankschreibung, Verhätschelung, Rente, Schmerzensgeld.

Intrapsychische Konflikte können aber auch noch auf eine andere Weise entschärft werden, und zwar indem sie in die soziale Umwelt verschoben und unerwünschte Triebimpulse in eine andere Person projiziert werden. Dieser Person wird damit die Rolle des *Sündenbocks* zugeschrieben. Es handelt sich dabei um eine *psychosoziale Abwehr,* aus dem inneren Konflikt wird ein *interpersoneller Konflikt.*

Frühkindliche Konflikte. Die frühkindlichen Entwicklungsphasen haben spezifische Belastungs- und Konfliktmöglichkeiten. Ihre Bewältigung bedeutet normalerweise jeweils einen neuen Entwicklungsschritt hin zu reiferen Objektbeziehungen, Angst- und Abwehrformen, zur Entwicklung differenzierterer psychischer Strukturen (Ich, Über-Ich, Ich-Ideal) und zu reiferer Umweltadaptation. Einige wichtige Belastungs- und Konfliktmöglichkeiten der frühen Kindheit sind:

Orale Phase: Das Wartenmüssen auf das Gestilltwerden (Zwang zum Triebaufschub) und das vorübergehende Fortgehen der Mutter sind einschneidende Belastungen und bedeuten elementare Ängste: Angst vor Verlust, Trennungsangst.

Anale Phase: Die Sauberkeitserziehung führt zur Konfrontation mit sozialen Normforderungen (Zwang zur Anpassung) und zum Konflikt zwischen Hergeben und Festhalten: Angst vor Liebesverlust.

Phallisch-ödipale Phase: Konflikt durch Rivalität mit dem gleichgeschlechtlichen Elternteil um die Gunst des anderen: Angst vor Strafe (Kastration), Angst vor der eigenen Gegenaggression gegen den Nebenbuhler.

Bei den frühkindlichen Konflikten handelt es sich zunächst um äussere Konflikte. Sie werden aber so *internalisiert,* dass sie sich nun innerhalb des Individuums abspielen. Dies ist für die Ausbildung stabiler psychischer Substrukturen wichtig: Aus elterlichen Verboten wird durch Internalisierung (und Identifizierung) eine Forderung des Über-Ich (Gewissen), aus der äusseren Strafandrohung wird Selbstverurteilung und Selbstbestrafung (durch das schlechte Gewissen), aus elterlicher Strenge und Unnachgiebigkeit wird eine strenge Selbstkontrolle durch das Über-Ich. Auch das Angstniveau ändert sich: Angst wird jetzt *Signalangst;* sie bedeutet für das Ich ein Gefahrensignal, welches Gefährdungen durch verbotene Triebimpulse und Wunschvorstellungen anzeigt. Aus der Angst vor Strafe wird Über-Ich-Angst (Gewissensangst).

Bereits frühkindliche Konfliktsituationen können, wenn sie ungenügend bewältigt wurden, in eine Symptombildung einmünden:

Fall des kleinen Hans (Freud): Einem kleinen Jungen war es nicht gelungen, die ödipale Konfliktsituation adäquat, d.h. durch Identifikation mit dem Vater, zu bewältigen. Es kam zur Verschiebung der Angst vor dem Vater als Rivalen auf Pferde und gleichzeitig zur Projektion seiner eigenen Gegenaggression auf Pferde: Angst vor Pferden mit der Vorstellung, diese würden ihn beissen.

Frühkindliche Belastungs- und Konfliktsituationen haben grössere Bedeutung dadurch, dass sie späteren Konflikten den Weg bahnen und damit eine sehr entscheidende *frühe Lernerfahrung* darstellen können. An vielen neurotischen Symptombildungen und ihrer Entstehungsgeschichte lässt sich ein Rückbezug auf frühkindliche Konflikte nachweisen. Es handelt sich dann um eine Reaktualisierung, eine Wiederbelebung des Kindheitskonfliktes und damit Rückgriff (Regression) auf die infantile Problematik und deren Fehlverarbeitungen.

Auslösende Situationen können Versuchungs- oder Versagungssituationen oder Reifungsanforderungen der Adoleszenz sein, die zu der frühkindlichen Problematik passen und diese besonders ansprechen, so dass es zu ihrer Wiederbelebung kommt.

Beispiel: Ein Mann möchte mit einer Frau sexuelle Kontakte aufnehmen (auslösende Versuchungssituation). Damit lebt aber seine unverarbeitete ödipale Problematik wieder auf. Seine libidinösen Wünsche bezüglich seiner Mutter werden wieder aktualisiert. Er überträgt die Mutterbindung unbewusst auf die Partnerin, und es kommt jetzt zum Angstsignal, weil das Inzestverbot, das der Mutter galt, nun auch auf die Partnerin übertragen wird, und dieses bedeutet: Sexualität ist nicht erlaubt. In dieser Konfliktsituation kommt es als Kompromiss zu einem Symptom in Form einer Impotenz. Die Impotenz entschärft die intrapsychische Situation, weil sexuelle Beziehungen jetzt nicht mehr realisiert werden können (primärer Krankheitsgewinn). Zugleich schafft sie aber starke Selbstwertzweifel, Versagensgefühle und erheblichen Leidensdruck.

Neurosen, Charakterneurosen, psychosomatische Krankheiten. Das erörterte Modell der neurotischen Symptombildung gilt für die Symptomneurosen: Psychoneurosen und Konversionsneurosen.

Psychoneurosen haben eine vorwiegend psychische Symptomatik: Ängste, Hemmungen, Selbstunsicherheit, Kontaktstörungen. Bei *Konversionsstörungen* wird psychische Spannung in ein Körpersymptom umgesetzt, welches oft symbolisch den unbewussten Konflikt zum Ausdruck bringt. Betroffen sind die Willkürmotorik (psychogene Lähmungen oder Verkrampfungen, Tremor, Tics) oder aber die Sensorik (psychogene Schmerzen, Sehstörungen). Vielfach werden auch Herzphobien (panische Herzangst, man werde tot umfallen) dazugerechnet. Bei Konversionsstörungen finden sich keine morphologischen oder pathophysiologischen Veränderungen des Organs oder seiner Innervation.

Psychosomatische Krankheiten (z.B. Magenulkus, Bronchialasthma, Colitis ulcerosa) unterscheiden sich von Konversionsstörungen durch folgendes:

1. Die psychische Spannung wird nicht unmittelbar und sofort in ein Körpersymptom umgesetzt, sondern über vegetative und/oder humorale *Zwischenglieder.*
2. Es kommt zunächst zur *funktionellen Störung* des Erfolgsorgans, erst später auch zu einer morphologisch fassbaren *Organläsion.*
3. Betroffen sind vorwiegend *innere Organsysteme* sowie die *Haut.*

Das betroffene Organ bringt oft eine besondere Anfälligkeit oder Vulnerabilität (Entgegenkommen der Organe) mit, ehe das psychosomatische Geschehen in Gang kommt. Zur Erklärung psychosomatischer Störungen reichen die Annahmen der neurotischen Konflikt- oder Persönlichkeitsspezifität meist nicht aus. Das psychoanalytische Verständnis dieser Krankheiten lässt auf eine entwicklungsgeschichtlich viel *frühere* und damit *primitivere Störung* schliessen, als es bei den Symptomneurosen der Fall ist.

Der Rückgriff auf die *Somatisierung* im Rahmen neurotischer Konfliktbewältigung unter Verzicht auf verbal-erlebnismässige, symbolisch darstellende psychische Funktionen bedeutet eine tiefgreifende *Regression* auf eine sehr frühe, nonverbale Entwicklungsstufe (entsprechend dem Säugling, der auf Unlust noch nicht verbal antwortet, sondern somatisch mit Rotwerden, Stimmritzenkrampf, Steifmachen von Rumpf und Extremitäten).

Psychosomatische Krankheiten sind in unteren sozioökonomischen Schichten häufiger als in mittleren und oberen. Dies erklärt sich wahrscheinlich daraus, dass in unteren Schichten Konflikte weniger gut verbalisiert, eigene und fremde Gefühle weniger gut wahrgenommen werden; es kann aber auch darauf beruhen, dass unterprivilegierte Schichten besser Zugang zu somatisch orientierten ärztlichen Versorgungseinrichtungen als zu psychotherapeutisch orientierten finden und dort mit einer somatischen Krankheit eher «ankommen».

Charakterneurosen bedeuten die Entwicklung bestimmter hervorstechender Persönlichkeitszüge, welche im zwischenmenschlichen Umgang, in der Arbeitsfähigkeit und im Lebensgenuss zu Behinderungen und Einschränkungen führen können. Die Charakterneurosen beruhen auf dem prägenden Einfluss frühkindlicher Erfahrungen (Einzelheiten vgl. psychoanalytische Typenlehre).

Die *Psychoanalyse* ist nicht nur eine Persönlichkeits- und Konfliktlehre, sondern auch eine besondere Therapieform. Sie ist eine aufdeckende, *konfliktbearbeitende Therapie.* Verhaltenstherapien werden demgegenüber oft als *symptomzentriert* angesehen, da sie Symptome und Störungen als erlerntes Verhalten nehmen, das unter Modifikation der Lernbedingungen auch wieder verlernt und damit beseitigt werden kann. Die neueren Verhaltenstherapien gehen jedoch darüber hinaus, da sie verhaltenswirksame Verstärker und kognitive Momente aus dem internen Konfliktgeschehen in die Therapie mit einbeziehen. Zudeckende und besonders übende Verfahren kümmern sich dagegen nicht um die Konfliktdynamik oder Lerngeschichte der Erkrankung. Dazu gehören vor allem entspannende Techniken.

II. Sexualität

Der *sexuelle Antrieb* hat beim Menschen gegenüber anderen biologisch begründeten Antrieben eine Sonderstellung:

Der *Sexualtrieb* ist *nicht homöostatisch,* mit seiner Befriedigung wird kein biologischer Bedarf gedeckt. Sexuelle Triebbefriedigung ist nicht mit Triebreduktion identisch. Beim Mann kommt es nach einem Orgasmus nur zu vorübergehender Nichtansprechbarkeit auf sexuelle Reize (Refraktärphase) und vielfach erst nach wiederholtem Vollzug auch zur Triebreduktion. Die Frau ist oft zu mehreren aufeinanderfolgenden Orgasmen fähig, solange die Stimulation fortgesetzt wird.

Im sexuellen Vollzug ist die *Triebstimulation* bedeutsam: Sexuelle Stimulation führt zur sexuellen Antriebssteigerung, da die damit verbundene Intensivierung von Lustgefühlen durch positive Rückkopplung die sexuelle Motivation verstärkt. Man kann deshalb auch von *Selbstverstärkung* des sexuellen Antriebs durch Stimulation sprechen. Durch willentliche Kontrolle und Variation sexueller Stimulationsmöglichkeiten ist zudem eine zusätzliche Formung und Anreicherung des sexuellen Erlebens möglich, wobei selbsterzeugte Reize durch Lustgefühle verstärkend wirken.

Der besondere *anthropologische Stellenwert* menschlicher Sexualität wird durch folgendes deutlich:

1. Sexuelles Verhalten ist beim Menschen *keine Instinkthandlung* mehr, es ist in seinem Ablauf nicht fest programmiert und nicht starr an spezifische Auslösereize gebunden. Vielmehr ist es durch Lernerfahrungen und soziokulturelle Einflüsse stark formbar.

2. Sexualität ist beim Menschen nicht an bestimmte Fortpflanzungszyklen und auch weniger an hormonelle Bedingungen gebunden als beim Tier. Sexualität ist *jederzeit aktivierbar.* Dem steht allerdings gegenüber, dass die Sexualität aufgrund der Komplexität des kommunikativen Umgangs der Partner miteinander auch leichter störanfällig ist und immer nur eine gewisse Chance des Gelingens hat.

3. Die menschliche Sexualität hat sich von der Fortpflanzungsfunktion so weit gelöst, dass sie ein *eigenständiger Erlebnisbereich* mit bedeutsamen seelisch-personalen und sozialen Bezügen ist. Sexualität ist auf Partnerschaft hin angelegt und hat für den einzelnen und seine persönliche Selbstverwirklichung eine grosse Bedeutung. Wegen der vielfältigen Verflechtungen der Sexualität mit psychischen Momenten sprechen wir auch von *Psychosexualität.*

Die starke psychische Überformung der Sexualität ist an der Besonderheit sexueller Befriedigung deutlich abzulesen. Der *Orgasmus* ist als Erregungshöhepunkt mit intensivster Lustempfindung verbunden und bedeutet deshalb primär genitale Befriedigung. Zu voller sexueller Erlebnis- und Genussfähigkeit gehört jedoch ein Moment höchster emotionaler Befriedigung – *Satisfaktion.* Nicht immer fallen beide Momente zusammen: z.B. bei Störungen des emotionalen Partnerbezuges, bei hastig vollzogenen kurzen sexuellen Begegnungen, bei störenden Aussenreizen, aber auch bei sogenannten Perversionen. Blosse physiologische Entspannung im Orgasmus mit Ausbleiben der Satisfaktion kann ein Gefühl der Leere hinterlassen; Satisfaktion bedeutet dagegen wohlig entspanntes positives Lebensgefühl und emotionales Erfülltsein.

Wie bei anderen Motivationen wirken auch bei der Sexualität *Innenfaktoren* (endogene Faktoren) und *Aussenfaktoren* (exogene Faktoren) motivierend und modifizierend auf die sexuelle Erregung und das sexuelle Verhalten ein. Wirksame *interne Faktoren* sind: sexuelle Gestimmtheit (z.B. infolge psychischer Stimulierung, Fantasievorstellungen), sexuelle Aktivierbarkeit und Reagibilität auf sexuell wirksame Reize, wobei das jeweils erreichte sexuelle Erregungsniveau auch eine erhöhte Ansprechbarkeit für weitere Stimulierung bedeutet; Appetenz nach Reizvariation (z.B. Wechsel der Koituspositionen, Wechsel zwischen genitaler und oral-genitaler Stimulation). Störende endogene Momente sind: starke Ermüdung, sedierende Medikamente, Versagens- und andere Ängste. Wirksame *Aussenfaktoren* sind: Attraktivität des Partners, sexuell wirksame Signale und Reize von seiten des Partners, Anzeichen sexueller Erregung des Partners. Störend können ungünstige situative Umstände und Reize sein, besonders aber auch Störungen der Partnerbeziehung und -kommunikation: z.B. untergründige Feindseligkeit, sexuelle Indifferenz, abwertendes oder aber übermässig forderndes und damit angstauslösendes Verhalten des Partners.

11.1. Entwicklung zur Sexualität

Voraussetzung für sexuelle Beziehungsfähigkeit und für ungestörtes sexuelles Verhalten und Erleben ist vor allem eine störungsfreie Kindheitsentwicklung und Sozialisation. Die Beziehung zu den Eltern als Modellpersonen sozialen Lernens, zu Geschwistern und Gleichaltrigen (peers), später das spielerische Einüben des Umgangs mit dem anderen Geschlecht sind für die Sexualentwicklung ebenso bedeutsam wie die spezifische Sexualerziehung (z.B. mit Tabuierungen, Verboten, mangelhafter Information, Sexualunterdrückung oder aber Erziehung zu unbefangenem, vertrauensvollem Umgang mit dem eigenen Körper und mit der Sexualität). Sexualität ist in Erleben und Verhalten ausserordentlich formbar und kann sich unterschiedlich entfalten und ausdifferenzieren, und zwar in engem Zusammenhang mit der persönlichen Lebensgeschichte und spezifischen Lernerfahrungen.

Nach psychoanalytischer Erkenntnis beginnt die sexuelle Entwicklung bereits in früher Kindheit, wobei die jeweiligen libidinösen Entwicklungsstufen durch spezifische Reiz- und Lustquellen definiert werden, z.B. die orale Stufe durch Lustempfindungen, die über den Mund und über die Haut (als Kontaktorgan) vermittelt werden. Diese frühen libidinösen Manifestationen und damit die prägenitalen erogenen Zonen bleiben auch in der reifen genitalen Sexualität rudimentär erhalten: orale Lustempfindungen im Küssen und in oral-genitalen Kontakten, epidermale in Liebkosungen, anale in der Ausdehnung erotischer Stimulation auch auf den glutäalen und analen Bereich, phallische im genitalen Sichzeigen und Anblicken. Bleiben diese frühen libidinösen Manifestationen übermässig wirksam (im Sinne von Partialtrieben), so können sexuelle Abweichungen entstehen, bei denen sexuelle Triebbefriedigung ausschliesslich an die infantilen Erlebensmuster geknüpft ist: So kann aus dem phallischen Drang zum genitalen Vorzeigen und Imponieren ein Exhibitionismus werden.

Neurotische Fixierung auf unreife Entwicklungsstufen kann sich aber auch über charakterneurotische Tendenzen als Gefährdung der Sexualität auswirken: Wünsche, den Partner abhängig zu machen, ihn zu verschlingen; der Drang zum sadistischen Beherrschen und Erniedrigen des Partners; die Neigung, den Partner und seine sexuellen Regungen zu entwerten und als schmutzig und ekelhaft zu erleben; der Drang, das eigene Genitale (den Penis) als überlegen und überragend zu bewerten oder aber Neid auf das Genitale des Partners zu empfinden.

Das eigentliche genital-sexuelle Verhalten entwickelt sich von der Pubertät an in einer Abfolge sehr komplexer Lernprozesse:

1. Pubertäres Kennenlernen und Selbsterkunden des eigenen Körpers mit seinen beginnenden sexuellen Reifezeichen und sexuellen Empfindungen und Stimulationsmöglichkeiten. Häufig Beunruhigung durch Triebregungen, Unsicherheit des Triebzieles (eventuell Entwicklungshomosexualität als Durchgangsstadium).
2. Experimentieren mittels Masturbation und dazugehörigen Masturbationsphantasien. Erfahrung des Orgasmus. Bei Jungen Einüben in sexuelle Kontrolle (Hinauszögern des Orgasmus), bei Mädchen Einüben der orgastischen Fähigkeit.
3. Einübung in soziale und erotische Kontaktmöglichkeiten, Erlernen wechselseitiger Kommunikation mit dem anderen Geschlecht, zunächst noch in Gleichaltrigengruppen. «In-Erfahrung-Bringen» des anderen Geschlechts mit seinen eigenen Bedürfnissen, Reaktionen, kommunikativen Signalen.
4. Erlernen partnerbezogenen Verhaltens mit Petting und Koitus, Erlernen eigentlicher Intimität mit dem anderen Geschlecht.

II.2. Sexuelle Reaktion

Im Anschluss an die *Appetenzphase* (als sexuelle Verhaltensbereitschaft) kommt es unter sexueller Stimulation zur eigentlichen *sexuellen Reaktion.*

Erregungsablauf. Der *Erregungsablauf* erfolgt dabei in vier Phasen (Abb. 22). Der Ablauf ist bei Mann und Frau bis auf wenige, allerdings markante Unterschiede sehr ähnlich:

1. *Erregungsphase* mit Anstieg der sexuellen Erregung in Abhängigkeit von der Stimulation.
2. *Plateauphase* mit präorgastischem Erregungsniveau.
3. *Orgasmus* als Erregungshöhepunkt, der unter weitergehender Stimulation erreicht wird.
4. *Rückbildungsphase* mit Abnahme der Ansprechbarkeit auf sexuelle Stimuli.

Wichtigster Unterschied zwischen Mann und Frau ist, dass die Frau nach einem Orgasmus noch länger auf der Plateauphase verbleibt und dass deshalb viele Frauen zu weiteren Orgasmen (bei wei-

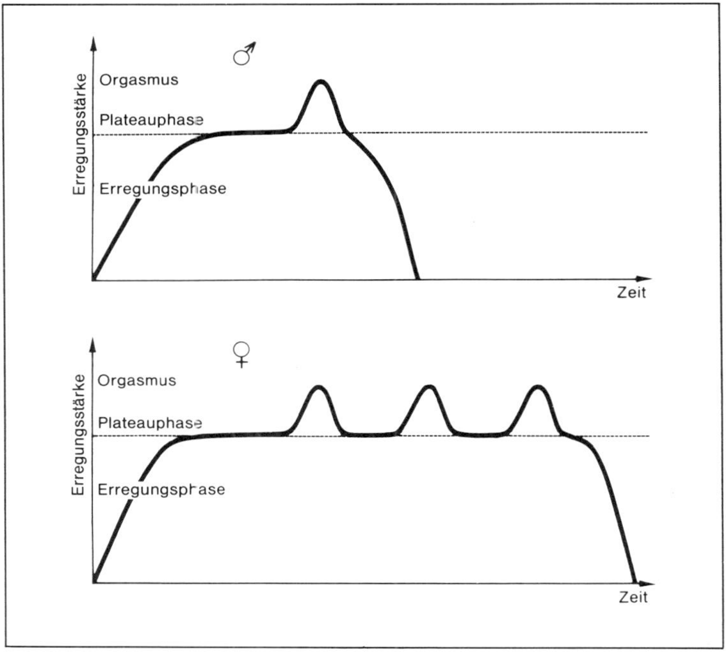

Abb. 22. Sexueller Erregungsablauf bei Mann und Frau.

tergeführter Stimulation) fähig sind. Die Frau hat gegenüber dem Mann damit eine höhere *sexuelle Reaktionskapazität* (gemessen an der Zahl möglicher Orgasmen). Beim Mann kommt es nach dem Orgasmus dagegen sofort zur Rückbildungsphase bzw. zur *Refraktärphase:* Nichtansprechbarkeit auf sexuelle Stimulierung. Erst nach Abklingen der Refraktärphase (von unterschiedlicher Dauer) ist er wieder stimulierbar und zu erneuter Erektion und Wiederholung des Koitus in der Lage. Bei der Frau ist die Variabilität der sexuellen Reaktion grösser. Manche Frauen gelangen nur bis zur Plateauphase, ohne dass es stets zum Orgasmus kommt, meist mit dem Gefühl voller Befriedigung. Es kann aber auch zur Rückbildungsphase nach nur einem Orgasmus kommen.

Der beschriebene Ablauf der sexuellen Reaktion ist unabhängig von der Art der Stimulation: Selbststimulation (Masturbation), manuelle oder orale Fremdstimulation durch Partner, koitale Stimulation. Zur Erektion des Mannes und zur Lubrikation der Frau kommt es nicht nur durch selbst- oder fremdinduzierte Stimulation, z.B. während des sexuellen Vorspiels, sondern auch unter psychischer Stimulation (durch erotisches Angezogensein, sexuelle Vorstellungen, Betrachten sexueller Bilder). Erektionen treten zudem spontan auf, besonders nachts (in Zusammenhang mit Traumphasen) und nach dem Erwachen.

Orgasmus. Der *Orgasmus* ist eine komplexe psychophysiologische Reaktion mit folgenden Anteilen:

1. *Neuromuskuläre Reaktion:* genitale und pelveale Muskelkontraktion, aber auch extragenitale, z.B. der Rumpf- und der mimischen Muskulatur.
2. *Kardiorespiratorische Reaktion:* Zunahme von Herz- und Atemfrequenz, von Blutdruck und Atemtiefe.
3. *Einengung der Sensorik:* Einengung des Wahrnehmungsfeldes, herabgesetzte Vigilanz für Aussenreize, manchmal kurzzeitige Bewusstseinseinschränkung.

Das *subjektive Erleben* im Orgasmus ist beim Mann zweiphasig und wesentlich auf die inneren genitalen Kontraktionen (Emissionsphase) und die darauffolgende Ejakulation konzentriert. Die Emissionsphase ist mit dem Empfinden des Unvermeidlichen des Orgasmus verbunden, der nicht mehr aufzuhalten ist. Das Erleben der Frau ist vielfältiger und variabler: Nach einem Gefühl des «Stehenbleibens» und der Wärme im Beckenbereich kommt es zur Empfindung des «Pulsierens» und dann der genitalen Kontraktionen.

Nachdem die vorangegangenen Phasen der sexuellen Reaktion durch Stimulierung noch beeinflussbar sind und durch Störreize unterbrochen werden können, läuft der Orgasmus unbeeinflussbar und unkontrollierbar ab. Die Frau gelangt durch *kumulative Erregung* zum Orgasmus, die durch klitorale und/oder vaginale Stimulation zustandekommt. Die frühere Unterscheidung in einen vaginalen und einen klitoralen Orgasmus, wobei der erstere einer reifen, der letztere einer unreifen Sexualität entsprechen soll, ist überholt.

Die sexuelle Reaktion unterliegt in hohem Masse *Lernvorgängen.* Für den Mann bedeutet dies vor allem zu lernen, die Ejakulation bzw. den Orgasmus hinauszuschieben, bis die Partnerin einen oder mehrere Orgasmen hatte. Die Fähigkeit zur Kontrolle der sexuellen Reaktion und zur Wahrnehmung präorgastischer Hinweise wird durch vorausgegangene masturbatorische Erfahrung gefördert. Bei der Frau wird dagegen durch Masturbation das Einüben in sexuelle Stimulation bis zum Orgasmus gefördert. Es kommt dann darauf an, die masturbatorisch eingeübten Möglichkeiten der Selbststimulation koital nutzbar zu machen und sie auf die partnerbezogene Sexualität zu übertragen. Dies gelingt nicht immer, so dass manche sogenannte frigide Frauen den Orgasmus zwar durch Masturbation erreichen, nicht aber beim Koitus. Da Frauen aufgrund sozialer Normierung weniger masturbieren als Männer, sind sie beim Erwerb sexueller Kompetenz zunächst eher im Nachteil und erlernen die Fähigkeit zum Orgasmus oft erst in der sexuellen Partnerschaft.

II.3. Soziale Normierung sexuellen Verhaltens

Die *Variabilität* sexueller Betätigung ist ausserordentlich gross, und zwar nach Frequenz und Art. Die Häufigkeit schwankt zwischen mehrmaligem Orgasmus pro Tag und extremer Seltenheit: jährlich einmal oder noch weniger. Die Art heterosexueller Betätigung umfasst verschiedenste Koituspositionen und Möglichkeiten der Selbst- und Fremdstimulation. Die meisten Menschen nutzen mehrere Möglichkeiten nebeneinander. Eine grose Variabilität findet sich auch in der Sexualität des höheren Lebensalters. Bis ins hohe Alter kann Sexualität voll ausgeübt werden; ihre Frequenz hängt vom Stellenwert und der Häufigkeit sexueller Betätigung im bisherigen Leben ab.

Darüber hinaus gibt es *Varianten* sexuellen Verhaltens:

1. bezüglich des bevorzugten *Triebobjektes:* z.B. Homosexualität, Pädophilie, Sodomie;

2. bezüglich des bevorzugten *Triebverhaltens:* z.B. Masochismus (Lustgewinn durch Erdulden von Schmerzen, durch Unterwerfung), Sadismus (Lustgewinn durch Zufügen von Schmerzen).

Soziokulturelle Normen. Der grossen Variabilität sexuellen Verhaltens stehen *soziale Normierungen* und *Bewertungen,* z.T. in Form juristischer Normforderungen, gegenüber, die festlegen, welche Formen von Sexualität gesellschaftlich akzeptiert werden, welche als verpönt oder sogar strafwürdig gelten. Diese Normierungen beruhen zum Teil auf *soziokulturellen Einflüssen,* so in unserem Kulturkreis auf einer allerdings abnehmenden Tendenz zur *Sexualunterdrükkung:*

Diese äussert sich bis heute noch im Kampf mancher Eltern und Pädagogen gegen die Masturbation, die manchmal auch als schädlich hingestellt wird; in einer Hemmung, über sexuelle Themen zu sprechen; in Vorstellungen, von welchem Alter an Sexualität erlaubt sein soll; in einer deutlichen Ablehnung der Alterssexualität (im höheren Alter «gehört es sich nicht»); latent aber auch in Vorurteilen, häufige sexuelle Betätigung erschöpfe auf die Dauer die sexuelle Potenz wie überhaupt die vitalen Kräfte.

Mit dem herkömmlichen Verständnis der *Geschlechtsrollen* wird die Erwartung normativ festgelegt, dass der Mann aktiv und dominant, die Frau passiv und fügsam zu sein habe. Deshalb gilt es für die Frau oft noch als unpassend, im sexuellen Bereich die Initiative zu ergreifen. Das genitale Berührungs- und Erkundungsverbot und die Errichtung entsprechender Schamschranken werden bei Mädchen strikter durchgesetzt als bei Jungen; deshalb machen viele Mädchen keine masturbatorischen Erfahrungen. Religiöse Normvorstellungen spielen bei der Bewertung sexueller Aktivität, vor allem vorehelicher Sexualität und sexueller Varianten, aber auch bei der Frage der Geburtenkontrolle (Empfängnisverhütung), eine grosse Rolle.

Manche normativen Bewertungen der Sexualität sind an den Bildungsgrad und an die sozioökonomische Schicht gebunden:

Sie beziehen sich auf die Variabilität der Koituspositionen, ob oral-genitale Kontakte als selbstverständlich oder aber verpönt gelten. In höheren Schichten wird es bevorzugt, unbekleidet miteinander zu schlafen. Höherer Bildungsgrad korreliert bei Frauen mit häufigerer Masturbation. – Die Liberalisierung der Sexualität führt heute häufig zu sexuellen Leistungsnormen, die einen sexuellen Erfolgszwang, bei der Frau einen Orgasmuszwang, bedeuten. Daraus können sich Erwartungs- und Versagensängste entwickeln, welche sexuelle Funktionsstörungen wie Erektionsschwäche, Ejaculatio praecox, Orgasmusschwierigkeiten verstärken können.

Die Relativität soziokultureller Normierungen im Bereich der Sexualität wird durch die Kulturgeschichte und den Kulturvergleich (Kulturanthropologie) deutlich. So werden die weibliche Sexualität und sexuelle Abweichungen wie die Homosexualität zu anderen Zeiten und in anderen Kulturen vielfach völlig unterschiedlich bewertet.

Individualnormen. Von allgemeinen gesellschaftlichen oder Gruppennormen (Kollektivnormen) zu unterscheiden sind *individuelle* und *duale Normen* der Sexualität: Damit sind die Bereiche gemeint, innerhalb derer sich die individuelle und die partnerbezogene Sexualität optimal und am befriedigendsten verwirklichen lässt. Diese Normbereiche können im Widerspruch zu gesellschaftlichen Normen stehen.

Das wird am Beispiel der Homosexualität deutlich: Es handelt sich um eine Variante des sexuellen Partnerbezuges, die lediglich im Hinblick auf die statistische Durchschnittsbreite sexuellen Verhaltens als abweichendes (deviantes) Sexualverhalten bezeichnet werden kann. In Einstellungen der Gesellschaft wird sie, obwohl strafrechtlich nicht mehr verfolgt, aber immer noch auf Wertnormen bezogen und diskriminiert. Für den einzelnen Homosexuellen ist dagegen die Frage seiner individuellen Sexualnorm bedeutungsvoll, d.h. die Frage, innerhalb welcher Voraussetzungen er seine Homosexualität am besten verwirklichen und damit auch seine personale Selbstverwirklichung optimal gestalten kann. Dies kann für die ärztlich-psychologische Beratung eines Homosexuellen ein wichiger Ansatz sein.

Es sei auch an die Unterscheidung zwischen *statistischer Norm, Idealnorm* und *funktionaler Norm* erinnert (vgl. p. 140). So kann Empfängnisverhütung gegen religiöse Idealnormen verstossen, sie ist dennoch allgemein üblich und entspricht somit der statistischen Norm (normal ist, was am häufigsten vorkommt). Ob Empfängnisverhütung auch einer funktionalen Norm gehorcht, hängt von persönlichen und partnerschaftlichen Besonderheiten ab. So kann Kontrazeption (z.B. mit Ovulationshemmer) für eine Frau unerträglich sein, wenn sie sich ihr Selbstwertgefühl als Frau unbewusst durch Fruchtbarkeit bestätigen muss oder wenn sie damit die Vorstellung verbindet, der Partner gewönne damit einen «Freibrief» für Sexualität. Dagegen entspricht sie voll und ganz ihrer funktionalen Norm, wenn Empfängnisverhütung für sie die Chance zu optimaler sexueller Selbstverwirklichung bedeutet.

12. Psychosoziales Verhalten

12.1. Interaktion, Kommunikation

Im sozialen Feld ist das Handeln von Personen aufeinander bezogen, jedoch nicht im Sinne von einfachen Reiz-Reaktion-Abfolgen, sondern im Sinne der wechselseitigen Verhaltensbeeinflussung und des wechselseitigen Austausches von Informationen, Emotionen, Kontakten, Bekräftigungen und Missbilligungen: *soziale Wechselwirkung* und *soziale Kontrolle.* Soziales Handeln verfolgt Absichten und hat für den Handelnden einen bestimmten Sinn, und es orientiert sich an den Erwartungen anderer. Darüber hinaus ist jedes soziale Verhalten zwischen Menschen Träger *symbolischer Bedeutungen,* die ausgetauscht und verstanden werden. Damit ist jedes Handeln zwischen einzelnen wie auch zwischen Gruppen stets zugleich soziale *Interaktion* und *Kommunikation.* Von Kommunikation im engeren Sinne sprechen wir, wenn wir uns auf den gegenseitigen Informationsaustausch konzentrieren, innerhalb dessen Absichten, Handlungsziele, Erwartungen, Meinungen und Gefühle übermittelt werden.

Interaktion. Wir orientieren uns in sozialen Interaktionen an wechselseitigen Verhaltenserwartungen; wir nehmen Verhaltensweisen anderer vorweg, interpretieren sie und richten eigenes Handeln daran aus. *Soziale Kontrolle* ist die wechselseitige Verhaltensbeeinflussung durch *positive Sanktionen* (Belohnungen) und *negative Sanktionen* (Bestrafungen). Insgesamt werden soziale Interaktionen durch gemeinsame Regeln und Normen, durch festgelegte Rollenerwartungen und durch den jeweiligen sozialen und situativen Kontext geregelt und bestimmt. Damit bilden sich relativ stabile Handlungsmuster heraus, die durch den (lebenslang anhaltenden) Sozialisierungsprozess erlernt werden und die das Verhalten im sozialen Feld überschaubarer und eindeutiger und damit sicherer und ökonomischer machen: *Interaktionsstile.*

So haben viele Gruppen, Berufe (auch der Arztberuf), soziale Handlungsfelder (Schule, Krankenhaus) bestimmte überdauernde und festgelegte Interaktionsformen entwickelt. Besonders starre Interaktionsstile, die inhaltlich entleert erscheinen und nur noch symbolische Funktion haben (z.B. als Symbol sozialer Distanz oder Machtausübung), nennen wir *Rituale*. Interaktionsrituale finden sich auch in ärztlichen Institutionen (im Krankenhaus Visitenrituale, Konferenzrituale mit fester Sitz- und Sprechordnung), in extremer Ausprägung jedoch in militärischen Gemeinschaften. Solche Rituale werden meist blind befolgt (hoher Konformismus), ohne dass ihr Sinn und ihr Nutzen reflektiert werden.

Eine *Asymmetrie* sozialer Interaktionen besteht, sobald ein Teilnehmer über mehr Einfluss und soziale Macht (Verfügung über Sanktionen) verfügt als andere, er damit einseitige Initiative im sozialen Handeln zeigt und eine ausgewogene Wechselwirkung in den sozialen Beziehungen nicht mehr besteht. Eine solche Asymmetrie entsteht durch Prestigegefälle und durch soziale Abhängigkeit infolge sozialer Position und Macht oder infolge Informationsvorsprungs und vermehrter Sachkompetenz:

So in der Interaktion zwischen Arzt und Patient, zwischen Arbeitgeber und Arbeitnehmer, zwischen Lehrer und Schüler, aber auch aufgrund des Generationsunterschiedes zwischen Eltern und Kindern.

Besondere Interaktionsformen sind kooperatives und konkurrierendes Sozialverhalten. Beim *kooperativen Stil* erfolgt wechselseitige Unterstützung, z.B. bei gemeinsamen Leistungen, beim Finden von Problemlösungen. Ein kooperativer Stil findet sich am ehesten in Gruppen, die auf gemeinsame Gruppenentscheidungen und -leistungen hin orientiert sind, hohe Kohäsion zeigen und wesentlich auf Zusammenarbeit und demokratischer Mitbestimmung aller beruhen. Ein *konkurrierender (kompetitiver) Interaktionsstil* bedeutet dagegen Wettstreit und rivalisierendes Sozialverhalten. Er findet sich vor allem dann, wenn Einzelleistungen gefordert, hoch bewertet und belohnt werden, Gruppen- oder Teamleistungen aber geringer bewertet werden. In ausgeprägter Form steht jeder gegen jeden, es kommt zu Vertrauensverlust und verstärktem Bedürfnis nach sozialer Kontrolle. Konkurrierendes Sozialverhalten wird besonders in einer Leistungsgesellschaft wie der unseren gefördert, wo ein starker Selektionsdruck die Einzelleistung honoriert. Diese Interaktionsstile sind nicht nur für die Gruppenleistung, sondern auch für die Zufriedenheit in der Gruppe entscheidend: Kooperative Gruppen sind effektiver organisiert, in ihnen findet ein vollständigerer Informationsaustausch statt, man empfindet mehr Verständnis und weniger Feindseligkeit füreinander. Auch bei der Lösung *sozialer (interpersoneller) Konflikte* sind kooperative bzw. konkurrierende Strategien wichtig: Kooperative Auseinandersetzungen führen eher zu konstruktiver Konfliktlösung, z.B. durch Definition gemeinsamer oder miteinander kompatibler Ziele, vor allem dann, wenn die Einstellungen zueinander positiv sind. Konkurrierende Auseinandersetzungen führen dagegen eher zu destruktiver Konfliktlösung. Gegenseitige Bedrohung mindert die Chance von Lösungen, die für alle befriedigend sind.

Kommunikation. Kommunikation bedeutet wechselseitigen Informationsaustausch. In Anlehnung an nachrichtenübermittelnde Systeme sprechen wir vom *Sender,* der Informationen abgibt, vom *Empfänger,* der sie aufnimmt, und von den *Übertragungskanälen:* Sprache, verabredete Zeichensysteme, Ausdrucksverhalten. Voraussetzung für die Übermittlung von Information ist einerseits die *Enkodierung:* das Umsetzen von Vorstellungen, Gedanken, Absichten, Gefühlen durch den Sender in übermittlungsfähige Signale (wie die Sprache); andererseits die *Dekodierung:* das Entschlüsseln und Identifizieren der Signale durch den Empfänger und ihre Rückübersetzung in Verhaltens- und Erlebensmodalitäten. Das mit einer Information Gemeinte kann nur durch den Prozess des Enkodierens und Dekodierens intersubjektiv verstanden werden.

Die *verbale Kommunikation* bezieht sich in erster Linie auf die sprachliche Verständigung und damit auf den Austausch inhaltlicher Informationen: *Inhaltsaspekt.* Man muss hier allerdings differenzieren: Was die Sprache unmittelbar (d.h. im Wortlaut) aussagt, ist der *manifeste (offene) Inhalt* des Gesagten. Dagegen bedeutet der *latente (verdeckte, indirekte) Inhalt* alles, was «zwischen den Zeilen» ausgesagt wird. Die latente Information ist oft nur aus dem situativen Kontext, aus der besonderen sozialen Beziehung zwischen Sender und Empfänger, aus dem Ausdrucksverhalten, zu erschliessen.

Ein Junge sagt zu seinem Vater: Alle Klassenkameraden haben ein Moped. Wenn der Vater sich nur auf die wortwörtliche Aussage einlässt und erwidert: Fritz hat aber ebenfalls kein Moped, so würde er sich nur auf den manifesten Inhalt der Äusserung beziehen. Damit verfehlt er aber den latenten Inhalt, den man als verborgenen Wunsch des Jungen heraushören kann: Ich möchte auch ein Moped haben.

Unter *nonverbaler Kommunikation* verstehen wir die Informationsübermittlung durch Ausdrucksverhalten: Gestik, Mimik, Tonfall, Blickkontakt. Es werden damit – oft zugleich mit der verbalen Kommunikation – vorwiegend emotional-expressive Vorgänge vermittelt, also diejenigen Informationen, die die affektive Beziehung zwischen den Kommunikationspartnern qualifizieren: *Beziehungsaspekt*. Inhalts- und Beziehungsaspekt einer Kommunikation können einander unterstützen. Eine nonverbale Kommunikation kann den inhaltlichen Aspekt aber auch verändern oder qualifizieren: So kann ein ironischer oder gehässiger Unterton einer an sich neutralen Mitteilung eine völlig andere Bedeutung verleihen. Nonverbal kommen auch bestimmte soziale Haltungen und Einstellungen zum Ausdruck: Unterwürfigkeit, Prestigeanspruch, Erwartung von Beifall und Anerkennung, aber auch psychische Zuständlichkeiten: Ängstlichkeit, Unsicherheit, Aggressivität. Als nonverbales Ausdrucksmittel ist hier die besondere Art der Körperhaltung und des Sichbewegens hervorzuheben: *Körpersprache*. Von *paradoxer Kommunikation* sprechen wir, wenn Inhalts- und Beziehungsaspekt einander widersprechen:

Eine Mutter fordert ihr Kind auf, zu ihr auf den Schoss zu kommen; sie sagt dies aber mit so abweisendem Tonfall, als ob sie in Wirklichkeit sagen möchte: Bleib mir vom Hals! Dieses Beispiel zeigt zugleich die wesentlichen Komponenten einer *Double-bind-Situation* (vgl. p. 141).

Von der *Symbolfunktion* (Inhaltsaspekt) und der *Ausdrucksfunktion* (Beziehungsaspekt) ist noch die *Appellfunktion* der Sprache zu unterscheiden, wenn das Signal für den Empfänger eine Aufforderung, ein Verbot, eine Ermutigung bedeutet. Damit wird deutlich, dass Sprache im Sinne von *Sprechhandlungen* stets in Zusammenhang mit nichtsprachlichen sozialen Handlungen steht – Sprache gehört zum Kontext sozialer Interaktionen.

Asymmetrien sozialer Beziehungen schlagen sich auch in Kommunikationsstilen nieder. Eine einseitige oder *Ein-Weg-Kommunikation* ist Informationsabgabe nur in einer Richtung: der Lehrer beim ausschliesslichen Frontalunterricht, der doktrinär-direktive Arzt, der den Kranken kaum zu Worte kommen lässt. Dagegen erlaubt die zweiseitige oder *Zwei-Weg-Kommunikation* auch Reaktionen des Empfängers und beruht auf Wechselseitigkeit des Informationsaustausches.

Regeln des kommunikativen Verhaltens sind konventionell festgelegt: In welchen Situationen und zu welchen Gesprächspartnern man was sagen kann, wen man am Arbeitsplatz, auf der Strasse am ehesten anspricht, um Auskunft zu erhalten, um etwas zu erreichen, um sich zu beschweren. In der Arzt-Patient-Kommunikation sind solche Regeln durch das professionelle Handlungsfeld des Arztes mitbestimmt: So wird sich das ärztliche Erstgespräch nicht ausführlich mit dem Wetter befassen, dies würde auch der Erwartung des Patienten zuwiderlaufen.

Die *Äquivalenz* des sprachlich Gemeinten ist zwischen den Kommunikationspartnern nicht immer gewährleistet. So sind Arzt- und Patientensprache häufig nicht bedeutungsäquivalent, so dass es zu Missverständnissen kommen kann:

Schmerz bedeutet für viele Patienten die Umschreibung eines diffusen körperlichen Unbehagens, für den Arzt jedoch die Erregung von Schmerzrezeptoren mit entsprechender Empfindungsqualität. Im sexuellen Bereich kommt es zu Missverständnissen, zumal die deutsche Sprache hier nur über einen geringen Wortschatz verfügt, der allgemein benutzbar ist, weswegen auf lateinische Ausdrücke ausgewichen wird. Manche Ärzte sprechen von Kohabitation, ein Wort, das auch gebildete Laien fast nie verwenden. Impotenz und Libidoverlust werden von Laien häufig verwechselt.

Eine *professionelle Sprachbarriere,* die die Verständigung erschwert, kann gleichzeitig Ausdruck *sozialer Distanz* sein. Sprachbarrieren beruhen auch auf Zugehörigkeit zu unterschiedlichen sozioökonomischen Schichten (vgl. p. 149). Damit hängt möglicherweise zusammen, dass Angehörige niederer Schichten seltener Zugang zu einer Psychotherapie finden bzw. eher abgewiesen werden als mittlere und höhere Schichten.

Die Möglichkeit, nicht nur über Gegenstände und Sachverhalte zu sprechen, sondern sich über Sprache zu äussern, nennen wir *Metakommunikation.* Während die Objektsprache sachbezogen ist, ist die *Metasprache* auf Sprache bezogen und bedeutet damit die Möglichkeit zu reflektierend-kritischem Stellungnehmen, zu Klärungen, wie eine Mitteilung wirklich gemeint ist, aber auch zur Verschärfung von Aufforderungen.

Der Arzt zur Krankenschwester: Herr X sollte doch eine Injektion erhalten! (= Objektsprache) oder: Ich hatte Ihnen doch ausdrücklich gesagt, dass Sie Herrn X eine Injektion geben sollten! (= Metasprache).

12.2. Soziale Einstellungen

Einstellung. Gegenüber anderen Menschen oder Gruppen, gegenüber sozialen Ereignissen (z.B. politische Wahlen) oder Problemen (z.B. Problem der Geburtenkontrolle) hat jeder Mensch bestimmte Überzeugungen und Meinungen, gefühlsmässige Reaktionen und Bewertungen sowie eine bestimmte Handlungsbereitschaft (z.B. zu einem anderen Menschen Kontakt aufzunehmen oder ihn zu meiden). Wir sprechen dann von einer *sozialen Einstellung* oder Attitüde. Eine Einstellung hat damit eine *kognitive (informationelle) Komponente,* welche ein Meinungsbild bedeutet, eine *affektive Komponente* und eine *Verhaltenskomponente.* Wir können Einstellungen unter Betonung des letzteren Aspekts auch als Verhaltensdispositionen gegenüber sozialen Objekten auffassen. Damit ergibt sich aber die (bis heute unzureichend gelöste) Frage, wieweit eine Einstellung, die man z.B. anhand eines Fragebogens ermittelt hat, auch ein verlässlicher Prädiktor sozialen Handelns darstellt.

So hat sich gezeigt, dass geäusserte Rassenvorurteile gegenüber Asiaten bei Hotelbesitzern nicht zu entsprechenden Handlungskonsequenzen führen: In der aktuellen Situation akzeptieren sie sie dennoch als Hotelgäste. Die gefundene Einstellung gestattet hier also keine Voraussage auf das tatsächliche Sozialverhalten.

Durch Einstellungen ergeben sich vereinfachende Ordnungsschemata, um soziale Sachverhalte besser ordnen zu können, zugleich aber auch Erwartungsstrukturen, die die Anpassung an die soziale Umwelt erleichtern. So wird nicht jeder Sachverhalt, jede Person, neu und individuell aufgefasst, sondern bereits vorhandene Einstellungen dienen als Schablonen oder Raster, um – ohne erneute Prüfung – den Sachverhalt oder die Person typisieren und einordnen zu können:

Brillenträgern wird die (unbewusste) Einstellung entgegengebracht, dass sie intelligenter als andere seien.

Stereotyp. Wenn sich ein Meinungsbild durch starke Vereinfachung und starre Schablonenhaftigkeit einengt, sprechen wir von einem *Stereotyp,* bei subjektiver Voreingenommenheit, die keine Korrektur mehr zulässt, von einem *Vorurteil.* Die Tendenz zur *Stereotypisierung* hängt u.a. von der sozialen Distanz ab: Verhaltensweisen von Fremdgruppen werden im Sinne eines Stereotyps oder

Vorurteils eher abgewertet, während das Verhalten der eigenen Gruppe positiver beurteilt wird. Ähnlich ist es bei Vorurteilen gegenüber Fremdarbeitern, sozialen Minderheiten, sozial Benachteiligten, die leicht diskriminiert werden. Stereotypisierung ist aber nicht nur Folge sozialer Distanz, sondern dient auch umgekehrt der sozialen Abgrenzung.

Im Rahmen der Stereotypisierung werden eigene Fehler oder latente Wunschvorstellungen gern anderen zugeschrieben (Projektion): z.B. Schwarze sind sexuell triebhaft. Zugleich steckt in einem solchen Meinungsurteil eine Verallgemeinerung (Generalisierung): *Alle* Schwarzen sind triebhaft. Positive Stereotype, etwa innerhalb der Eigengruppe, können auf Identifikation mit geschätzten Personen beruhen.

Autoritäre Persönlichkeiten (mit schwachem Ich und rigide-strengem Über-Ich) neigen besonders zu stereotypisierendem Denken, zu feindseliger Haltung gegenüber Fremdgruppen (besonders Minoritäten wie Gastarbeiter) und zur Bewunderung und Unterwerfung unter die Macht der Eigengruppe.

Einstellungsänderung. Einstellungen und Möglichkeiten ihrer Änderung können gesundheitspolitisch sehr bedeutsam sein: Einstellungen gegenüber dem Rauchen, gegenüber Krebsvorsorgeuntersuchungen, die unzureichend in Anspruch genommen werden, gegenüber dem Anlegen des Gurtes im Auto, gegenüber psychisch Kranken, die immer noch sozial diskriminiert und abgewiesen werden.

Die *einstellungsändernde Wirkung* von Informieren, Überreden (Persuasion), Überzeugen hängt von der *Glaubwürdigkeit,* der *Attraktivität* und der *sozialen Macht* der Informationsquelle ab. Erschwert wird eine Einstellungsänderung durch die Tendenz zur *selektiven Informationsaufnahme:* Man nimmt nur die Informationen zur Kenntnis, willigt in sie ein und lässt sein Verhalten dadurch bestimmen, die mit den bisherigen Überzeugungen am wenigsten dissonant sind (vgl. kognitive Dissonanz). Massenmedien sind unmittelbar weniger wirksam als die Weitergabe der Information durch zwischengeschaltete Personen (zweistufige Kommunikation). Der Appell an die Angst (z.B. Krebsgefahr durch Rauchen) ist nur bei mittlerer Furchtintensität wirksam; zu hohe Furchtintensität erhöht den psychischen Widerstand gegen Einstellungsänderung. Gruppeneinflüsse, z.B. in Diskussionsgruppen, können sehr wirksam sein, um zu neuen Einstellungen zu gelangen. Vorurteile gegen andere (z.B. rassische Vorurteile) werden am ehesten durch direkten Kontakt zu den abgelehnten Personen abgebaut.

12.3. Soziale Normierung des Verhaltens

Soziale Normen sind verbindliche Regeln oder Standards für das soziale Verhalten innerhalb eines sozialen Gebildes: Familie, Hausgemeinschaft, Schule, Gemeinde, Staat. Mit ihnen wird festgelegt, welche Verhaltensweisen gebilligt oder gewünscht und welche beanstandet und missbilligt werden. Für den einzelnen bedeuten soziale Normen damit bestimmte *Verhaltenserwartungen,* die von der Gesellschaft oder einer Gruppe als *Normensender* ausgehen; er selbst ist der Rezipient oder *Normadressat,* von dem normenkonformes Verhalten erwartet wird. Zur Durchsetzung sozialer Normen dienen *positive Sanktionen* (Belohnung, Lob, Zuwendung, Gratifikation) einerseits, *negative Sanktionen* (Bestrafungen, Androhungen, soziale Nachteile) andererseits. Sie sollen Verhaltenskonvergenz herbeiführen (Konformität aus Gehorsam). Normen werden aber auch aufgrund ihrer positiven Wertschätzung und aus Überzeugung befolgt. Sobald soziale Normen internalisiert werden, wird die *äussere soziale Kontrolle* durch *innere Kontrolle* ersetzt.

Soziale Normen sind zur Regulierung und Stabilisierung des sozialen Lebens unentbehrlich. Sie erleichtern die soziale Orientierung des einzelnen, denn aufgrund der Normierung sozialen Verhaltens werden die Reaktionen anderer berechenbar und vorhersehbar (antizipatorischer Aspekt).

Soziale Normen dürfen nicht mit absoluten ethischen Normforderungen gleichgesetzt werden, denen nur annäherungsweise nachgekommen wird. Auch sind sie etwas anderes als statistische Normbegriffe, welche nur deskriptiv sind, z.B. eine Durchschnittsnorm, die einen definierten Streuungsbereich um den Mittelwert einer empirischen Verteilung bedeutet.

Nach der Verbindlichkeit, dem verpflichtenden Charakter sozialer Normen, kann man von *Muss-*, *Soll-* und *Kann-Erwartungen* sprechen.

Für den Arzt bedeutet die Pflicht zur Hilfeleistung eine Musserwartung, die tägliche Visite am Krankenbett eine Soll–Erwartung (sie kann auch durch andere Formen des Krankenbesuchs ersetzt werden), das Tragen des weissen Kittels ist eine Kann-Erwartung.

Soziale Normen haben oft die Eigenart, sich im sozialen Bewusstsein soweit zu verallgemeinern, dass sie als *Selbstverständlichkeit* gelten, d.h. als selbstevidente und unumstössliche Regeln, die uneingeschränkt Geltung haben. Auf ihre

Einhaltung wird besonders streng geachtet, Normverstösse gelten als anstössig oder schwerwiegend. Viele Selbstverständlichkeiten sind jedoch nur relativ, sogar das Inzesttabu, das für uns unumstösslich ist; es hat für altägyptische Herrscher keine Geltung gehabt. Andererseits gibt es auch triviale Selbstverständlichkeiten wie Haar- und Kleidermoden, die zwanghaft eingehalten werden und zur *Uniformität* führen können, bei denen aber noch am ehesten zugestanden wird, dass es sich nur um Konventionen handelt: stillschweigende Übereinkunft in eher äusserlichen Verhaltensregeln. Selbstverständlichkeiten und Konventionen sind also Sonderformen sozialer Normen, einmal mit höherem, das andere Mal mit geringerem Grad der Verpflichtung.

Für das obige Beispiel bedeutet das: Einem Kranken zu helfen, ist für den Arzt eine Selbstverständlichkeit, das Tragen eines weissen Kittels (statt einer anderen Schutzkleidung, auch in anderer Farbe) beruht nur auf Konvention.

Ein anderes Beispiel: Früher galt die Homosexualität als Verstoss gegen die naturgewollte Ordnung, als widernatürlich; heterosexuelles Verhalten war die selbstverständliche Norm sexuellen Verhaltens. Sobald man Sexualität nicht mehr nur unter dem Aspekt der Fortpflanzung sieht, sondern ihr einen eigenen Wert zugesteht, entfällt das Argument der naturgewollten Normierung. So wird Homosexualität heute mehr als Variation sexueller Triebausrichtung verstanden, die nur insofern abweichend ist, als sie nicht der statistischen Durchschnittsnorm sexuellen Verhaltens entspricht. Kulturanthropologisch ist dabei auch wichtig, dass Homosexualität in anderen Kulturen wie der griechischen Antike sozial akzeptiert und sogar hoch bewertet war. Dies zeigt die kulturelle Determinierung vieler sozialer Normen.

12.4. Soziale Rollen

Während soziale Normen für alle Mitglieder eines sozialen Gebildes gleichermassen gelten, haben *soziale Rollen* mit ihrem gleichfalls verpflichtendem Charakter nur für den jeweiligen Rolleninhaber Geltung. Eine *Rolle* beinhaltet alle Verhaltenserwartungen, die dem Inhaber aufgrund seiner Funktion oder seiner sozialen Stellung entgegengebracht werden. Deshalb kann eine soziale Rolle auch als dynamischer Aspekt des sozialen *Status* angesehen werden; es sind die Verhaltensweisen und Erwartungen, die einem bestimmten Status entsprechen. So bedeutet die Berufsrolle des Arztes die Erwartung, dass er bestimmte professionelle Verhaltensweisen und Einstellungen zeigt. Es handelt sich dabei zugleich um eine *formelle Rolle,* da der Rolleninhalt sehr spezifisch an den ärztlichen Beruf und die staatliche Zulassung zu diesem Beruf (Approbation) geknüpft und teilweise auch durch kodifizierte Berufspflichten (in den Berufsordnungen der Standesorganisationen) festgelegt ist. Weniger spezifische und festgelegte Rollen, die oft nur latenten oder unbewussten Erwartungen entsprechen (z.B. die Beliebtheitsrolle in einer Gruppe), sind *informelle Rollen.* Die Verinnerlichung von Rollenerwartungen kann zur *Rollenidentifikation* führen. *Rollendistanz* ist dagegen die Fähigkeit, sich innerlich von der Normierung durch eine Rolle so weit freizuhalten, dass man sie individuell ausgestalten und differenzieren kann (Rollengestaltung).

Interaktionspartner sind mit ihren jeweiligen Rollen meist komplementär aufeinander abgestimmt, so dass man von der *Reziprozität der Rollen* spricht: Der Rolle des Arztes entspricht reziprok die Rolle des Patienten, der Rolle des Vaters die der Kinder, der Rolle des Ehemannes die der Ehefrau. Jeder Mensch hat eine Vielzahl von Rollen inne: *Rollenausstattung* oder Rollen-Set. Dazu gehören familiäre, berufliche, Freizeitrollen u.a. Zwischen diesen Rollen kann es zum Konflikt kommen: *Interrollenkonflikt.*

Für viele Ärzte bedeutet es einen solchen Rollenkonflikt, wenn sie ihre Ehefrau oder ihre Kinder operieren sollten. Es ist ein Konflikt zwischen der Arzt- und der Ehemann- bzw. Vaterrolle innerhalb einer Person. In solchen Fällen bittet man einen Kollegen, die Behandlung der Angehörigen zu übernehmen.

Ein *Intrarollenkonflikt* liegt dagegen dann vor, wenn innerhalb einer Rolle unvereinbare Verhaltenserwartungen erfüllt werden sollen.

So ist die soziale Rolle des Adoleszenten in unsererer Gesellschaft unscharf und widersprüchlich definiert, so dass es leicht zu einem Intrarollenkonflikt kommt. Einerseits gilt er als mündig und muss dem Wehrdienst nachkommen; andererseits bleibt er bei verlängerter Berufsausbildung lange sozial abhängig, und solange er im Elternhaus wohnt, wird Unterwerfung und Zurückstellung sexueller Bedürfnisse erwartet.

Der Arzt kann in einen Intrarollenkonflikt geraten, wenn er einen Patienten, den er laufend betreut, vor Gericht begutachten soll und damit die Fürsorge für den Kranken mit der Pflicht kollidiert, Helfer des Richters zu sein.

Kritik am Rollenbegriff: Ein funktionalistisches Rollenkonzept setzt voraus, dass Rollen der gesellschaftlichen «Homöostase» dienen und dass sie etwas Unveränderliches sind mit der Möglichkeit der *Anpassung* (Rollenkonformität) oder des *Abweichens* (Devianz). Soziale Sanktionen würden bei Verstössen den Sinn haben, die soziale Homöostase wiederherzustellen. In solchem Verständnis würden Rollen zur Selbstkonservierung der Gesellschaft beitragen. Tatsächlich sind Normen und Rollen aber nur *relativ* in bezug auf jeweilige soziale Gegebenheiten, und sie sind *wandelbar.* So löst sich die herkömmliche Patientenrolle mehr und mehr aus der unmündigen Abhängigkeit vom Arzt und bedeutet zunehmend selbstverantwortliche Mitentscheidung. Auch die Geschlechterrollen unterliegen einem tiefgreifenden Wandel ihres Rollenverständnisses.

Die *Rollenausstattung* des einzelnen ist variabel. Bei Ereignissen, Entwicklungsschritten, neuen Situationen, die das Leben des einzelnen sehr verändern, werden zumeist auch neue Rollen übernommen:

Schuleintritt bedeutet Übernahme der Schülerrolle, Eintritt in das Berufsleben Übernahme von Berufsrollen, Schwangerschaft und Entbindung die Mutterrolle, Zurruhesetzung bedeutet die Übernahme der Rolle des Rentners oder Pensionärs, Krankwerden der Rolle des Kranken bzw. des Patienten.

Übernahme neuer Rollen kann mit Konflikten und psychischen Krisen verbunden sein.

12.5. Gruppendynamik

Gruppen sind die häufigsten sozialen Gebilde. Jeder Mensch gehört mehreren Gruppen an, die für sein soziales Leben bedeutungsvoll sind: Familie, Arbeitsgruppe, Freizeit- oder Sportgruppe usw. Als Kleinstkind ist der Mensch nur als Gruppenmitglied lebensfähig.

Von Mengen oder Ansammlungen von Menschen (z.B. Wartende in der U-Bahn) unterscheiden sich Gruppen dadurch, dass in ihnen *soziale Wechselbeziehungen* bestehen und gemeinsame *Normen* und *Strukturen* entwickelt werden. In vielen Gruppen bildet sich auch ein *Gruppenbewusstsein* heraus, ein Wir-Gefühl, eine Gruppenidentität.

Eine Gruppe besteht aus mehreren Personen, zwischen denen häufigere wechselseitige Interaktionen stattfinden und Signale für Gefühle (wie Sympathie) und Einstellungen ausgetauscht werden und die auf gemeinsame Gruppenziele oder -aufgaben oder auf gemeinsame Bedürfnisse hin orientiert sind.

Die dynamischen Vorgänge innerhalb einer Gruppe, die mit den mit der Zeit sich ständig verändernden Beziehungsmustern zwischen den Gruppenmitgliedern zusammenhängen, nennen wir *Gruppenprozesse;* mit ihnen beschäftigt sich die Kleingruppenforschung. Bei der

Kleingruppe ist die Anzahl der Personen so gering, dass sich alle von Angesicht zu Angesicht kennen und jedes Gruppenmitglied mit jedem anderen unmittelbar in Beziehung treten kann: *Face-to-face-Gruppe.*

Wieweit Gesetzmässigkeiten, die in Kleingruppen gefunden wurden, auch auf *Grossgruppen* übertragbar sind, bedarf im Einzelfall des besonderen Nachweises. Sehr grosse Gruppen zeigen immerhin qualitative Besonderheiten: Die Kommunikation zwischen den Mitgliedern ist erschwert, so dass Kommunikationsmedien (Telefon, Post) eingesetzt werden; Grossgruppen sind unübersichtlicher, es bilden sich oft Untergruppen. Soziale Sanktionen zur Durchsetzung konformen Verhaltens erfolgen durch eigene Institutionen (Polizei, Gerichte).

Gruppenbildung. Für die *Gruppenbildung* sind zunächst gemeinsame *Ziele* oder Bedürfnisse entscheidend: Leistungsziele, Bedürfnis nach Geselligkeit, Sicherheit, Anerkennung. Besonders gefördert wird der Zusammenschluss zu Gruppen durch gegenseitige *Attraktivität:* persönliche Sympathie, Ähnlichkeit der Einstellungen. Damit wird kognitive Dissonanz (vgl. p. 87) vermieden bzw. im Sinne der Balancetheorie (Heider) ein Gleichgewicht durch vorwiegend positive Beziehungen zwischen den Personen hergestellt. Der Zusammenschluss mit sympathischen, gleichgesinnten anderen Menschen führt ausserdem zu einer sozialen Verstärkung unseres Selbstbildes; das Individuum hat eine Tendenz, Menschen mit ähnlichen Einstellungen, Interessen, Aktivitäten selektiv zu suchen und sich an entsprechende Gruppen anzuschliessen.

Die *Gruppenkohäsion,* der Gruppenzusammenhalt, beruht vor allem auf der Stärke der affektiven Bindungen zwischen den Gruppenmitgliedern und hängt von ihrer gegenseitigen Attraktivität, besonders aber auch von der Häufigkeit der Kontakte und Interaktionen ab, da damit die Sympathiegefühle innerhalb der Gruppe verstärkt werden.

Der Zusammenschluss zu einer Gruppe und der Anschluss bzw. das Verbleiben in einer Gruppe hängen offenbar auch davon ab, ob die damit verbundenen sozialen Beziehungen für den einzelnen lohnend sind. So sucht man bevorzugt die Gruppe auf, die ein Maximum an Vorteilen und Belohnungen bietet bei möglichst geringen Nachteilen. Man verbleibt nur dann in einer Gruppe, wenn keine Alternative mit besserem Verhältnis zwischen Vor- und Nachteilen verfügbar ist (Nutzen-Kosten-Theorie von Thibaut und Kelley).

Interaktionen in der Gruppe. Innerhalb der Gruppe stehen die Mitglieder zueinander in Beziehungen; sie tauschen Informationen aus und äussern Gefühle. *Interaktionen* und *Kommunikationen* in der Gruppe sind einmal auf den gemeinsamen *Aufgabenbereich* bezogen: Austausch von Meinungen, Informationen, Vorschlägen. Zum anderen sind sie auf den *sozioemotionalen Bereich* bezogen: Bezeugung von Solidarität, Zustimmung, Entspannung. Diese Dimensionen der kommunikativen Gruppenprozesse werden mit der Interaktionsprozessanalyse (Bales) systematisch erfasst. Der Kommunikationsfluss ist nicht zwischen allen Gruppenmitgliedern wechselseitig (zweiseitig), es wird teilweise nur in einer Richtung kommuniziert, und zwar abhängig vom Status in der Gruppe: Der Aktivste, Ranghöhere einer Gruppe wird häufiger angesprochen; er selbst wendet sich aber weniger an die einzelnen Mitglieder als vielmehr an die Gesamtgruppe.

Zwischen der *Häufigkeit der Interaktionen* und den *Sympathiegefühlen* besteht ein Zusammenhang: Je häufiger Personen zueinander in Beziehung treten, desto stärker sind die wechselseitigen Sympathiegefühle, jedoch nur dann, wenn die Kontakte für beide befriedigend und belohnend sind; andernfalls kann es zum Umschlag in Abneigung kommen. Umgekehrt führen freundschaftliche Gefühle zu häufigeren Kontakten. Es besteht also ein wechselseitiger *Wirkungszusammenhang zwischen Interaktionen und affektiven Beziehungen.*

In Gruppen hat die nonverbale Kommunikation besondere Bedeutung: häufiger Blickkontakt als Zeichen der Wertschätzung, räumliche Nähe (auch bei einer Sitzordnung) als Zeichen psychologischer Nähe, qualifizierende Wirkung von Mimik, Gestik, Körpersprache.

Häufigkeit und Richtung der Kommunikationen in der Gruppe sind nicht wahllos und zufällig, es bilden sich vielmehr Kommunikationsstrukturen heraus: Wer mit wem häufiger oder ausschliesslich Informationen austauscht, wer sich zu wem eher aktiv oder passiv verhält. Diese Struktur kann in *Kommunikationsnetzen* graphisch erfasst werden. Die *Soziometrie* dient dagegen der Messung und Darstellung der affektiven Beziehungen in der Gruppe. Jedes Mitglied wird nach seiner Sympathiewahl gefragt: Neben wem es am liebsten sitzen möchte, neben wem auf keinen Fall. Mit Hilfe dieses Verfahrens kann man Aufschluss über das affektive Gruppenklima, über die Kohäsion in der Gruppe, aber auch über bestimmte Gruppenpositionen gewinnen: Beliebtheitsposition, Aussenseiterposition.

Gruppennormen und konformes Verhalten. In Gruppen kommt es zu einer Konvergenz von Verhaltensweisen, Einstellungen, Gefühlen. Daraus bildet sich eine Übereinstimmung, welche Verhaltensweisen, Überzeugungen und Einstellungen erwartet werden: *Gruppennormen.* Diese können aber auch aus gemeinsamen Wertvorstellungen oder Gruppenzielen abgeleitet werden.

Es gibt *formelle (explizite) Normen* (Hausordnung, Vereinssatzung) und *informelle (implizite) Normen,* die weniger offensichtlich sind und eine unausgesprochene Verhaltenserwartung darstellen. Die Festlegung einer Gruppe auf bestimmte Normen dient vor allem dem Erreichen der Gruppenziele, dem Fortbestehen der Gruppe, der wechselseitigen Meinungsverstärkung innerhalb der Gruppe und der Regulierung der Interaktionen, nach aussen der Festlegung der Beziehungen zur sozialen Umwelt. Gemeinsame Normen in einer Gruppe sind für das Gefühl von Gruppenidentität und für die Selbstbewertung der Mitglieder (gegenüber Fremdgruppen) wichtig.

Zur Einhaltung der Gruppennormen werden *positive* und *negative Sanktionen* eingesetzt. Durch *konformes Verhalten* steigert ein Gruppenmitglied sein Ansehen und erhöht die Erwartung auf Unterstützung durch die Gruppe; es kann aber auch von sich aus Befriedigung durch normkonformes Verhalten empfinden.

Konformes Verhalten in der Gruppe hat aber nicht nur die Bedeutung des normgerechten Verhaltens unter dem *normativen Einfluss* der Gruppe oder sogar unter Gruppendruck. Es bedeutet auch *Konvergenz in der Aufgabenlösung,* und zwar unter *informativem Einfluss* der Gruppe (vgl. soziale Wahrnehmung, p. 85).

Gruppenstruktur. Aufgabenteilung und Zuordnung bestimmter Funktionen an Gruppenmitglieder führen zu rollenmässiger Differenzierung und damit zu einer *Gruppenstruktur.*

Zugleich bilden sich dadurch Statusunterschiede der einzelnen Mitglieder heraus, z.B. Rangpositionen nach Ansehen, Beliebtheit, Einfluss. Der *Status* einer Person beruht vor allem auf der Konformität mit den Gruppennormen und auf Leistungen und Anstrengungen, die der Gruppe zugute kommen und von ihr hoch bewertet werden.

Ärztliche Gruppenpsychotherapeuten unterscheiden oft (in Anlehnung an Tiergruppen) folgende Gruppenpositionen: *Alpha-Position* (Gruppenführer), *Beta-Position* (aktive Gruppenmitglieder), *Gamma-Position* (passives Mitglied mit geringer Gruppenidentität, Mitläufer), *Omega-Position* (opponierendes Gruppenmitglied, wird oft als Sündenbock abgelehnt).

Die *Führungsposition* in einer Gruppe bedeutet: Entscheidungen zu treffen, besondere Kenntnis der Gruppenziele zu haben, das Verhalten anderer durch Sanktionen beeinflussen zu können (soziale Macht). Sehr wichtig ist, dass sich in vielen Gruppen spontan eine Art Arbeitsteilung herausbildet: Die Führungsposition (Aufgabenführer) und die Beliebtheitsposition (sozioemotionaler Führer) fallen nicht zusammen, sondern werden von verschiedenen Personen repräsentiert.

Man unterscheidet folgende *Führungsstile:*

1. *Autoritärer,* aufgabenorientierter Stil: kontrollierend, direktiv, angstinduzierend. Höchste Arbeitsleistung der Gruppe, aber nur solange Kontrolle erfolgt. Hat geringe Selbständigkeit der Gruppenmitglieder und erhöhte Aggressivität zur Folge.
2. *Demokratischer,* mitarbeiterorientierter Stil: tolerant, weniger direktiv, spannungsreduzierend. Er führt zu mehr Interesse an der Gruppenleistung, zu mehr Kreativität und Zufriedenheit in der Gruppe.
3. *Laissez-faire-Stil:* unbeteiligtes, passives, allenfalls Auskunft gebendes Verhalten des Leiters, im Grunde führungslos. Geringste Gruppenleistung, es kommt zu Desorganisation und Entmutigung.

Gruppenleistungen. Man kann nicht generell sagen, dass Gruppenleistungen besser als Einzelleistungen sind, sondern man muss differenzieren.

Die *Einzelleistung* kann durch blosse Anwesenheit anderer verbessert werden: *soziale Aktivierung.* Das gilt aber nur für die Ausführung bereits erlernter Reaktionen, nicht für das Erlernen neuer Antworten.

Eigentliche *Gruppenleistungen* sind gemeinsame Leistungen. Bei Lern- und Problemlösungsaufgaben ist die Gruppe überlegen, und zwar abhängig von der Gruppengrösse. Bei zu grossen Gruppen kann dieser Vorteil wieder verlorengehen, in ihnen fühlen sich die Mitglieder weniger wohl, ausreichender nonverbaler Austausch (etwa durch Blickkontakt) ist nicht mehr möglich.

Besondere Gruppenformen. *Primärgruppen* sind Kleingruppen mit besonders starken emotionalen Bindungen und intensivem Kontakt; sie haben starken Einfluss auf das Verhalten des Gruppenmitgliedes und sind relativ überdauernd. Prototyp einer Primärgruppe mit starkem sozialisierendem Einfluss und ausgeprägtem Wir-Gefühl ist die Familie. Sekundärgruppen sind dagegen Gruppen mit loserem Zusammenschluss.

Formelle Gruppen werden planmässig gegründet; bei ihnen werden wichtige Gruppendimensionen und -ziele ausdrücklich festgelegt. *Informelle Gruppen* entstehen eher aus spontanem Kontakt; hier sind die sozioemotionalen Bedürfnisse der Mitglieder vorrangig. Dazu gehören Spielgruppen von Kindern, Gleichaltrigengruppen (peer groups), Freundschaften, Stammtischgruppen.

Offene bzw. *geschlossene Gruppen* unterscheiden sich nur im Mitgliederbestand: fluktuierend oder gleichbleibend. Bei Therapiegruppen werden meist geschlossene Gruppen bevorzugt.

Von der *Eigengruppe* (in-group), der man selbst angehört, unterscheiden wir die *Fremdgruppe* (out-group): alle anderen, die ausserhalb des eigenen Gruppensystems stehen. Die Attraktivität der eigenen Gruppe wird meist überbetont, Fremdgruppen werden eher abgewertet und abgelehnt.

Bezugsgruppe (Referenzgruppe) ist die Gruppe, mit der man sich vergleicht: Sie gibt mit ihren Handlungsmustern, Einstellungen und Normen den Bezugsrahmen (Anker) für die Selbstbeurteilung, aber auch zur eigenen Verhaltensorientierung ab. Man muss der Bezugsgruppe nicht selbst angehören: Für Medizinstudenten sind die Ärzte eine wichtige Bezugsgruppe; eine erfolgreiche Fussballmannschaft kann für eine andere Vorbild und somit Bezugsgruppe sein.

Die *Kernfamilie,* bestehend aus Eltern und Kindern, hat als Gruppe eine Sonderstellung: Sie ist stets zweigeschlechtlich, sie umfasst zwei Generationen, Aufzucht und Sozialisation des Nachwuchses sind wichtige Gruppenziele. In der Familie erfolgt ein besonders intensiver und intimer sozioemotionaler Austausch, gegenüber ausserfamiliären Gruppen hat sie eine besondere Schutz- und Abgrenzungsfunktion. Charakteristisch ist weiter der Wandel von Gruppengrösse und Interaktionen, der durch die Phasen des *Familienzyklus* bedingt wird:

Zunächst rein partnerschaftliche Phase, dann Phase der Aufzucht und Sozialisation der Kinder, nachelterliche Phase (nach Auszug der Kinder), Alleinbleiben eines Ehepartners nach dem Tode des anderen.

Zweiergruppe. Die Zweiergruppe (Dyade, Paar) hat in der Form der Paarbeziehung zwischen Mann und Frau besondere Bedeutung. Sie hat gegenüber grösseren Gruppen einige Besonderheiten: die Möglichkeit zu grösserer Intensität und Intimität der Beziehungen, stärkere Interdependenz und Aufeinanderangewiesensein der Partner (zumal die Dyade bei Ausscheiden eines Partners auseinanderfällt). Bei der Aufnahme einer Zweierbeziehung sind schon die ersten Interaktionsschritte bedeutsam, und zwar zur Erkundung, ob sich die Beziehung *lohnt:* Ob akzeptabler «Gewinn» angesichts des eigenen Aufwandes und im Vergleich mit Alternativen zu erwarten ist oder nicht (vgl. p. 201).

Besondere *Probleme* und Spannungen können sich in einer Zweiergruppe aus folgenden Momenten ergeben:

1. *Macht* und *Abhängigkeit* innerhalb der Beziehung. Machtausübung ist hier nicht nur als soziale Dominanz und sozialer Druck (coercion power) zu verstehen, sondern auch als Verfügung über äussere Belohnungen bzw. Verstärker (reward power). Wenn eine Balance der Belohnungsmacht beider Partner besteht, ist ihre Kohäsion und ihre Konvergenz in Werten und Einstellungen am grössten. Sozialer Druck bedeutet andererseits nicht immer unmittelbare Überlegenheit; es kann auch durch Krankheit, Beschwerden, Suizidhandlungen, Schwächezustände indirekt Macht ausgeübt und die Solidarität des Partners unter Druck gesetzt werden.

2. *Abgrenzung* der Zweiergruppe nach innen und nach aussen. Eine zu geringe Abgrenzung der Partner gegeneinander im Sinne einer dyadischen Verschmelzung kann Verlust von Ich-Grenzen und den Wunsch nach Wiederherstellen der undifferenzierten frühen Mutter-Kind-Symbiose bedeuten, meist verbunden mit starrer Abgrenzung nach aussen. Umgekehrt führt starke Abgrenzung der Partner gegeneinander (z.B. aus Angst vor Ich-Verlust) zu durchlässigen Grenzen nach aussen und damit zu diffuser Kontaktbereitschaft gegenüber Dritten.

3. *Balance* zwischen *progressiven* (ichstarken) und *regressiven Verhaltensanteilen:* Besonders in der intimen Zweierbeziehung zwischen Mann und Frau ist ein freies Spiel zwischen beiden Möglichkeiten von Bedeutung. Gegenseitiges Stützen bedeutet, dass einmal der eine, das andere Mal der andere Partner auf tröstenden Zuspruch angewiesen ist. Bei einer neurotischen Paarbeziehung kann es zur Verschiebung des Gleichgewichtes mit rollenmässiger Verfestigung kommen: z.B. die Frau regressiv-schwach, hilflos, anklammernd, unselbständig; der Mann progressiv-stark, autonom, kompetent und führend.

Dies ist zugleich ein Beispiel für eine *Kollusion:* unbewusste Anpassung reziproker neurotischer Bedürfnisse und Erwartungen aneinander im Sinne eines «Arrangements».

Angewandte Gruppendynamik. Gruppenprozesse werden in vielfältiger Weise für den einzelnen, sein Sozialverhalten, seine persönliche Entfaltung und seine Selbstwahrnehmung nutzbar gemacht. Das Vorgehen ist meist pragmatisch orientiert, Erkenntnisse der Kleingruppenforschung haben in die Gruppenarbeit bisher wenig Eingang gefunden.

T-Gruppen (Trainingsgruppen). Durch Selbsterfahrung in der Gruppe und Rückmeldungen aus der Gruppe sollen die Selbst- und Fremdwahrnehmung für emotionale Reaktionen, wechselseitige Bedürfnisse, latente Einstellungen und Interaktionen gesteigert werden: Sensitivitätstraining. Der Gruppenleiter gibt Informationen, um die Selbsterfahrung kognitiv zu strukturieren. Unter dem Schutz der Gruppe, aber auch infolge der Widerspiegelung eigenen Verhaltens durch die Gruppe, können neue soziale Verhaltensweisen erlernt werden.

Kontaktgruppen (Begegnungsgruppen, Encountergruppen). Die Gruppe wirkt durch ihr emotionales Klima und durch verbotsfreie Atmosphäre als Resonanzboden, um eigene Gefühle und Körperempfindungen ungehindert erleben und verbalisieren zu können. Ziel dieser Gruppe ist Entfaltung der Emotionalität und Aufnahmebereitschaft für neue Erfahrungen und Reize. Starke Zurückhaltung des Gruppenleiters. Oft handelt es sich um freie Gruppen ohne fachlich kompetente Leiter.

Gruppenpsychotherapie. Sie kann mehr *gruppendynamisch* oder mehr *psychoanalytisch* ausgerichtet sein. Im ersteren Fall wird therapeutisch genutzt, dass die aktuelle Gruppendynamik das Wiederaufleben älterer Konflikte, die mit sozialen Beziehungen zusammenhängen, begünstigt. Damit wird ein modellhaftes Nacherleben, Bewusstwerden und schliesslich eine Korrektur eigenen Fehlverhaltens ermöglicht. Psychoanalytische Gruppen sind auf die unbewussten psychischen Vorgänge zentriert, die im Gruppengeschehen zutagetreten können und gedeutet werden müssen. Dazu gehören unbewusste Triebwünsche, latente Ängste, die Übertragung früherer Beziehungsmuster auf Gruppenmitglieder oder den Gruppenleiter, aber auch Widerstände gegen die Bewusstmachung in Form von Rationalisierungen oder Aggression. In der Gruppe kann es im Sinne eines *Verstärkereffektes* zum Aufschaukeln affektiver Reaktionen, z.B. von Aggressionen, kommen.

Balint-Gruppen sind ärztliche Seminare, die Empathie und Wahrnehmungsfähigkeit des Arztes für unbewusste psychische Vorgänge in der ärztlichen Berufsausübung schulen sollen. Anhand von Krankenfällen werden die zwischenmenschlichen Beziehungen zwischen Patient und Arzt, Patient und Angehörigen erörtert. Balint-Gruppen kommen nicht nur der ärztlichen Berufspraxis zugute, sie wirken auch persönlichkeitsbildend.

Selbsthilfegruppen. In ihnen schliessen sich Behinderte und Kranke (z.B. Krebskranke, chronisch Kranke, Süchtige) ohne Gruppenleiter und ohne Ärzte zusammen, um gemeinsam ihre Probleme und Schwierigkeiten zu lösen oder zu lernen, mit ihnen besser umzugehen. Sie gehen von der Gleichberechtigung und dem Expertentum aller Mitglieder aus, die als unmittelbar Betroffene ihre Probleme selbst am besten kennen. Selbsthilfe bedeutet: Man hilft sich selbst durch Orientierung am anderen, durch Lernen am Modell. Die Asymmetrie Therapeut-Patient entfällt. Selbsthilfegruppen sind an sich nicht gruppenpsychologisch orientiert, jedoch liegt der Vorteil der Gruppe auf der Hand: Die Gruppe leistet mehr als der einzelne, da gleichbetroffene andere ihre Fähigkeiten mit einbringen und da in den vielfältigen Gruppenbeziehungen die eigenen Probleme modellhaft wiedergefunden und bearbeitet werden können. Wichtig ist die Kontinuität solcher Gruppen über längere Zeit, da das wachsende Wir-Gefühl und die Gruppenidentität Geborgenheit vermitteln. Es besteht allerdings die Gefahr sektiererischer Isolierung und einer besserwisserischen Abgrenzung gegen professionelle (ärztliche) Hilfen.

13. Gesundheits- und Krankheitsverhalten

Krankheit ist für jeden Menschen eine belastende Situation, unter der er leidet, die ihn aus seinen Alltagsaktivitäten hinauswirft, die seine bisherige Lebenskontinuität unterbricht. Sie bedeutet Beschwerden und subjektives Krankheitsgefühl, Funktionseinbussen, mannigfaltige soziale Folgen, darüber hinaus aber auch häufig die angstvolle Ungewissheit, wie die Krankheit ausgehen wird (Prognose, Heilungschancen).

Wenn auch Krankwerden, Kranksein und Gesundwerden Grunderfahrungen jedes Menschen sind, so werden sie zumeist doch erst dann aktuell, wenn man wirklich erkrankt ist. Solange man gesund ist, ist man geneigt, Erkrankungsmöglichkeiten und -risiken wenig zur Kenntnis zu nehmen, sie auszublenden. Hierin spiegeln sich bestimmte Einstellungen wider, die den Phänomenen Gesundheit und Krankheit gelten.

Krankheit hat unterschiedliche Aspekte:

1. morphologische und funktionelle Veränderungen;
2. ärztliche Befunde und Interpretationen;
3. das subjektive Krankheitserleben.

Diese drei Aspekte müssen nicht immer zusammenfallen. Es gibt Krankheiten, die der Arzt aufgrund objektiver Befunde diagnostiziert, die aber bisher keine morphologischen oder funktionellen Beeinträchtigungen hervorgerufen haben, wie z.B. Bluthochdruck, latenter Diabetes, oder Krankheiten, die kein Krankheitsgefühl zur Folge haben wie beginnender Magenkrebs oder viele psychische Krankheiten. Umgekehrt gibt es subjektives Kranksein ohne objektive somatische Befunde und ohne morphologische oder funktionelle Veränderungen: Hypochondrie, neurotische Symptombildungen.

Das *Kranksein* eines Menschen – im Unterschied zur Krankheit – geht nicht nur im subjektiven Krankheitsgefühl und Krankheitserleben auf. Die *anthropologische Medizin* (von Gebsattel, von Weizsäcker) hat gezeigt, dass der reaktive Selbstbezug des Menschen, sein Sich-zur-Krankheit-Verhalten erst das Ganze der Krankheit ausmacht. Auch der *Krankheitswert,* der Grad des Krankseins, ist nicht mit dem subjektiven Krankheitserleben gleichbedeutend: Er lässt sich vielmehr objektiv bestimmen als Einschränkung der individuellen Entfaltungs- und Selbstverwirklichungstendenzen, als «Seinsgradminderung».

Krankheit ist häufig der Endpunkt längerer *psychosozialer Überforderung* oder Belastung. Auch bei Krankheiten mit eindeutig somatischer Verursachung kann der *Zeitpunkt* des Erkrankens durch solche Beanspruchungen mitbestimmt werden (vgl. Giving-up/given-up-Konzept, p. 78). Bei Menschen mit unterschwelligen Schuldgefühlen und unbewusstem Strafbedürfnis kann Krankheit psychisch entlastend wirken, da sie den Wert einer Strafe annimmt. Innerhalb *familiärer Interaktionen* gewinnt Krankheit einen besonderen Stellenwert, wenn sich familiäre Probleme und Schwierigkeiten auf ein Familienmitglied konzentrieren (z.B. als Sündenbock) und dieses als schwächstes Glied krank wird oder als *«vorgeschobener Patient»* (Indexpatient) von der Familie präsentiert wird.

Während Krankheit im allgemeinen aufgrund positiv erfassbarer Merkmale bestimmt werden kann, ist dieses bei der *Gesundheit* nicht möglich. So bedeutet die Definition der WHO eine utopische Idealnorm, deren Bedingungen nie vollständig erfüllt sind: Gesundheit als «Zustand vollständigen körperlichen, geistigen und sozialen Wohlbefindens, nicht allein Freisein von Krankheit und Gebrechen». Die Psychoanalyse fasst Gesundheit eher funktional, nämlich als Fähigkeit zum Arbeiten und als Liebes- und Genussfähigkeit.

13.1. Einstellungen zu Gesundheit und Krankheit

Nach Meinungsumfragen steht die Sorge um die eigene Gesundheit in der Bevölkerung obenan, und zwar zunehmend mit dem Alter. Diese Einstellung hat andererseits auffallend geringe Verhaltenskonsequenzen für präventive Massnahmen:

Krebsvorsorgeeinrichtungen werden wenig in Anspruch genommen, besonders von Männern. Säuglingsvorsorgeuntersuchungen werden von den Müttern anfangs noch regelmässig wahrgenommen, später immer seltener.

Das alltägliche Gesundheitsverhalten ist sehr unterschiedlich: In der sozioökonomischen Unterschicht ist man weniger informiert und tut weniger für die Gesundheit als in der Mittelschicht. Frauen sind gesundheitsbewusster als Männer, besonders bezüglich der Nahrung.

Das konkrete Gesundheitsverhalten entspricht allgemein nicht dem an sich wachsenden Gesundheitsbewusstsein.

Die allgemeine *Einstellung* gegenüber gesundheitlichen Gefährdungen und Krankheiten ist durch *Verleugnung* und durch *Widerstand* und *Abwehr gegenüber Krankheit* gekennzeichnet.

Rauchen und schädliche Essgewohnheiten werden zumeist erst bei ernster Erkrankung eingestellt. Ärztliche Behandlung wird erst dann gesucht, wenn Beschwerden und Symptome sehr ausgeprägt sind. 30% der frisch Erkrankten verleugnen zunächst ihre Krankheit völlig im Sinne einer «Flucht in die Gesundheit». Ein grosser Teil der Kranken, die eine über lange Zeit symptomlose Krankheit haben wie essentiellen Buthochdruck, entzieht sich jeder Behandlung.

Diese Verleugnungs- und Abwehrtendenz hat verschiedene Ursachen. Weit verbreitet ist die *Angst vor Krankheit.* Diese ist vielschichtig: Sie ist Furcht vor Entdeckung schwerwiegender Befunde, Furcht vor Schlimmerem, vor dem unbekannten Drohenden. Sie bedeutet aber auch Angst vor Verlust eigener Kontrolle und Kompetenz, vor sozialer Rollen- und Funktionseinbusse, vor Arbeitslosigkeit. Ferner ist das *Selbstkonzept* zu nennen, das jeder von sich selbst als eines gesunden Menschen hat und das nur ungern aufgegeben wird. Dieses Selbstkonzept beinhaltet, vital, leistungsfähig und sozial kompetent und konkurrenzfähig zu sein. Krankheit ist eine unerträgliche Gefährdung dieses Selbstbildes, sie bedeutet Schwäche und Inkompetenz. Schon Vorboten und erste Symptome einer Erkrankung sind dissonante Informationen, die dem Selbstbild des Gesunden widersprechen, sie werden häufig nicht akzeptiert und werden ausgeblendet. Für Menschen mit übersteigerter Selbstschätzung kann Krankheit einen Ich-Verlust und damit eine *narzisstische Kränkung* bedeuten, die sie abwehren müssen.

Über die Bewertung einzelner *Körpersymptome,* ob sie als krankheitswertig gelten oder nicht, ist wenig bekannt. Sie hängt aber vom sozioökonomischen Status ab:

In der Unterschicht werden Symptome wie Ödeme, Atemnot, anhaltender Husten und Gewichtsverlust eher übergangen, weil sie – im Gegensatz zur Mittelschicht – als wenig krankheitswertig gelten. Blutabgänge aus Körperöffnungen und Schmerzzustände gelten dagegen als bedeutsam und geben Anlass, den Arzt aufzusuchen.

Wahrscheinlich sind soziale Lernprozesse schon während der Kindheit dafür verantwortlich, welche Körperhinweise und Beschwerden als Krankheitszeichen und damit als relevant erlernt werden. Krankheiten mit schleichendem Beginn und subklinischem Verlauf werden allgemein eher bagatellisiert und verleugnet als akute mit dramatischem Verlauf:

Von Krebskranken gingen 17% erst nach 1 Jahr zum Arzt, obwohl die Krebsgeschwulst an der Körperoberfläche lag und gut erkennbar war.

Die Einstellungen der Öffentlichkeit zu einzelnen Krankheiten und Diagnosen sind sehr unterschiedlich. Manche Krankheiten bedeuten einen sozialen Mangel und sind damit für den Betroffenen ein *Stigma,* ein sozialer Makel. Dies führt dazu, dass er sozial nicht voll akzeptiert oder sogar *diskriminiert* wird:

Einem Kranken mit Schuppenflechte, einem Amputierten, einer brustamputierten Frau, einem Contergan-Kind mit sichtbaren Fehlbildungen wird es übelgenommen, wenn sie sich am Badestrand zeigen, statt ihren Mangel zu verbergen.

Eine Stigmatisierung zieht auch stets das persönliche Selbstbild und die Selbsteinschätzung in Mitleidenschaft. Äusserlich entstellende Krankheiten (viele Hautkrankheiten) können für das Selbstwertgefühl belastender und kränkender sein als ein künstlicher Darmausgang, der sozial weniger kenntlich ist. Besonders sind auch psychische Krankheiten zu nennen, die ein ausgesprochen *negatives Image* (Meinungsbild) haben: Der psychisch Kranke gilt als unberechenbar, gefährlich, sozial nicht sanktionierbar, im Benehmen «irre». Die Diagnosestellung ist hier im Sinne einer *Etikettierung* (labelling) sehr einschneidend, sie bedeutet die Zuweisung einer negativ bestimmten Rolle: der des «Verrückten». Damit werden entsprechende Verhaltenserwartungen bei anderen geweckt, der Kranke wird benachteiligt und aus der Gesellschaft ausgesondert (sozietale Reaktion). Der Kranke selbst identifiziert sich unter Umständen mit den negativen Verhaltenserwartungen, die die Rolle des Geisteskranken impliziert, was zur Verfestigung von Krankheitssymptomen beitragen kann (sekundäre Devianz).

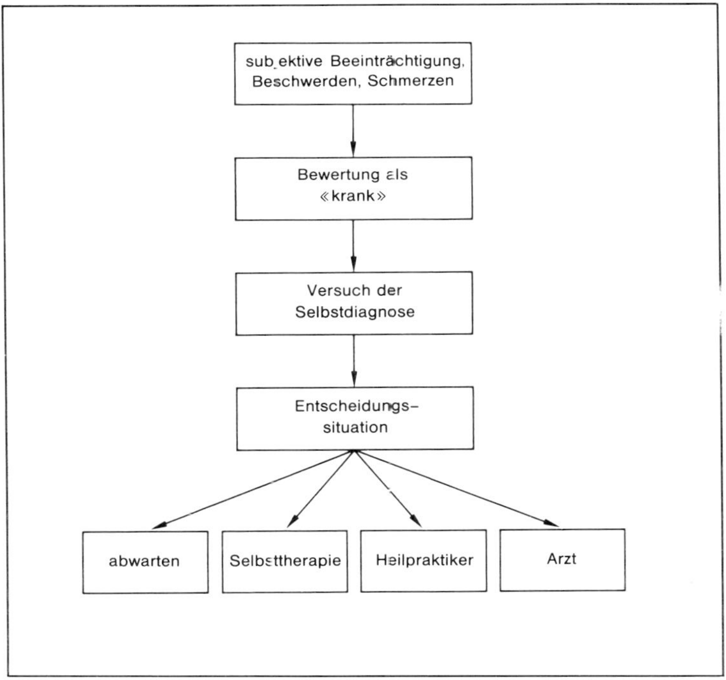

Abb. 23. Krankheitsverhalten in seinen verschiedenen Stadien.

13.2. Verhalten in der Krankheit

Laiendiagnose, Laienentscheidung. Wie sind die unmittelbaren Reaktionen des Kranken auf seine Krankheit und die Krankheitssymptome? Was veranlasst einen Kranken, einen Arzt aufzusuchen? Wichtig ist bereits der *Beginn der Krankheit* mit Vorboten und ersten Symptomen, ein Stadium, das sich über Minuten bis Jahre erstrecken kann. In diesem Stadium werden wichtige Weichen gestellt, es laufen verschiedene psychische Vorgänge ab, und zwar in einer gewissen Aufeinanderfolge (Abb. 23):

1. *Erleben subjektiver Beeinträchtigung:* Schmerzen, Beschwerden, erste Hinweise, dass körperlich etwas nicht stimmt. Erstes Gefühl von Bedrohung.

2. *Bewertung* der Beschwerden und Hinweise als *krank*. Dies bedeutet zugleich eine *Selbstdefinition als krank* und damit verbundene affektive, ängstlich-besorgte Reaktionen und Stellungnahmen sowie einen Rückzug aus normalen sozialen Verpflichtungen.

3. Versuch einer *Selbstdiagnose* (Laiendiagnose). Eine Benennung der Krankheit ist für den Kranken sehr wichtig. Eine Diagnose ist für ihn ein Instrumentalbegriff, um die Beschwerden einordnen zu können, zugleich aber auch, um ihre Gefährlichkeit zu bannen. Vorstellungen zur *Ätiologie* (Laienätiologie) beruhen auf dem Kausalitätsbedürfnis jedes Menschen. Solche ätiologischen Vorstellungen reichen von der Frage nach persönlichem Verschulden (z.B. Krankwerden infolge Onanie) bis zu populären Vorstellungen von Stress und Überarbeitung.

4. Eine *Entscheidungssituation,* in der der Kranke zwischen mehreren Alternativen zu wählen hat: weiter abwarten, zum Arzt gehen, den Apotheker oder Heilpraktiker um Rat fragen oder sich selbst behandeln. Diese Entscheidung nennt man *Laienentscheidung,* oft werden andere medizinische Laien (Angehörige, Freunde, Kollegen) zur Beratung hinzugezogen.

Selbst wenn der Kranke sich selbst als krank definiert hat, beginnende Symptome nicht weiter verleugnet und Hilfe wünscht, ist damit der Gang zum Arzt nicht zwangsläufig. Die Bereitschaft, den Arzt aufzusuchen, ist dann am grössten, wenn heftige Schmerzen bestehen oder die Alltagsaktivitäten schwer betroffen sind. Sonst nehmen Laiendiagnose und Laienbehandlung einen sehr grossen Raum ein:

Patienten einer Poliklinik konsultierten zu 25% zunächst den Apotheker, zu 31% den Heilpraktiker, 10% behandelten sich selbst aufgrund von Laienempfehlungen.

Bei dem *Entscheidungsverhalten,* ob man sich als krank bezeichnet und dann zum Arzt geht oder andere Hilfen sucht, sind vor allem folgende Faktoren wirksam (Abb. 24):

1. Die *konkreten Beschwerden* und Schmerzen, der Leidensdruck durch die Krankheit; die subjektive Toleranz gegenüber Schmerzen und Beschwerden ist hier mitbestimmend.

2. *Die Erwartung* von Heilung oder Linderung.

3. Das *Selbstkonzept des Gesunden,* der keine fremde Hilfe benötigt.

4. Die *Befürchtung,* es könne sich bei der Untersuchung unerwartet etwas Schlimmes herausstellen.

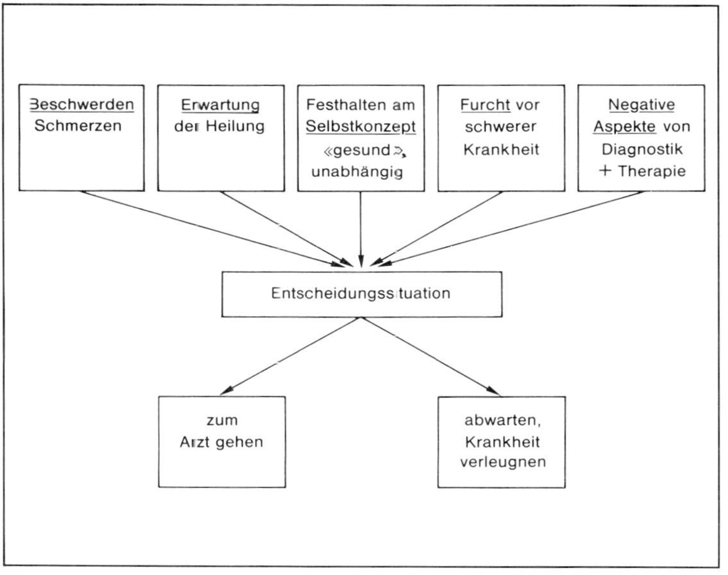

Abb. 24. Bestimmende Faktoren für die Entscheidung, einen Arzt aufzusuchen oder ihn zu meiden.

5. Die *negativen Konsequenzen* von Diagnostik und Therapie: schmerzhafte Untersuchungen und Eingriffe, Krankenhausaufenthalt, eventuell auch Unkosten.

Arztmeidendes (arztaverses) und *arztaufsuchendes* (arztaffines) *Verhalten* wird noch von weiteren Momenten mitbestimmt:

1. *Vorerfahrungen* mit ärztlichen Behandlungen und mit dem Laiensystem (Heilpraktiker, Selbstbehandlung).
2. *Persönlichkeit* des Kranken: Misstrauische Abwehr oder resigniertes Vermeiden gegenüber Ärzten entstehen nicht erst während einer Erkrankung, sondern sind schon vorher bestimmende Haltungen.
3. *Sozioökonomische Schicht:* Die geringere Gewandtheit in der Unterschicht, ärztliche Einrichtungen aufzusuchen, spielt besonders bei der Inanspruchnahme von Psychotherapie eine Rolle.

Arztmeidendes Verhalten ist von der Art der Krankheit eher unabhängig: Krebskranke, die sehr spät zum Arzt gehen, tun dies auch bei anderen Krankheiten.

Krankheitserleben, Regression. Das subjektive Krankheitserleben ist von der Art der Erkrankung abhängig. Es ist unterschiedlich je nach funktionaler Beeinträchtigung, vitaler Schwächung, befürchteter Gefährdung, ob man bettlägerig ist oder nicht, arbeitsunfähig oder nicht. Es hängt auch vom erkrankten Organ ab: Erkrankungen an Kopf, Herz, Sexualorganen sind subjektiv belastender als viele orthopädische Störungen. Manche akute oder chronische Schmerzzustände (Koliken, Krebsschmerzen) werden als unerträglich erlebt, andere chronische oder wiederkehrende Schmerzen (Phantomschmerzen, Neuralgien, Migräne) als besonders quälend.

Krankheit kann erhebliche Einschränkung der normalen Lebensvollzüge bedeuten. Der Kranke fühlt sich auf seinen Körper, den er sonst wenig spürt, zurückgeworfen. Dies kann einen weitgehenden *Rückzug von Umweltbezügen,* aber auch egozentrische Einengung bedeuten. Verstärkt wird dieser Rückzug, wenn sich umgekehrt die soziale Umwelt vom Kranken distanziert und zurückzieht. Auch wenn sich dies hinter konventionellen Krankenbesuchen und unverbindlichen Floskeln – «Wie geht es denn?» – verbirgt, fühlt sich der Kranke leicht isoliert. Innerhalb seiner Familie kann der Kranke bestimmte Extrempositionen beziehen: die des egozentrischen Tyrannen oder aber des regressiven Pfleglings, der sich überversorgen und bemuttern lässt.

Die allgemeine Einengung von Autonomie und Selbständigkeit des Kranken lässt sich als *Regression* verstehen: Zurückfallen in die Unselbständigkeit, Hilfsbedürftigkeit und Unmündigkeit des Kindes. Die Abhängigkeit vom Arzt kann zu einer infantilen Abhängigkeitshaltung werden. Nicht nur die Krankheit selbst fördert die Regression, sondern auch die Besonderheiten der Krankenpflege, besonders die Einschränkungen im Krankenhaus: Der «gute» Patient verhält sich hier erwartungsgemäss passiv, sich unterwerfend, abhängig, er ist der «bediente Unmündig-Machtlose» (Rohde). Manche Kranken reagieren auf die regressiven Zumutungen des Krankenhauses aber auch mit blosser Scheinanpassung oder mit Auflehnung und Missmut. Trotz der regressionsfördernden Momente erlaubt das Krankenhaus andererseits auch nur eine begrenzte Regression: Bei Schmerzen und Leiden soll man sich beherrschen statt wehzuklagen.

Krankenhausaufenthalte können zu einer anhaltenden *regressiven Schon- und Pflegehaltung* und zur Fixierung von Krankheitssymptomen führen, wenn sie die Dauer von 7–8 Wochen übersteigen; sie sollten deshalb nur solange ausgedehnt werden, wie unbedingt erforderlich.

Reaktanz. Einschränkungen des persönlichen Verhaltensspielraumes führen zu einer starken Motivation, den früheren Freiheitsraum wiederzugewinnen – *Reaktanz.* Mit Reaktanz ist das Bedürfnis gemeint, verlorene *Wahlfreiheit* (zwischen Alternativen) wiederzugewinnen und die verlorenengegangene *eigene Kontrolle* über das Geschehen wiederherzustellen.

Der *Verhaltensspielraum* von Kranken erfährt vielfache Einschränkungen und Bedrohungen. Diese werden verursacht durch die Krankheit selbst, durch ärztliche Massnahmen und Anordnungen wie Bettruhe, Gipsverbände, diätetische und andere Beschränkungen und durch Restriktionen im Krankenhaus wie sich fügen, ständig um Erlaubnis fragen, Untersuchungen und Behandlungen über sich ergehen lassen.

Die *Reaktanz des Kranken* drückt sich in unterschiedlichen Verhaltensweisen aus:

Direktes Wiederherstellen des Freiheitsspielraumes, indem man sich der Behandlung entzieht, Medikamente nicht einnimmt, vorzeitig das Krankenhaus verlässt; indirektes Wiederherstellen eines Verhaltensspielraumes, indem man sich im Krankenhaus nur scheinbar anpasst (heimliches Rauchen auf der Toilette, Unterlaufen von Therapien, Anknüpfen erotischer Kontakte). Bei manchen Kranken kommt es während ihrer Krankheit zu untergründiger Wut bis zu offener Feindseligkeit, also zu aggressiver Abfuhr. Andere Kranke «bleiben auf der Reaktanz sitzen», sie sehen infolge ihrer Krankheit keine Möglichkeit zur Erweiterung ihres Verhaltensspielraumes und warten ab, bis dieser wieder verfügbar ist. Die Toleranz gegenüber Einengungen und damit die Reaktanzneigung ist wohl auch individuell unterschiedlich. Patienten, die ihre Krankheit eher hinnehmen, zeigen weniger Reaktanz, dafür aber eher Hilflosigkeitssymptome. Ob es möglich ist, durch bessere Information und Mitspracherechte, die den Kranken mehr Eigenkontrolle belassen, Reaktanzeffekte zu vermindern, bedarf noch der Untersuchung.

Der Gegenpol zur Reaktanz (als Widerstand) ist die *Hilflosigkeit.* Hilflosigkeit bedeutet, dass der Kranke als Folge des Verlustes eigener

Kontrolle über Geschehnisse passiv und resigniert reagiert. Hilflosigkeit kann auch als Dauerhaltung infolge fehlender Kontrollerfahrung erlernt werden (gelernte Hilflosigkeit), sie äussert sich in Depression.

Krankenrolle. Was Krankheit an sozial festgelegtem Verhalten beinhaltet, kann mit dem Begriff der *Krankenrolle* beschrieben werden. Viel diskutiert ist ihre Definition durch Parsons: Ausgangspunkt ist die Überlegung, dass Krankheit gesellschaftlich unerwünscht und damit eine Form *abweichenden Verhaltens* ist, da der Kranke seine normalen sozialen Rollen und Funktionen nicht mehr ausüben kann. Von daher werden wesentliche Aspekte der Krankenrolle definiert: die *Pflicht zum Gesundwerden,* die *Pflicht zur Kooperation* mit dem Arzt. Weitere Aspekte sind: *Befreiung* des Kranken von normalen *Rollenverpflichtungen;* der Kranke kann für seinen Zustand *nicht verantwortlich* gemacht werden. Umgekehrt besteht die Funktion des Arztes darin, das mit der Krankheit gegebene abweichende Verhalten und damit eine Störung des gesellschaftlichen Systems zu beseitigen. *Kritisch* muss an dieser Definition der Krankenrolle die starre normierende und funktionalistische Festlegung und ihr geringer Bezug zur Realität der vielfältigen Arzt-Patient-Beziehungen gesehen werden. Ein Wandel zu mehr Selbstbestimmung des Kranken ist nicht vorgesehen.

In die *Patientenkarriere* tritt der Kranke ein, sobald er einen Arzt beansprucht und damit die *Patientenrolle* übernimmt. Diese ist in ihren Verhaltenserwartungen komplementär zur *Arztrolle.* Allerdings differenziert sich die Patientenrolle (und reziprok die Arztrolle) danach, ob der Kranke Praxispatient, Krankenhauspatient, Kurpatient oder Begutachtungspatient ist. Hier sind auch die Erwartungen des Patienten an den Arzt fallweise unterschiedlich.

Gesundwerden, Chronifizierung. Die Dauer einer Erkrankung ist für das Erleben der Krankheit und ihre psychische Bewältigung oft wesentlich. Auch bei langdauernden Erkrankungen, die vollständig ausheilen, z.B. komplizierte Knochenfrakturen, ist der Zeitfaktor bedeutsam. Eine solche Krankheitsphase kann im Leben des einzelnen ein wichtiger Einschnitt und eine markante Lernerfahrung sein. Besonders zu nennen ist die Konfrontation des Kranken mit den Grenzen seiner vitalen Möglichkeiten, mit vitalen Gefährdungen, so dass ein Leben in der bisherigen unreflektierten Ungebrochenheit nicht mehr möglich ist. Das *Gesundwerden,* speziell nach längerer Krankheit, bringt eigene Anpassungs- und Bewältigungsprobleme mit sich: Es bedeutet, sich auf die Welt der Gesunden und auf ihre Aktivitäten wieder einzustellen, die Krankenrolle, die damit verbundene Regression und den sekundären Krankheitsgewinn wieder aufzugeben, sich auf Leistung, Beruf und normale soziale Rollenanforderungen, auf Partnerschaft und Sexualität wieder einzulassen.

Hinderlich für das Gesundwerden kann der *Krankheitsgewinn* sein, den eine Krankheit mit sich bringt (vgl. primären und sekundären Krankheitsgewinn). Infolge von Lernprozessen, bei denen der Krankheitsgewinn zur Belohnung und damit zum Verstärker wird, kann es zur Chronifizierung bzw. Fixierung des Krankseins kommen. Damit kann schliesslich eine besondere *Patientenkarriere* begründet werden mit wiederholtem Arztwechsel, stets neuem Glaubhaftmachen der Krankheit, Schuldzuweisungen an die Ärzte. Andere Patientenkarrieren können auf Protest gegen die gestellte Diagnose beruhen oder auf einem Kranksein als Flucht vor Lebensschwierigkeiten (Flucht in die Krankheit), so dass immer neue Ärzte aufgesucht werden.

Die *Chronifizierung* einer Krankheit ist eine schwere Belastung mit besonderen Anpassungsproblemen. Sie bedeutet, den bisherigen Lebensplan, die Lebensgewohnheiten grundlegend zu verändern, man muss sich mit der neuen Situation, mit Einschränkungen der Selbstrealisierung abfinden. Auch das Selbstkonzept wird stark berührt, da sich der Kranke jetzt als chronisch krank, als behindert oder verkrüppelt sehen lernen, soziale und partnerschaftliche Folgen akzeptieren und sich – bei äusserlich sichtbarer Behinderung oder Entstellung – auch sozialer Stigmatisierung stellen muss. Es kann die Gefahr depressiver Entmutigung und Resignation bestehen, es kommt aber auch zu missmutig-aufbegehrenden, aggressiven Reaktionen. Andere Patienten reagieren mit Überkompensation der eigenen Schwäche, etwa durch forcierte Mehrleistung (beruflich, im Versehrtensport). Stets ist zu berücksichtigen, dass chronische Krankheit, bleibende Behinderung, Entstellung, infauste Prognose der Krankheit auch von der sozialen Umwelt, besonders von der Familie, nur schwer zu ertragen sind.

13.3. Sterben

Sterben ist die Grenzsituation, die das Leben beendet. Mit der Unausweichlichkeit seines Todes muss sich jeder Mensch antizipatorisch auseinandersetzen. Dagegen steht jedoch eine in unserer Gesellschaft ausgeprägte Tendenz, den Tod zu verleugnen und aus dem Bewusstsein zu verdrängen.

Kleinstkinder haben noch keine Vorstellung vom Tode, im Alter von 4–5 Jahren wird der Tod noch als reversibel angesehen. Vom 5. Lebensjahr an bildet sich eine Vorstellung des persönlichen Todes, begleitet von Ängsten und magischen Omnipotenzfantasien. Erst zwischen dem 9. und 12. Lebensjahr wird der Tod als unentrinnbares Ende des Lebens verstanden, das jeder hinnehmen muss.

Während jüngere Erwachsene dem Tode eher neutral gegenüberstehen und er für sie keine Aktualität hat, wird er im mittleren Lebensalter weitgehend verleugnet. Bei alten Menschen tritt der Tod wieder zunehmend ins Bewusstsein. Neben Haltungen des Akzeptierens findet sich auch jetzt noch die Neigung zum Verleugnen des Todes und zum Vermeiden des Todesthemas.

Der *Sterbende* durchläuft in der Auseinandersetzung mit seinem Sterbenmüssen, wenn ihm die Zeit dazu verbleibt, oft verschiedene Phasen (Kübler-Ross):

1. *Nicht-wahr-haben-Wollen:* Der Patient weiss um sein Sterben, er weigert sich aber, es zu glauben und anzunehmen. Zugleich ist dies eine Phase zunehmender *Isolierung,* da sich andere Menschen von ihm bereits zurückziehen.
2. *Phase des Zorns:* Der Sterbende begehrt gegen sein Schicksal auf, er fragt nach dem Warum und reagiert zornig auf die gesunde Umwelt.
3. *Phase des Verhandelns:* Der Kranke versucht, das Unabwendbare hinauszuschieben, und beginnt um jeden Tag des Lebens zu feilschen.
4. *Depression:* Phase des endgültigen Abschiednehmens und des Trauerns, des Sichlösens aus den Bindungen an Menschen und Dinge, ein Nicht-mehr-Teilhaben.
5. *Zustimmung:* Hinnehmen des nahenden Todes, vielleicht vor dem Hintergrund einer noch verbliebenen, eher irrationalen Hoffnung. Schliesslich Versinken in Ruhe und Ermattung, Freisein von Angst.

Unsere Gesellschaft wird dem Sterben eines Mitmenschen zumeist nicht gerecht. Stillschweigend wird erwartet, dass sich das Sterben möglichst unauffällig und ohne stärkere emotionale Beunruhigung und Verunsicherung vollziehen soll. Deshalb wird der Sterbende zumeist in Kliniken abgeschoben, hier wiederum nicht selten ins Badezimmer. Der Sterbende ist im allgemeinen isoliert und alleingelassen. Angehörige ziehen sich in der Vorwegnahme seines Todes von ihm zurück, bevor er selbst von seinem bevorstehenden Ende etwas ahnt. Eltern todkranker Kinder wenden sich mehr den anderen Kindern auf der Station zu. Auch Ärzte und Pflegepersonal distanzieren sich vom Sterbenden, sie meiden Kontakte zu ihm, gehen seltener in sein Zimmer, ersetzen persönlichen Umgang durch technische Massnahmen. Der *soziale Tod* tritt vor dem biologischen Tod ein.

Der Arzt ist angesichts des Sterbens eines Patienten selbst unmittelbar betroffen. Er erträgt dieses Sterben oft nicht, da er mit seiner eigenen Todesproblematik, die er verleugnen möchte, konfrontiert wird und Ängste abwehren muss. Das Sterben eines Patienten, für den er nichts mehr tun kann, kann für ihn auch eine narzisstische Kränkung bedeuten, wenn sein omnipotentes Selbstbild, aber auch die Erwartungen der Kranken, anderen helfen und den Tod besiegen zu können, damit in Frage gestellt wird. Auch kann er sich der Extremsituation des Sterbens gegenüber unsicher und hilflos fühlen, da unsere Gesellschaft keine adäquaten Verhaltensweisen gegenüber Sterbenden bereithält (abgesehen von einem katholischen Sterbezimmer) und da auch innerhalb der Ausbildung zum Arzt keine Sterbehilfe gelehrt wird.

Wir Ärzte müssen uns deshalb über mögliche Hintergründe unseres Verhaltens Rechenschaft ablegen und sollten uns mit unserer eigenen Todesproblematik auseinandersetzen, um zu einer neuen, humaneren Einstellung zum Sterbenden gelangen zu können. Eine wichtige ärztliche und pflegerische Aufgabe ist es, den Sterbenden in seiner letzten Zeit zu begleiten, eine angemessene und ehrliche Kommunikation, die grossenteils nonverbal sein kann, zu ihm zu finden, statt ihm auszuweichen, und sich auf die einzelnen Phasen des Sterbens feinfühlig einzustellen. Dem Sterbenden müssen wir auch sein Recht auf zornig-aufbegehrende oder trauernd-depressive Reaktionen zubilligen, er sollte sich nicht mehr «zusammennehmen» müssen. Wichtig ist es, die Bedürfnisse des Sterbenden zu erspüren und zu erfüllen: bei ihm zu sein, zuhören, die Hand halten, streicheln. Darin müssen wir auch den Angehörigen Hilfen geben.

14. Arzt-Patient-Beziehung

14.1. Interaktionen zwischen Arzt und Patient

Die *Interaktionen* zwischen Arzt und Patient sind sehr vielfältig. Sie stehen einmal in engem Zusammenhang mit den sachlichen Anforderungen an die praktische Ausübung von Medizin; zum anderen werden sie aber stark von Bedürfnissen, Erwartungen, Einstellungen und Persönlichkeitsmomenten von Arzt und Patient bestimmt.

Grundlegend für die Arzt-Patient-Beziehung ist zunächst das Aufnehmen einer *empathischen Beziehung* zum Kranken, der sich in seiner Not an uns wendet. Ein weiteres wesentliches Moment ist der *Informationsaustausch,* insbesondere zur Erhebung der Anamnese. Das anamnestische Gespräch dient primär der Informationsgewinnung, in ihm vollzieht sich aber wesentlich auch die Kontaktaufnahme und das Herstellen einer interessierten, anteilnehmenden Beziehung zum Patienten. Untersuchung, Therapie und Beratung des Kranken werden vor allem von medizinisch-technischen Erfordernissen bestimmt, sie sind darüber hinaus aber auch bedeutsame *berufsspezifische Interaktionen* zwischen Arzt und Patient. Erfolg oder Misserfolg einer Therapie werden zu grossen Teilen vom Arzt-Patient-Verhältnis mitbestimmt.

Voraussetzung für die empathische Beziehung zum Kranken ist, dass wir diesen nicht nur als Träger von Krankheitssymptomen und als Objekt diagnostisch-therapeutischen Handelns nehmen, sondern als personales Gegenüber. Die *anthropologische Medizin* unterscheidet verschiedene *Sinnstufen* ärztlichen Handelns und damit unterschiedliche *Begegnungsstrukturen* zwischen Arzt und Patient (von Gebsattel):

1. *Unmittelbar mitfühlende Sinnstufe:* Angerufensein durch die Not des anderen.

2. *Diagnostisch-therapeutische Sinnstufe:* Das rationale ärztlich-technische Planen und Handeln. Durch Vergegenständlichung entfremdet dieses das unmittelbare Verhältnis zum Kranken, es ist jedoch notwendig, da nur so optimale Hilfe im ärztlich-professionellen Sinn möglich ist.

3. *Personale Sinnstufe:* Sie bedeutet Partnerschaft zwischen Arzt und Patient, der damit nicht nur Objekt ärztlich-technischen Tuns bleibt.

Kontaktaufnahme zum Arzt, Diagnosefindung. Wenn ein Kranker den Arzt aufsucht, kommt er mit bestimmten *Erwartungen: Heilung,* zumindest Linderung der Krankheit; *Informationen* über die Krankheit; *ökonomische Hilfen* wie Krankschreibung, eventuell Berentung; nicht zuletzt aber auch *emotionale Unterstützung* in Form von Beruhigung, Anteilnahme, Ermutigung. Bereits das Stellen einer Diagnose und das Einleiten erster therapeutischer Massnahmen haben einen stark beruhigenden Effekt.

Das Stellen einer *Diagnose,* das Benennen der Krankheit, ist für den Kranken von grosser Wichtigkeit. Eine Diagnose bedeutet eine kognitive Strukturierung, aber auch das Binden irrationaler Ängste. Deshalb spielt die Festlegung auf eine Diagnose in der Kommunikation zwischen Arzt und Patient eine bedeutsame Rolle. Zunächst erlebt der Kranke seine Beschwerden und Symptome, besonders wenn sie uncharakteristisch sind, kognitiv ungeordnet, «unorganisiert»; er neigt aber bald dazu, sie zu einem ganz bestimmten Krankheitsbild zu «organisieren» und dieses dann dem Arzt «anzubieten»: Er macht den «Vorschlag» einer bestimmten Krankheit, bis es dem Arzt gelingt, die Diagnose genauer zu bestimmen.

Offenlassen der Diagnose ist für den Patienten belastend. Äusserungen des Arztes, krankhafte Befunde seien nicht vorhanden, werden von ihm schwer akzeptiert, er reagiert misstrauisch-erbittert und kämpft um Anerkennung seiner Krankheit. Eine schwerwiegende Diagnose kann andererseits schockartig wirken. Eine somatische Diagnose wird meist eher angenommen als eine psychische; viele Kranke mit funktionellen Organstörungen weisen eine psychische Mitbedingtheit zunächst weit von sich.

Das *diagnostische Vorgehen* des Arztes sollte sich nicht auf die *somatische Diagnostik* beschränken, sondern sollte um die *psychosoziale Dimension* erweitert werden. Dies bedeutet einmal das *Erfassen der Situation* und der Umstände, die den Kranken veranlassen, gerade jetzt die Krankenrolle zu übernehmen und Hilfe zu suchen. Zum anderen bedeutet es das Verstehen der Krankheit als *relevantes*

Ereignis innerhalb der mitmenschlichen Beziehungen und der Lebenssituation des Kranken, das Einbeziehen der psychosozialen Folgen der Krankheit.

Die Erfassung relevanter psychischer und sozialer Sachverhalte ist speziell bei solchen Krankheiten und Störungen wichtig, die psychisch mitbedingt sind. Sie können leicht übersehen werden, wenn der Kranke eine ausschliesslich somatische Krankheit «anbietet». Besonders trifft dies für psychosomatisch Kranke zu, da diese ihre Gefühle, Wünsche und Probleme oft selbst nicht ausreichend wahrnehmen und verbalisieren können.

Erwartungshaltung des Arztes. Das herkömmliche Selbstbild (Autostereotyp) des Arztes beinhaltet bestimmte *Erwartungen,* die aber nicht immer deutlich bewusst sind:

1. *Kooperation* des Kranken in Diagnostik und Therapie. Dies kann aber auch einen autoritären Anspruch auf Unterwerfung des Patienten bedeuten.
2. *Emotionale Neutralität:* Sich über die ärztliche Zuwendung und das Helfenwollen hinaus emotional nicht zu engagieren. Dies kann aber auch dazu verleiten, den Patienten versachlicht nur als Fall und nicht als Person zu sehen.
3. *Überlegenheit* des Arztes: Sie ist durch die fachliche Kompetenz als Arzt und durch die Hilflosigkeit des Kranken begründet. Die Arzt-Patient-Beziehung ist dadurch stets asymmetrisch. Darüber hinaus haben manche Ärzte das Bedürfnis nach persönlicher Überlegenheit und Dominanz: Der Kranke soll gefügig sein, er soll nicht zuviel medizinisches Fachwissen haben, er müsse straff geführt werden.
4. *Wunsch nach Anerkennung,* zumindest in Form von Dankbarkeit des Patienten. Viele Ärzte reagieren enttäuscht, wenn die Dankesbezeugung ausbleibt.
5. *Ökonomische Bedürfnisse:* Sie werden zumeist verleugnet. In freier Praxis ist aber nicht zu übersehen, dass die Zahl der «Scheine» nicht nur das Vertrauen der Patienten auf fachliche Qualität bekundet, sondern auch wirtschaftlich bedeutsam ist.

In der herkömmlichen professionellen Ideologie des Arztes spielen die Erwartung auf das *Vertrauen* der Patienten und der *Führungsanspruch* des Arztes eine besondere Rolle. Dagegen wird heute von Kranken zunehmend der Leistungsanspruch herausgestellt und gleichberechtigte Mitsprache erwartet. Das Arzt-Patient-Verhältnis bedeutet ohnehin keine uneingeschränkte Komplementarität der wechselseitigen Erwartungen, diese sind vielmehr häufig divergent und können zu *Konflikten* führen:

Die Erwartung des Arztes auf regelmässige Einnahme der verordneten Arznei steht in eklatantem Widerspruch zum tatsächlichen Einnahmeverhalten der Patienten (vgl. Compliance, p 227). Die Allmachtserwartung des Patienten an den Arzt, dieser könne unter allen Umständen helfen, wenn er nur wolle, wenn er nur das teuerste Medikament verschreibt, muss oft enttäuscht werden.

Individuelle Praxisausübung, Arzttypen. Die Ausübung ärztlicher Tätigkeit durch den einzelnen Arzt und damit auch die Interaktion Arzt-Patient greift über blosses rollenkonformes Verhalten weit hinaus. Die Zuwendung zum Kranken und seine emotionale Unterstützung, der Umgang mit ihm hängen vom persönlichen Stil und den Überzeugungen des Arztes, aber auch vom sozioemotionalen Klima ab, in dem sich Diagnostik und Therapie auf der Krankenstation oder in der Arztpraxis vollziehen. Auch in Beratung und Therapie können persönliche Überzeugung und Wertungen des Arztes einfliessen, die mit rationalem ärztlichem Wissen nichts zu tun haben:

Beispiele sind die Verordnung oder aber Verweigerung von Ovulationshemmern, die Indikationsstellung zum Schwangerschaftsabbruch, der Rat an Tuberkulosekranke, ob sie heiraten dürfen oder nicht: Ohne jede medizinisch-sachliche Begründung, also nur aufgrund persönlicher Einstellung, bejahten 70 % der Ärzte uneingeschränkt, 20 % erst nach einer Wartezeit von mehr als 2 Jahren.

Nach der Art des persönlichen Stils im Umgang mit Patienten hat man versucht, verschiedene *Arzttypen* zu beschreiben.

So kann man vom blossen *Organmediziner* sprechen, wenn der Arzt sich auf das körperliche Krankheitskonzept und auf somatisch-technisches Vorgehen begrenzt und die psychosoziale Dimension des Krankseins ausblendet. Bei einer *rein wissenschaftlichen Haltung* kann die soziale Distanz zum Kranken vergrössert werden. *Doktrinär-autoritativ* ist ein Arzt, der sich mit der Vorstellung ärztlicher Autorität und Stärke identifiziert und eine straffe Führung des Patienten fordert.

Übertragung-Gegenübertragung. *Übertragung* ist die unbewusste Wiederholung eines früheren emotionalen Beziehungsmusters gegenüber einer neuen Bezugsperson. Sie spielt auch in der Arzt-Patient-Beziehung eine grosse Rolle, da der Arzt für den Kranken zumindest zeitweise zu einer bedeutsamen Bezugsperson wird. Meist handelt es sich um frühkindlich erworbene Verhaltensmuster, die auf den Arzt übertragen werden und zu bestimmten *Grunderwartungen* führen: z.B. den Arzt als allmächtige, liebende, aber auch strenge Vaterfigur zu erleben und entsprechende Erwartungen an ihn zu richten.

Die Reaktion des Arztes auf das Übertragungsverhalten des Patienten nennen wir *Gegenübertragung;* auch sie erfolgt mehr oder weniger unbewusst. Die Gegenübertragung kann die Mobilisierung eigener, früher, emotionaler Beziehungsmuster bedeuten, die komplementär zu den Patientenerwartungen sind. Die Persönlichkeit des Arztes und seine Abwehrmechanismen spielen in seiner Gegenübertragung eine wichtige Rolle:

So werden verdrängte eigene Impulse auf den Patienten projiziert und dann bei diesem bemerkt. Ein zwangsstrukturierter Arzt wird bei seinen Patienten besonders leicht Verwahrlosungszeichen wahrnehmen, häufiger einen Lues-Test durchführen.

Aggressive Regungen gegenüber einem Patienten können verdrängt werden und sich hinter einem Gefühl der Langeweile, die der Patient auslöst, verbergen.

Bestimmte Krankheiten und Krisensituationen können den Arzt so stark irritieren, dass es zu unkontrolliertem Gegenübertragungsverhalten (Gegenübertragungsagieren) kommt: z.B. bei einem Suizidversuch überhastete Einweisung in ein psychiatrisches Krankenhaus, statt sich geduldig auf die Nöte des Patienten einzulassen.

Ein wichtiger Lernprozess für jeden psychologisch interessierten Arzt (besonders für den Psychotherapeuten) ist es deshalb, seine Gegenübertragungsvorgänge durchschauen und kontrollieren zu lernen.

Suggestion. Der Arzt hat in der Interaktion mit dem Patienten eine *suggestive Wirkung,* die von erheblichem Einfluss auf die Wirksamkeit seiner Massnahmen sein kann.

Bereits für Plazebowirkungen ist die Persönlichkeit des Arztes ein wichtiger Faktor (vgl. p. 71). Suggestive Einflüsse auf die Therapie sind vielfach belegt. Sie hängen von der Glaubwürdigkeit und der Vertrauenswürdigkeit des Arztes ab; dabei spielen sein Berufsprestige und sein sozialer Status (mit seinen äusseren Attributen wie Titeln, Mitarbeiterstab, Vorhandensein medizinischer Apparate), seine Berufserfolge, aber auch die Art und Weise, wie er im Gespräch mit dem Patienten das Gefühl von Glaubwürdigkeit vermittelt, eine Rolle.

Negativ ist die suggestive Wirkung zu bewerten, wenn der Patient in infantile Abhängigkeit und blinde Autoritätsgläubigkeit gerät und er dann ausbleibende Therapieerfolge dem Arzt persönlich anlastet.

Compliance. Für das Arbeitsbündnis zwischen Arzt und Patient ist die Kooperationsbereitschaft des Patienten eine wichtige Grundlage. Von grosser praktischer Bedeutung ist die Befolgung ärztlicher Verordnungen: *Compliance.* Diese lässt sich am besten am Einnahmeverhalten für verordnete Medikamente bestimmen, und zwar entweder direkt (durch Bestimmung der Wirkstoffkonzentration im Blut und der Ausscheidungsrate) oder durch Befragung von Patienten. Untersuchungen ergeben übereinstimmend, dass die Befolgungsrate bei der Medikamenteneinnahme überraschend niedrig ist:

Im ambulanten Bereich geben nur 22–33 % der Patienten an, alle verschriebenen Medikamente eingenommen zu haben; 31–46 % nehmen sehr unregelmässig oder gar nicht ein. Auch bei stationärer Behandlung findet sich eine niedrige Compliance: Patienten mit Magengeschwür nahmen nur 47 % der Gesamtmenge des säurebindenden Präparates ein; bei einer anderen Untersuchung liessen 39,5 % der Patienten ihre Medikamente dreimal oder häufiger innerhalb von 10 Tagen fort.

Die Compliance hängt nicht ab von Intelligenz, Alter, Geschlecht, Bildungsgrad, Information über Krankheit und Therapie, Art der Krankheit (bei symptomlosen Hochdruckpatienten ist die Befolgungsrate allerdings besonders niedrig). Nebenwirkungen von Medikamenten haben einen geringeren Einfluss als die suggestive Wirkung von Beipackzetteln. Dagegen hängt das Einnahmeverhalten von der Arzt-Patient-Beziehung und von der Überzeugungskraft des Arztes ab. Niedrige Compliance korreliert mit mangelnder Kooperation auch in anderen Bereichen; deshalb lässt das Nichteinhalten vereinbarter Termine Rückschlüsse auf das Einnahmeverhalten zu.

Zur Verbesserung des Einnahmeverhaltens wird speziell empfohlen: häufige Wiederbestelltermine mit geringer Wartezeit, einfache und möglichst schriftliche Einnahmeschemata, Anregung zur aktiven Mitarbeit des Kranken (z.B. Selbstmessung des Blutdrucks, dabei ist auch das Informationsfeedback der Messwerte wirksam), direkte Befragung der Patienten (ungefähr 50 % äussern sich offen zu ihrem Einnahmeverhalten).

14.2. Ärztliches Gespräch

Ziele und Funktionen des ärztlichen Gesprächs. Die Kommunikation zwischen Arzt und Patient vollzieht sich überwiegend *verbal.* Sehr wichtig sind aber auch die *nonverbalen Anteile* der Kommunikation: begleitende Mimik und Gestik, die von den Patienten meist aufmerksam verfolgt werden. Hierher gehört auch das *soziale Setting,* welches Kontaktaufnahme und Gespräch erleichtern oder erschweren kann:

Mit dem Patienten allein oder in Gegenwart anderer (Schwestern oder Helferin, Angehörige) zu sprechen? Sitzordnung: durch Schreibtisch getrennt oder nicht? Gespräch im Sitzen? Oder befindet sich der Kranke auf einer Liege, im Bett, auf einem Untersuchungsstuhl?

Das *ärztliche Gespräch* verfolgt unterschiedliche *Ziele:*

1. *Informationsaustausch* über die Krankheit, ihre Vorgeschichte, die Situation des Kranken sowie über Diagnose und Therapie.

2. *Beziehungsaufnahme* zum Kranken. Besonders wichtig bereits für das Erstgespräch, um dem Patienten das Eingehen eines Arbeitsbündnisses mit dem Arzt und damit seine Mitarbeit bei Diagnostik und Therapie zu erleichtern.

3. Dem Patienten ein *Verständnis seiner Krankheit* zu vermitteln. Dies geht über blosse Informationsvermittlung hinaus und bedeutet eine psychagogische Aufgabe. Dabei müssen wir auf das Informationsbedürfnis des Kranken, seine Verstehensmöglichkeiten, sein «Organisieren» der Krankheit und auf seine Belastbarkeit Rücksicht nehmen. Eine infauste Diagnose (z.B. Krebs) bleibt oft unausgesprochen, obwohl Arzt wie Patient darum wissen.

4. Emotionale *Unterstützung* und Entlastung des Kranken.

Nach der *Funktion* eines Gesprächs können wir verschiedene *Gesprächstypen* unterscheiden, die aber nicht scharf voneinander zu trennen sind:

1. *Diagnostisches Gespräch:* das typische anamnestische Gespräch, um Informationen für den diagnostischen Prozess zu gewinnen.

2. *Informatorisches Gespräch:* Informationsvermittlung an den Kranken.

3. *Beratungsgespräch:* Beratung des Kranken über therapeutische Massnahmen wie Verordnungen, Einhalten einer Diät, Änderung der Lebensweise.

4. *Therapeutisches Gespräch:* Es zielt auf Verhaltens- oder Einstellungsänderung beim Patienten ab: Abbau von Ängsten oder Misstrauen, von abwehrenden

Einstellungen zu Therapien, Hilfen beim Sicheinstellen auf Chronizität, auf Berentung, auf verstümmelnde Operationen (Amputationen). Davon abzugrenzen ist das psychotherapeutische Gespräch als Behandlung von psychogen-neurotischen Krankheiten.

Psychologische Einstellung des Arztes. Interessiertes Eingehen auf den Patienten und seine Ängste und Erwartungen, warme Zuwendung und eindeutige, verständliche Informationen sind für die Zufriedenheit von Patienten wichtiger als die Dauer des Arzt-Patient-Gesprächs. Darüber hinaus ist eine ausgewogene Symmetrie der Kommunikation ein wesentlicher Faktor für die Kooperation des Patienten: Diese ist dann eindeutig schlechter, wenn im Gespräch einer ständig dominiert (Einwegkommunikation) und keine entspannte Atmosphäre aufkommt, also wenn z.B. der Arzt durch ständiges Fragen das Gespräch einseitig direktiv bestimmt und der Kranke nicht zu Wort kommt. Eine *psychologische Einstellung* bedeutet darüber hinaus ein psychologisch gerichtetes Zuhören, eine bestimmte Wahrnehmungseinstellung des Untersuchers, um das psychologisch Relevante einer Situation oder der Patientenäusserungen erfassen zu können.

Oft ist nicht der manifeste, sondern der latente (verdeckte) Inhalt des Gesagten entscheidend für das wirklich Gemeinte. Wir müssen dabei auch die oft fragliche Äquivalenz zwischen Arzt- und Patientensprache berücksichtigen (z.B. was meint der Kranke wirklich, wenn er von «Schmerz» spricht), ebenso aber auch, ob wir durch eine bestimmte Fragestellung die Antwort induziert haben. Wenn wir eine «Warum»-Frage zu einem bestimmten Verhalten stellen, muss uns bewusst sein, dass wir keine gültige Information zur tatsächlichen Motivation des Patienten erhalten, sondern nur seine persönliche Sicht oder Bewertung. Bei heiklen («empfindlichen») Bereichen (Fragen nach Impotenz, Dominanz der Ehefrau oder Schwiegermutter, Bettnässen), die Einbusse an Selbstwert oder Prestige bedeuten, ist mit geringerer Sprechbereitschaft oder mit Widerstand des Patienten zu rechnen, solange keine tragfähige Beziehung zu ihm hergestellt ist.

Zu einer adäquaten psychologischen Einstellung gehört auch die *Selbstkontrolle des Arztes,* vor allem die Kontrolle der eigenen Gegenübertragung auf den Patienten und das Vermeiden eines affektiv gesteuerten Agierens:

Bei einem «schwierigen», übermässig misstrauischen oder aggressiven Patienten sollten wir, statt auf sein Verhalten unmittelbar affektiv zu reagieren oder ihn zu «disziplinieren» (um uns unsere Überlegenheit zu beweisen), uns besser fragen, welche die Beweggründe und die Bedingungen seines Verhaltens sind, um zu einem besseren psychologischen Verständnis zu kommen.

Gesprächsführung. Das ärztliche Gespräch kann mehr oder weniger *strukturiert* oder *unstrukturiert* sein und sich also zwischen den Extremen eines standardisierten oder nichtstandardisierten Interviews (siehe pp. 13f.) bewegen. Das eröffnende Gesprächsverhalten sollte im allgemeinen möglichst unstrukturiert sein; es sollten vorwiegend *offene Fragen* gestellt werden, die viele Antwortmöglichkeiten offenlassen, um die Sprechbereitschaft des Kranken zu fördern, thematische Einengungen zu vermeiden und dem Patienten die Möglichkeit zu geben, das ihm wichtig Erscheinende vorzubringen. Notsituationen (Unfälle) und hochakute Zustände (z.B. akutes Abdomen) lassen dazu oft aber keine Zeit; hier muss gezielt und präzise, also stärker strukturiert und mit geschlossenem Fragetyp gefragt werden.

Charakteristisch für den herkömmlichen Stil des ärztlichen Gesprächs ist die *direktive Gesprächsführung:* Überzeugendes, anleitendes, überredendes (persuasives) Gesprächsverhalten, wobei der Arzt in Kongruenz mit seiner Berufsrolle der kompetente, überlegene Teil, der Patient aber eher passiv ist.

Im ärztlichen Bereich bisher wenig bekannt, aber von grosser Bedeutung, speziell bei der Betreuung von Problempatienten, die misstrauisch, ängstlich-abwehrend und unkooperativ sind, ist die *nichtdirektive Gesprächsführung* (ursprünglich entwickelt für die sogenannte klientenzentrierte Gesprächspsychotherapie; C. Rogers). Wesentlich ist eine bestimmte *Grundhaltung* des Therapeuten gegenüber dem Patienten, die allein schon konstruktive Einstellungs- und Verhaltensänderungen beim Patienten bewirkt:

1. *Positive Wertschätzung* und *emotionale Wärme:* Wir respektieren den Patienten als Person und gehen davon aus, dass er zur Lösung seiner Probleme und zu neuen Einsichten selbst am besten beitragen kann. Statt ärztliche Überlegenheit zu zeigen, ihn zu bewerten und zu kritisieren, bringen wir ihm uneingeschränkt Wärme und Akzeptieren entgegen.

2. *Echtheit* des Therapeuten: kein klischeehaftes oder routiniertrollenmässiges Verhalten, sondern sich spontan und offen geben.

3. *Verstehen* des Patienten und seiner Probleme, wie diese sich ihm selbst darstellen. Wir zentrieren uns auf das Erleben und die

Person des Patienten, dagegen weniger auf äussere Tatsachen und Probleme.

Die typische nichtdirektive Gesprächstechnik, welche unter Supervision gut erlernbar ist, ist die *Verbalisierung:* Das Wiedergeben von Gefühlen und Erlebnissen des Patienten, indem der Arzt versucht, sich möglichst gut in ihn hineinzuversetzen und seine Erlebnisse nachzuvollziehen.

Die Verbalisierung wirkt klärend und bedeutet Suche nach besserer Verständigung. Sie soll verdeutlichen und akzentuieren, aber nicht bewerten, deuten oder anleiten. Der Patient wird dadurch in seiner *Selbstexploration* bestärkt und in seiner Kompetenz zu Einsichten und Verhaltensänderungen gefördert.

Weiterführende Literatur

Allgemein

Arnold, W.; Eysenck, H.J.; Meili, R.: Lexikon der Psychologie (Herder, Freiburg 1977).

Beckmann, D.; Davies-Osterkamp, S.; Scheer, J.W.: Medizinische Psychologie. Forschung für Klinik und Praxis (Springer, Berlin 1982).

Delay, J.; Pichot, P.: Medizinische Psychologie; 6. Aufl. (Thieme, Stuttgart 1980).

Enke, H.; Enke-Ferchland, E.; Malzahn, B.; Pohlmeier, H.; Speierer, G.-W.; Troschke, J. von: Lehrbuch der medizinischen Psychologie; 4. Aufl. (Urban & Schwarzenberg, München 1977).

Goeppert, S.: Medizinische Psychologie, vol. 1 und 2 (Rowohlt, Reinbek 1980).

Hauss, K.: Medizinische Psychologie im Grundriss; 2. Aufl. (Hogrefe, Göttingen 1980).

Zimbardo, P.G.: Lehrbuch der Psychologie; 3. Aufl. (Springer, Berlin 1978).

Kapitel 2: Methoden der medizinischen Psychologie

Clauss, G.; Ebner, H.: Grundlagen der Statistik (Deutsch, Thun 1977).

Friedrichs, J.: Methoden empirischer Sozialforschung (Rowohlt, Reinbek 1973).

Heller, K.; Rosemann, B.: Planung und Auswertung empirischer Untersuchungen (Klett, Stuttgart 1974).

Lienert, G.A.: Testaufbau und Testanalyse (Beltz, Weinheim 1969).

Selg, H.; Bauer, W.: Forschungsmethoden der Psychologie (Kohlhammer, Stuttgart 1973).

Kapitel 3: Vergleichende Verhaltenslehre

Eibl-Eibesfeldt, I.: Grundriss der vergleichenden Verhaltensforschung; 6. Aufl. (Piper, München 1980).

Lorenz, K.: Vergleichende Verhaltensforschung (DTV, München 1982).

Schmidt, H.-D.: Allgemeine Entwicklungspsychologie (VEB Deutscher Verlag des Wissens, Berlin 1972).

Kapitel 4: Psychophysiologische Beziehungen

Becker-Carus, C.: Grundriss der physiologischen Psychologie, UTB 1045 (Quelle & Meyer, Heidelberg 1981).
Fahrenberg, F.: Psychophysiologie; in Psychiatrie der Gegenwart, vol. I/1; 2. Aufl. (Springer, Berlin 1979).
Foulkes, D.: Die Psychologie des Schlafes (Fischer, Frankfurt/M. 1969).
Krohne, H.W.; Laux, L.: Achievement, stress, and anxiety (Hemisphere Publishing, Washington 1982).

Kapitel 5: Wahrnehmung

Hajos, A.: Wahrnehmungspsychologie (Kohlhammer, Stuttgart 1972).
Murch, G.M.; Woodworth, G.L.: Wahrnehmung (Kohlhammer, Stuttgart 1978).
Secord, P.F.; Backman, C.W.: Sozialpsychologie (Fachbuchhandlung für Psychologie, Frankfurt/M. 1976).

Kapitel 6: Intelligenz

Eysenck, H.J.: Intelligenz: Struktur und Messung (Springer, Berlin 1980).
Heckhausen, H.: Anlage und Umwelt als Ursache von Intelligenzunterschieden; in Funk-Kolleg pädagogische Psychologie, vol. 1 (Fischer, Frankfurt/M. 1974).
Herrmann, Th.: Lehrbuch der empirischen Persönlichkeitsforschung; 3. Aufl. (Hogrefe, Göttingen 1976).
Rauchfleisch, U.: Testpsychologie, UTB 1063 (Vandenhoeck & Ruprecht, Göttingen 1980).
Schön-Gädicke, A.K.: Intelligenz und Intelligenzdiagnostik (Beltz, Weinheim 1978).

Kapitel 7: Lernen

Angermeier, W.F.: Kontrolle des Verhaltens. Das Lernen am Erfolg. Heidelberger Taschenbücher, vol. 100 (Springer, Berlin 1972).
Angermeier, W.F.; Peters, M.: Bedingte Reaktionen. Heidelberger Taschenbücher, vol. 138 (Springer, Berlin 1973).
Bredenkamp, K.M.; Bredenkamp, J.: Was ist Lernen? In Funk-Kolleg pädagogische Psychologie, vol. 2 (Fischer, Frankfurt/M. 1974).
Bredenkamp, J.; Wippich, W.: Lern- und Gedächtnispsychologie, vol. I und II (Kohlhammer, Stuttgart 1977).

Kapitel 8: Persönlichkeit

Bally, G.: Einführung in die Psychoanalyse Sigmund Freuds (Rowohlt, Reinbek 1961).
Brandstätter, H.; Schuler, H.; Stocker-Kreichgau, G.: Psychologie der Person (Kohlhammer, Stuttgart 1974).
Brenner, Ch.: Grundriss der Psychoanalyse (Fischer, Frankfurt/M. 1970).
Cattell, R.B.: Die empirische Erforschung der Persönlichkeit; 2. Aufl. (Beltz, Weinheim 1976).
Freud, S.: Abriss der Psychoanalyse. Das Unbehagen in der Kultur (Fischer, Frankfurt/M. 1953).
Gutjahr, W.: Die Messung psychischer Eigenschaften (Kiepenheuer & Witsch, Köln 1977).
Hall, C.S.; Lindzey, G.: Theorien der Persönlichkeit, vol. I und II (Beck, München 1979).
Herrmann, Th.: Lehrbuch der empirischen Persönlichkeitsforschung; 3. Aufl. (Hogrefe, Göttingen 1976).
Meili, R.; Steingrüber, H.-J.: Lehrbuch der psychologischen Diagnostik; 6. Aufl. (Huber, Bern 1978).
Rauchfleisch, U.: Testpsychologie, UTB 1063 (Vandenhoeck & Ruprecht, Göttingen 1980).
Rotter, J.B.; Hochrein, D.J.: Persönlichkeit (Springer, Berlin 1979).
Waelder, R.: Die Grundlagen der Psychoanalyse (Fischer, Frankfurt/M. 1969).

Kapitel 9: Entwicklung

Bowlby, J.: Mütterliche Zuwendung und geistige Gesundheit (Kindler, München 1973).
Brenner, Ch.: Grundriss der Psychoanalyse (Fischer, Frankfurt/M. 1970).
Erikson, E.H.: Kindheit und Gesellschaft; 2. Aufl. (Klett, Stuttgart 1961).
Freud, S.: Drei Abhandlungen zur Sexualtheorie und verwandte Schriften (Fischer, Stuttgart 1961).
Lehr, U.: Psychologie des Alterns, UTB 55 (Quelle & Meyer, Heidelberg 1972).
Merz, F.: Geschlechtsunterschiede und ihre Entwicklung (Hogrefe, Göttingen 1979).
Meyerson, S.: Adolescence. The crisis of adjustment (Allen & Unwin, London 1975).
Nickel, H.: Entwicklungspsychologie des Kindes- und Jugendalters, vol. I und II (Huber, Bern 1975).
Piaget, J.; Inhelder, B.: Die Psychologie des Kindes (Fischer, Frankfurt/M. 1977).
Richter, H.E.: Eltern, Kind, Neurose (Rowohlt, Reinbek 1969).

Schmidt, H.-D.: Allgemeine Entwicklungspsychologie (VEB Deutscher Verlag des Wissens, Berlin 1972).
Spitz, R.: Vom Säugling zum Kleinkind (Klett, Stuttgart 1967).
Stone, L.J.; Church, J.: Kindheit und Jugend, vol. I und II (Thieme, Stuttgart 1978).

Kapitel 10: Motivation und Konflikte

Baeyer, W. von; Baeyer-Katte, W. von: Angst (Suhrkamp, Frankfurt/M. 1971).
Bally, G.: Einführung in die Psychoanalyse Sigmund Freuds (Rowohlt, Reinbek 1961).
Birbaumer, N.: Neuropsychologie der Angst (Urban & Schwarzenberg, München 1973).
Brenner, Ch.: Grundriss der Psychoanalyse (Fischer, Frankfurt/M. 1970).
Freud, A.: Das Ich und die Abwehrmechanismen (Kindler, München 1964).
Freud, S.: Abriss der Psychoanalyse. Das Unbehagen in der Kultur (Fischer, Frankfurt/M. 1953).
Freud, S.: Drei Abhandlungen zur Sexualtheorie und verwandte Schriften (Fischer, Stuttgart 1961).
Freud, S.: Hemmung, Symptom und Angst. Ges. Werke, vol. 14 (Fischer, Frankfurt/M. 1964).
Krohne, H.W.. Angst und Angstverarbeitung (Kohlhammer, Stuttgart 1975).
Krohne, H.W., Laux, L.: Achievement, stress and anxiety (Hemisphere Publishing, Washington 1982).
Schmidt-Mummendey, A.; Schmidt, H.D.: Aggressives Verhalten (Juventa-Verlag, München 1971).
Selg, H.: Menschliche Aggressivität (Hogrefe, Göttingen 1974).
Waelder, R.: Die Grundlagen der Psychoanalyse (Fischer, Frankfurt/M. 1969).
Wyss, D.: Die tiefenpsychologischen Schulen; 5. Aufl. (Vandenhoeck & Ruprecht, Göttingen 1977).

Kapitel 11: Sexualität

Bräutigam, W.: Sexualmedizin im Grundriss; 2. Aufl. (Thieme, Stuttgart 1979).
Masters, W.H.; Johnson, V.E.: Die sexuelle Reaktion (Rowohlt, Reinbek 1970).
Sigusch, V.: Ergebnisse zur Sexualmedizin (Wissenschafts-Verlag, Köln 1972).

Kapitel 12: Psychosoziales Verhalten

Schneider, H.-D.: Kleingruppenforschung (Teubner, Stuttgart 1975).
Secord, P.F., Backman, C.W.: Sozialpsychologie (Fachbuchhandlung für Psychologie, Frankfurt/M. 1976).
Watzlawick, P.; Beavin, J.H.; Jackson, D.D.: Menschliche Kommunikation; 5. Aufl. (Huber, Berlin 1980).
Willi, J.: Die Zweierbeziehung (Rowohlt, Reinbek 1975).

Kapitel 13: Gesundheits- und Krankheitsverhalten

Engel, G.L.: Psychisches Verhalten in Gesundheit und Krankheit (Huber, Bern 1970).
Engelhardt, K.: Der Patient in seiner Krankheit (Thieme, Stuttgart 1971).
Engelhardt, K.; Wirth, A.; Kindermann, L.: Kranke im Krankenhaus (Enke, Stuttgart 1973).
Goffman, E.: Stigma. Über Techniken der Bewältigung beschädigter Identität (Suhrkamp, Frankfurt/M. 1967).
Jaco, E.G.. Patients, physicians, and illness, 2. Aufl. (Free Press, New York 1972).
Kübler-Ross, E.: Interviews mit Sterbenden (Kreuz-Verlag, Stuttgart 1973).
Meyer, J.E.: Todesangst und das Todesbewusstsein der Gegenwart (Springer, Berlin 1979).
Mitscherlich, A.; Brocher, T.; Mering, O. von; Horn, K.: Der Kranke in der modernen Gesellschaft (Kiepenheuer & Witsch, Köln 1967).

Kapitel 14: Arzt-Patient-Beziehung

Balint, M.: Der Arzt, sein Patient und die Krankheit; 3. Aufl. (Klett, Stuttgart 1965).
Froelich, R.E., Bishop, F.M.: Die Gesprächsführung des Arztes (Springer, Berlin 1973).
Jaco, E.G.: Patients, physicians, and illness. 2. Aufl. (Free Press, New York 1972).
Meerwein, F.: Das ärztliche Gespräch (Huber, Stuttgart 1974).
Minsel, W.-R.: Praxis der Gesprächspsychotherapie (Böhlaus, Wien 1974).
Mucchielli, R.: Das nicht-direktive Beratungsgespräch (Müller, Salzburg o.J.).
Musaph, H.: Technik der psychologischen Gesprächsführung (Müller, Salzburg 1969).
Tausch, R.; Tausch, A.-M.: Gesprächspsychotherapie, 8. Aufl. (Hogrefe, Göttingen 1981).

Sachverzeichnis